Hans Tilscher und Manfred Eder
Reflextherapie

Reflextherapie

Behandlung von Schmerzen
des Bewegungsapparates

Hans Tilscher
Manfred Eder

3., überarbeitete und erweiterte Auflage

142 Abbildungen

Hippokrates Verlag Stuttgart

Die Deutsche Bibliothek - CIP-Einheitsaufnahme

Tilscher, Hans
Reflextherapie: zur Behandlung schmerzhafter Störungen d. Bewegungsapparates/Hans Tilscher; Manfred Eder. - 3., überarb. u. erw. Aufl. - Stuttgart: Hippokrates-Verl., 1996
Mit 142 Abb.
ISBN 3-7773-1208-8

NE: Eder, Manfred:

Anschrift der Verfasser:

Univ. Prof. Dr. Hans Tilscher
Orthopädisches Spital
Speisinger Straße 109
A-1134 Wien

Univ. Prof. Dr. Manfred Eder
Schönaugasse 4
A-8010 Graz

1. Auflage 1986
2. Auflage 1989
3. Auflage 1996

Die 1. Auflage erschien unter dem Titel *Lehrbuch der Reflextherapie.*

Wichtiger Hinweis:

Wie jede Wissenschaft ist die Medizin ständigen Entwicklungen unterworfen. Forschung und klinische Erfahrung erweitern unsere Erkenntnisse, insbesondere was Behandlung und medikamentöse Therapie anbelangt. Soweit in diesem Werk eine Dosierung oder eine Applikation erwähnt wird, darf der Leser zwar darauf vertrauen, daß Autoren, Herausgeber und Verlag große Sorgfalt darauf verwandt haben, daß diese Angabe genau dem Wissensstand bei Fertigstellung des Werkes entspricht. Für Angaben über Dosierungsanweisungen und Applikationsformen kann vom Verlag jedoch keine Gewähr übernommen werden. Jeder Benutzer ist angehalten, durch sorgfältige Prüfung der Beipackzettel der verwendeten Präparate und gegebenenfalls nach Konsultation eines Spezialisten festzustellen, ob die dort angegebene Empfehlung für Dosierungen oder die Beachtung von Kontraindikationen gegenüber der Angabe in diesem Buch abweicht. Eine solche Prüfung ist besonders wichtig bei selten verwendeten Präparaten oder solchen, die neu auf den Markt gebracht worden sind. Jede Dosierung oder Applikation erfolgt auf eigene Gefahr des Benutzers. Autoren und Verlag appellieren an jeden Benutzer, ihm etwa auffallende Ungenauigkeiten dem Verlag mitzuteilen.
Geschützte Warennamen (Warenzeichen) werden nicht besonders kenntlich gemacht. Aus dem Fehlen eines solchen Hinweises kann also nicht geschlossen werden, daß es sich um einen freien Warennamen handele.

ISBN 3-7773-1208-8

Printed in Germany 1996.
Satz und Reproduktionen: Fotosatz Sauter GmbH, 73072 Donzdorf. Druck: Kohlhammer, Untertürkheim.

Inhaltsverzeichnis

I Grundlagen

Einleitung 2
Warum Reflextherapie? 3
Biokybernetik - Grundsatzüberlegungen 4
Störfaktoren und Funktionsstörungen 7
Die dreidimensionale Diagnostik 9

Schmerz und Schmerzmechanismen 13
Was ist Schmerz? 13
Schmerzempfindung und Schmerzqualitäten 14
Schmerztheorien 15
  Historische Entwicklung 15
  Die Gate-control-Theorie 17
Die Schmerzäußerung 19
  Biochemische Grundlagen 19
  Schmerzausstrahlung 21
  Projektionsschmerzen - referred pain 22
  Radikuläre Schmerzen 22
  Pseudoradikuläre Schmerzen und Syndromaufbau 23
  Vegetative Schmerzreaktionen 25
  Synopse des Schmerzgeschehens 28

Segmentalreflektorischer Komplex 30

Reiz und Regulation 32

Auswahl und Anwendung reflextherapeutischer Methoden 34
Voraussetzungen 34
Konstitutions- und Reaktionstypologie 36
Die therapeutische Reizintensität 38
Reflextherapien und Kutis und Subkutis 41
  Indikationen 42
  Kontraindikationen 43
Reflextherapien über die Muskulatur 44
Reflextherapien an Gelenken und Bandapparat 46
Reflextherapien über Ganglien, Nervenwurzeln und an peripheren Nerven 47

II Behandlungstechniken

Einleitung 50

Thermische Verfahren 51
Kryotherapie 51
Methoden der Wärmezufuhr 53

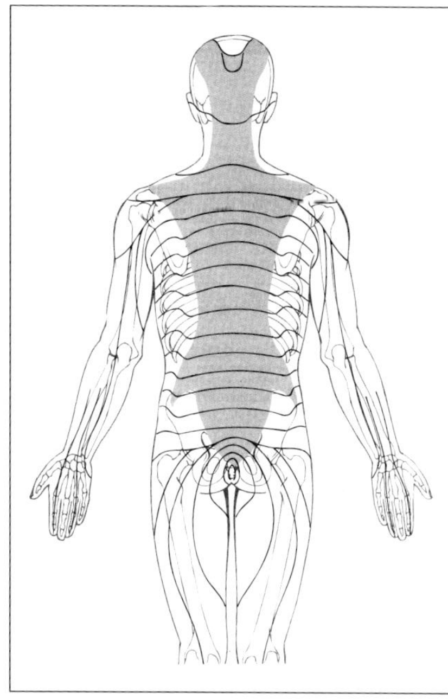

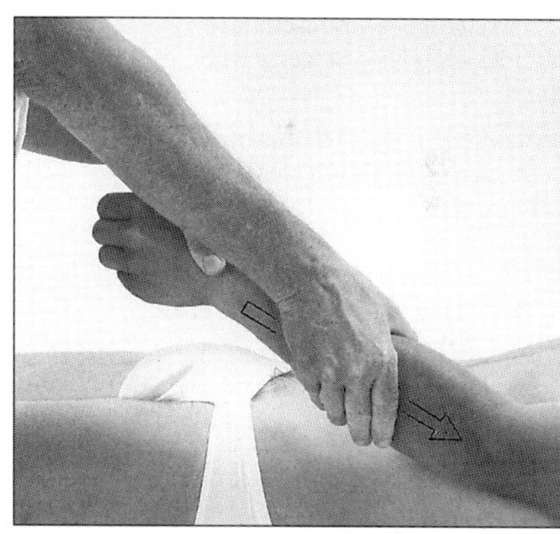

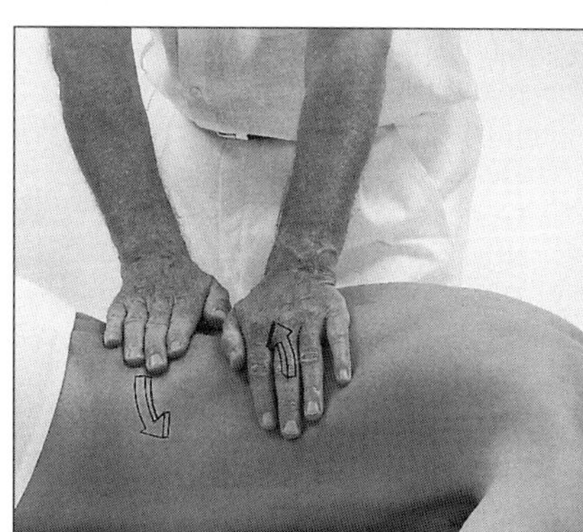

Hydrotherapie 54
Peloidanwendungen (Moor, Fango, Lehm) 54
Kneipp-Methoden 55
Überwärmungsbad 58

Elektrotherapeutische Verfahren 61
Galvanischer Strom 62
Diadynamische Ströme 62
Ultrareizstrom nach *Träbert* 63
Interferenzstromtherapie 64
Hochvolttherapie 64
Transkutane elektrische Nervenstimulation zur Selbstbehandlung (TENS) 65
Kontraindikationen 65
Ultraschalltherapie 66

Therapeutische Anwendung der Lokalanästhetika 67
Historische Entwicklung 67
Chemie der Lokalanästhetika 68
Wirkungsspektrum und -mechanismen 70
Nebenwirkungen und Kontraindikationen 71
Quaddeltherapie 73
Topische Injektionen und Infiltrationen in Muskulatur, Sehnen und Bänder 74
Suche und Behandlung von Triggerpunkten 74
Infiltrationsbehandlung und Myotendinopathien 75
Intraartikuläre und periartikuläre Injektionen 79
Therapeutische Blockaden 79
Sympathikusblockaden 80
Die Stellatumblockade 80

Probatorische Anwendung der Lokalanästhetika (Herdsuche) 83
Techniken 84
Einsatzorte 84

Akupunktur 87
Einleitung 87
Neurophysiologische Grundlagen 88
Das Meridian- und Punktesystem 89
Behandlungsrichtlinien 91
Nadelwahl und Stichtechnik 91
Kriterien der Punktwahl 91
Topographie der Meridiane und der Akupunkturpunkte 93
Herz-Meridian (H) 94
Dünndarm-Meridian (Dü) 96
Blasen-Meridian (B) 98
Nieren-Meridian (N) 100
Kreislauf- und Sexualität-Meridian (KS) 102
Drei-Erwärmer-Meridian (3E) 104
Gallenblasen-Meridian (G) 106
Leber-Meridian (Le) 108
Lungen-Meridian (Lu) 110
Dickdarm-Meridian (Di) 112

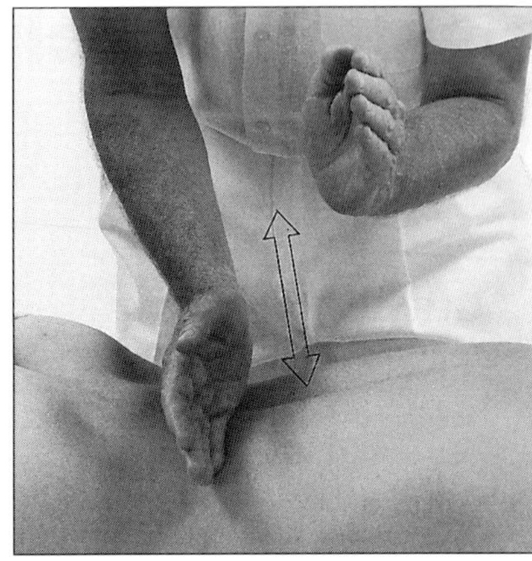

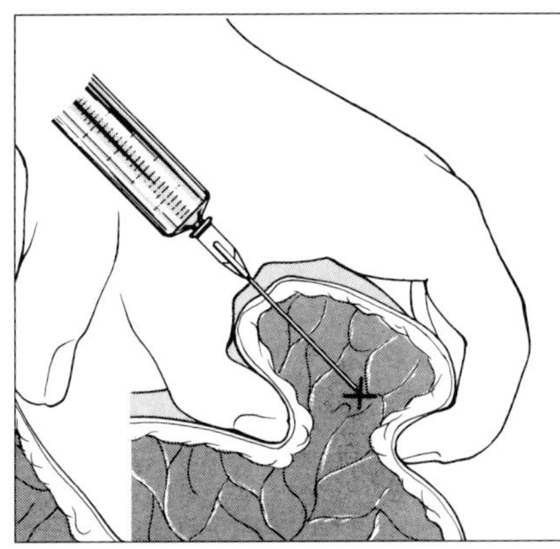

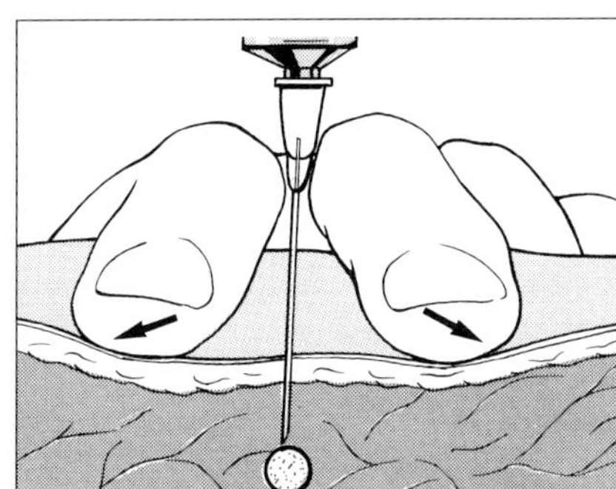

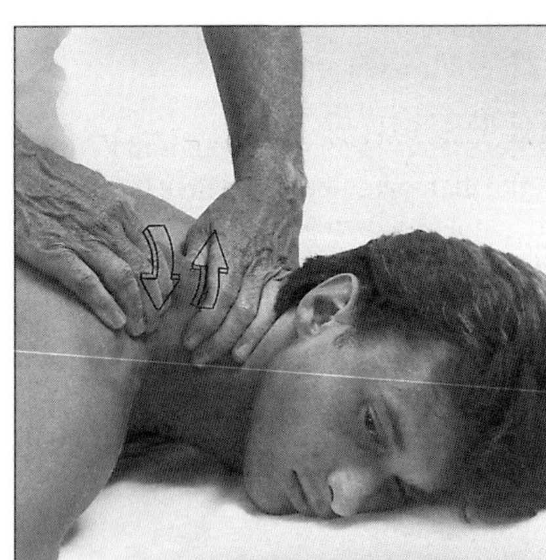

Magen-Meridian (M) 114
Milz-Pankreas-Meridian (MP) 116
Mittellinien-Meridiane 118
Konzeptionsgefäß 118
Lenkergefäß 118
Punkte außerhalb der Meridiane (PaM) und neue Punkte 118

Lasertherapie 120
Grundlagen 120
Anwendung 121

Manuelle Medizin 123
Einleitung 123
Voraussetzungen 124
Patientenlagerung 124
Bett und Polster 126
Schlafhaltung 127
Klassische Massage 127
Massagegriffe 129
Indikationen und Kontraindikationen 134
Spezialmassagen 134
Bindegewebsmassage 136
Besonderheiten der Technik 136
Aufbau und Strichführung 138
Indikationen und Kontraindikationen 143
Osteopathische/chirotherapeutische Techniken 143
Historische Entwicklung 143
Wirkungsprinzip 144
Weichteiltechniken 145
Mobilisationen 145
Neuromuskuläre Techniken (NMT) 147
Manipulationen 148
Memorandum zur Verhütung von Zwischenfällen 149
Diagnostische Tests für den Vertebralis-Basilaris-Gefäßbereich 150
Kontraindikationen 152
Zwischenfallsbilanz 153
Viszerale Osteopathie 153
Stellenwert der Krankengymnastik 154
Medikotherapie 157
Richtlinien zur Behandlungsplanung 159

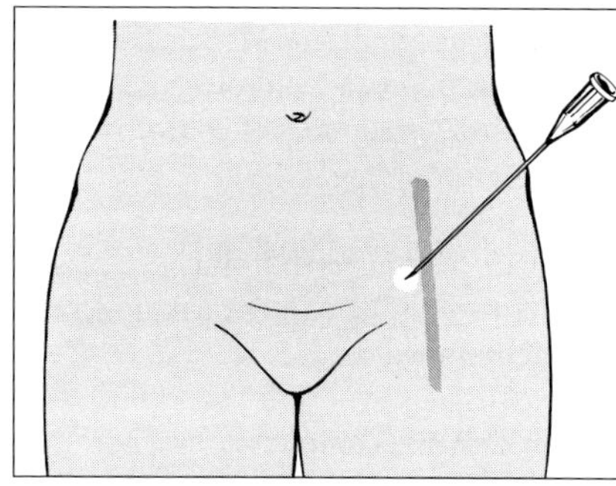

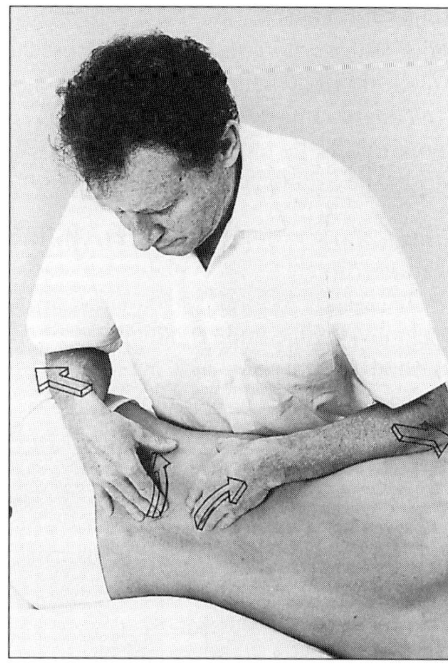

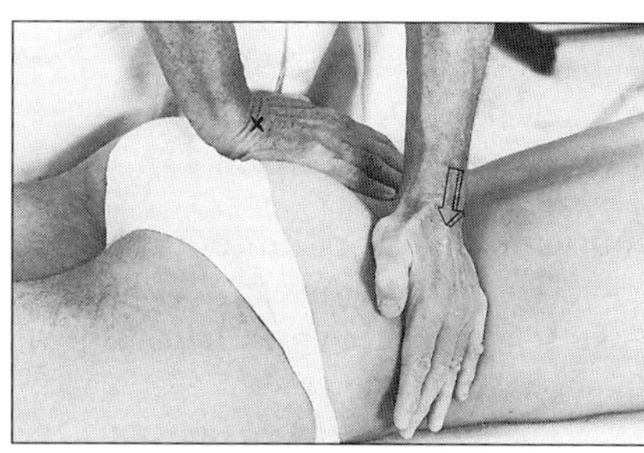

III Behandlungsführung bei reflektorischen Indikationen

Einleitung 162

Schmerzsyndrome der Wirbelsäule 163
Lumboischialgien bei radikulärer Symptomatik 163
Postischialgische Durchblutungsstörung 167
Blockierungsbedingte Lumbalgien 168
Iliosakralgelenkblockierung 174
Lumbalgien bei Instabilität, ligamentärer Insuffizienz und Spondylosisthesis 176

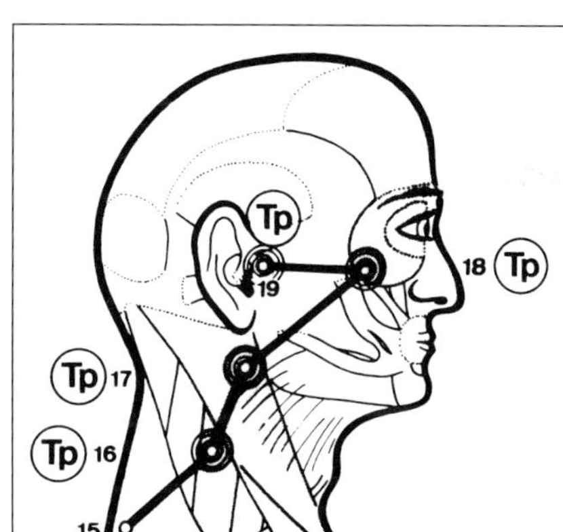

Interspinosus-Syndrom (M. Baastrup) 178
Akutes Osteoporose-Syndrom 179
Chronisches Osteoporose-Syndrom 180
M. Bechterew 181
Kokzygodynie 182
Muskuläre Sekundärsyndrome 184
Blockierungsbedingte und muskulogene Dorsalgien .. 187
M. Scheuermann 199
Skapulokostales Syndrom 200
Zervikales Wurzelkompressionssyndrom 201
Blockierungsbedingte Zervikobrachialgie 202
Akuter Tortikollis 208
Blockierungssyndrome der Kopfgelenkregion 209
Anteflexionskopfschmerz 213
Schleudertrauma der Halswirbelsäule 214
Spondylarthrotische Reizsyndrome 215
Muskuläre Schmerzen der Zervikalregion 216

Erkrankungen der oberen Extremitäten 221
Schulterschmerz 221
Schmerzhaftes Akromioklavikulargelenk (ACG) 226
Epicondylopathie humeri radialis 228
Epicondylopathia humeri ulnaris 229
Das schmerzhafte Humeroulnargelenk 230
Das schmerzhafte Handgelenk 231
Karpaltunnelsyndrom 232
Schmerzende Fingergelenke 233

Erkrankungen der unteren Extremitäten 235
Das schmerzende Hüftgelenk 235
Das schmerzende Kniegelenk 241
Das schmerzhafte Sprunggelenk 243
Metatarsalgie (Mortonsyndrom) 247
Senk- und Spreizfußbeschwerden 248
Achillodynie 249
Der sogenannte Fersensporn 250

Reflextherapie der Kopfregion 252
Vertebragener Kopfschmerz 252
Vaskulär bedingte Kopfschmerzen vom Migränetyp ... 253
Rhinogene Kopfschmerzen 254
Psychosomatisch bedingte Kopfschmerzen 255
Otalgien, otogener Vertigo, Tinnitus 256
Schluckstörungen 257

Reflextherapie viszeraler Störungen 258
Pulmologische Syndrome 259
Kardiologische Syndrome 260
Oberbauchsyndrome 261
Nierenbecken und Harnleiteraffektionen 266
Störungen der Beckenorgane 267

Literatur 269

Sachverzeichnis 273

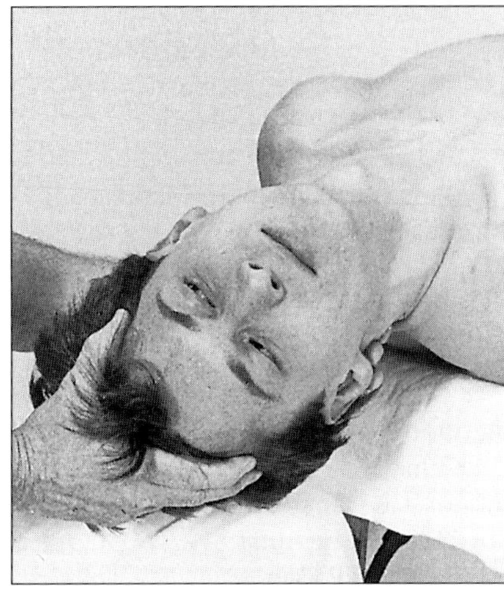

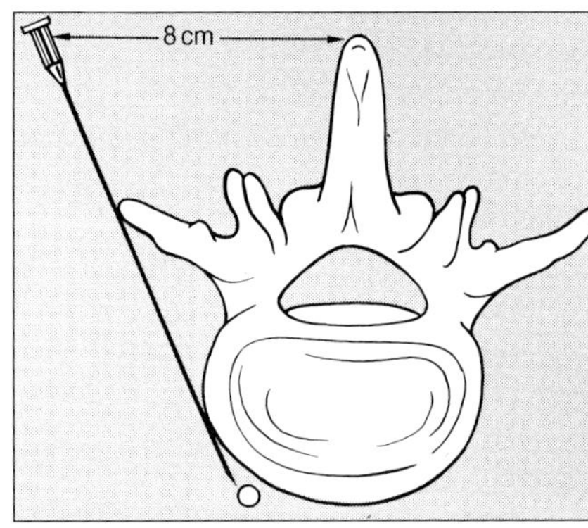

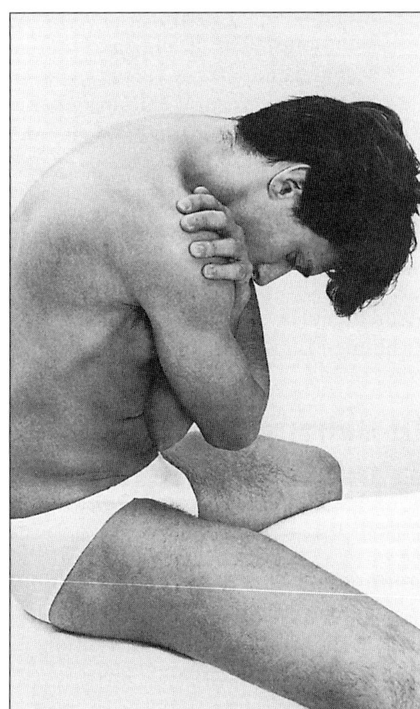

Vorwort zur 3. Auflage

In unserer schnellebigen Zeit bedeuten zehn Jahre für medizinische Literatur eine kleine Ewigkeit. Somit stand einmal mehr an, den Band »Reflextherapie« zu verjüngen, was praktisch eine völlige Neubearbeitung der Thematik mit sich brachte. Das nach wie vor aktuelle grundsätzliche Konzept wurde in vielen Punkten ergänzt, zusätzliche Kapitel fanden Aufnahme. Von der didaktisch verbesserten Präsentation erhoffen sich die Autoren eine entscheidende Verbesserung des Gebrauchswerts.

Nach Einleitung und Beschreibung der Schmerzproblematik und nach grundsätzlichen Überlegungen zum Einsatz reflextherapeutischer Methoden werden diese zunächst dem Prinzip nach vorgestellt. Erst in weiterer Folge und im Zusammenhang mit den jeweiligen Syndromen scheinen die entsprechenden Details auf. Für die einzelnen Krankheitsbilder ergibt sich dadurch ein genauer »therapeutischer Fahrplan«, der die einsetzbaren reflextherapeutischen Methoden unter Berücksichtigung der Wertigkeit in Wort und Bild syndromadaptiert und mit allen notwendigen Einzelheiten vorstellt.

Die Autoren hoffen und glauben, mit der vorliegenden Bearbeitung die Umsetzbarkeit der Reflextherapie im medizinischen Alltag weiter verbessern zu können.

Einmal mehr bedanken sich die Autoren bei der Ludwig-Boltzmann-Gesellschaft für die stete Unterstützung wissenschaftlicher Veröffentlichungen und nicht zuletzt beim Verlag, der die aufwendige Neuauflage der Reflextherapie erst ermöglichte.

Wien, Graz 1996 *Hans Tilscher, Manfred Eder*

Unseren Lesern

Seit vielen Jahren war es das persönliche medizinisch-wissenschaftliche Anliegen der Autoren, Diagnostik, Therapie und Rehabilitation bei Schmerzsyndromen in den Griff zu bekommen. In diesem langen Zeitraum entstand über das Erleben von Erfolg und Mißerfolg ein beachtlicher Erfahrungsschatz. Diesen weiterzugeben und auch schriftlich festzuhalten, entsprang einem gemeinsamen Bedürfnis. In steter Zusammenarbeit galt es dabei, das erarbeitete Material zu katalogisieren, zu sichten, Spreu vom Weizen zu trennen und dann festzulegen, was zur Weitergabe für die Erfordernisse des praktischen medizinischen Alltags am geeignetsten schien.

Im Zuge dieser Entwicklung und erworbenen Profilierung reifte auch die Grundeinstellung der Autoren zur Thematik des vorliegenden Buches. Es nahm seinen eigentlichen Ausgangspunkt vom häufig zitierten, aber vielfach zu wenig beachteten »nil nocere«. Damit eng verbunden festigte sich die Erkenntnis, daß bei vielen Erkrankungen diese Maxime meist nur dann erreicht wird, wenn medikamentöse Verordnungen akuten Schmerzphasen vorbehalten bleiben.

Rückblickend auf die langjährige Erfahrung und bei dem Versuch, diese Zeitspanne der persönlichen medizinischen Evolution selbstkritisch Revue passieren zu lassen, drängt sich als klassischer Ausspruch dazu das »panta rhei« des *Heraklit* auf. Nur wenig dessen, was seinerzeit als Lehrmeinung und Ausgangspunkt diagnostischer und therapeutischer Aktivitäten des gesamten Themenkreises Reflextherapien geläufig war, hat heute noch volle Gültigkeit.

So reifte schon sehr früh die Erkenntnis, daß die »therapia magna« in Form einer Monotherapie für den gegebenen Aufgabenkreis nicht realisierbar war. Dem entspricht auch, daß sich unter den zweckdienlichen zusätzlichen Behandlungsmethoden, die im Sinne der gezielten Polypragmasie eingesetzt werden können, neben der Manuellen Medizin zuerst der therapeutische Einsatz der Lokalanästhesie eine bleibende Führungsrolle eroberte. Es war nur eine Frage der Zeit, bis auch die übrigen im vorliegenden Buch angeführten reflextherapeutischen Methoden ihren Indikationsbereich zugeteilt bekamen.

Eine Reihe der angeführten Behandlungsformen wird sicherlich vom behandelnden Arzt an Physiotherapeuten und Masseure delegiert werden, und Einzelheiten, etwa in den Kapiteln Massage und Hydrotherapie, sollen nicht entsprechende Lehrbücher ersetzen, sondern wollen nur so viel an Information liefern, daß diese alten und bewährten Methoden ebenfalls in das neue Gebäude reflextherapeutischer Gesamtüberlegungen sinnvoll einbezogen werden können.

Die meisten der in diesem Buch besprochenen Behandlungstechniken, seien sie auch noch so genau in Wort und Bild vorgestellt, lassen sich nur in einschlägigen Kursen der postpromotionellen Weiterbildung richtig erlernen. Das gilt in besonders hohem Ausmaß für die Materie der Manuellen Medizin, aber ebenso für die Techniken der Lokalanästhetikatherapie und die Akupunktur, die gleichfalls von erfahrenen Lehrern praxisbezogen demonstriert werden müssen, da jede unsachgemäße Ausübung nicht nur Behandlungserfolge vermindert oder verhindert, sondern auch unnötige Risiken birgt. Last, but not least, schadet eine mangelhaft ausgeführte bzw. nicht indizierte Vorgehensweise dem Ansehen des Behandlers und, was noch schwerer wiegt, auch dem der Methode.

Unter allen diesen Aspekten haben die Autoren Zeilen und Bilder dem Verlag übergeben und hoffen auf das positive Echo der Leser in Form einer therapeutischen Renaissance.

I
Grundlagen

Einleitung

Naturwissenschaftlich-medizinisches Denken orientiert sich vielfach viel zu vordergründig an einer Geraden, die zwei Punkte verbindet. Die daraus resultierenden Überlegungen erbringen zwangsweise punktuelle Überbewertungen, die in monokausal ausgerichteter Diagnostik und Therapie münden. Diese Entwicklung führt nicht weiter, sondern zu jener Mauer, die nur mittels Erkenntnis zu überwinden ist, daß sich hinter jeder Wirkung nicht nur eine, sondern viele Ursachen verbergen und jede Ursache, also jeder Eingriff, viele Wirkungen nach sich zieht.

Wertigkeit von Teilaspekten

Reduktionistische Anschauungen vom Wesen der Krankheiten bedeuten nicht nur eine bedenkliche gedankliche Beschränkung auf Teilaspekte der untersuchten Phänomene, sondern stellen eine ernst zu nehmende Schwäche der modernen Medizin überhaupt dar.

Unbewußte Ansätze zur Korrektur dieser kartesianischen Denkweise hat unter anderem schon *Pasteur* gezeigt, der mit der Entdeckung der Mikroben und ihrer Einführung in die Pathologie den Aspekt der Monokausalitätsbetrachtung nahelegte. Er vermerkte ergänzend, daß auch das Terrain für das Wirksamwerden von Mikroben entscheidend sei und eine erfolgreiche Therapie von der Fähigkeit des Arztes abhänge, physiologische Bedingungen zu schaffen, welche die natürlichen Widerstandskräfte stärken. Damit antizipierte *Pasteur* unbewußt vor über 100 Jahren heutige Erkenntnisse. Ersetzt man den Begriff »Mikrobe« durch den der »Störung«, kann diese Betrachtungsweise als Zeitgedanke der gesamten Medizin dienen.

Krisenhafte Entwicklung

Leider entwickelte sich dieser positive Denkanstoß nicht umfassend weiter, sondern wurde eher in die reduktionistische Richtung geführt, begünstigt durch die enormen Detailergebnisse von Molekularbiologie, Genforschung, medizinischer Chemie, Pharmakologie und allen anderen durch die Technifizierung der Medizin begünstigten Teilgebiete.

So ist es auch sicherlich berechtigt, diese Entwicklung als Fortschritt anzusehen und die Forschungsergebnisse über biologische Teilmechanismen, die mit bestimmten Krankheiten in Verbindung stehen und zu deren Erfassung und Beeinflussung neue Technologien entwickelt wurden, diagnostisch und therapeutisch zu nutzen. Dies gilt für die Akut- und Notfallmedizin, erweist sich allerdings für die meisten sogenannten Zivilisationskrankheiten, d. h. die meisten der zur Chronizität neigenden Erkrankungen des Bewegungsapparates, als unzureichend, nicht selten als irreführend.

Die eingangs vorgestellte Mauer entpuppt sich bei näherer Betrachtung als Labyrinth, dessen verwirrende Gänge und Kreuzungen weit in Bereiche historischer Gegebenheiten reichen und sich über Industrialisierung, Sozial- und Gesundheitspolitik bis zum krisengezeichneten Entwicklungszustand der heutigen Medizin erstrecken.

Warum Reflextherapie?

Der markanteste Ausgangspunkt der beschriebenen Fehlentwicklung liegt in der historisch gewachsenen, mechanistischen Anschauung des Organismus und der damit verbundenen technischen Auffassung von Gesundheit und Krankheit, die in der medizinischen Technologie den einzigen Weg zur Verbesserung der Gesundheit sieht. Dies hat zu einer übertriebenen Anwendung von Spitzentechnologien speziell im diagnostischen Bereich geführt, die vielfach nicht nur überflüssig und damit unwirtschaftlich sind, sondern darüberhinaus dem Organismus unnötige Belastungen, ja auch Störungen und Beschwerden aufzwingen.

Der amerikanische Weg

Dazu kommt eine Entwicklung, die man als »amerikanischen Weg« bezeichnen könnte. Aufgrund einer geradezu paranoiden Furcht vor Schadenersatzzahlungen wächst die defensive Medizin an, und die Spirale der technifizierten Diagnostik setzt sich fort. Andererseits werden, ebenfalls eine Fehlentwicklung, nützliche Heilverfahren unterdrückt, die über allgemein übliche Standardprogramme auch nur im geringsten hinausgehen.
Als naheliegende therapeutische Konsequenz bietet sich die Medikamentierung an, mit der Übertragung der Verantwortung auf die pharmazeutische Industrie, wobei sich der Arzt unbewußt zum Erfüllungsorgan dieses Industriezweiges degradiert.

Folgen der Übermedikamentierung

Recherchen ergaben, daß mit der Zahl der durchschnittlich verschriebenen jährlichen Rezepte (3,9 in Schweden, 6,5 in der Bundesrepublik Deutschland, 13,3 in Österreich, 20 in Israel) der Prozentsatz der iatrogenen Leiden steigt. So sind in Israel 6% der Betten interner Abteilungen von medikamentengeschädigten Patienten belegt. Dies bedeutet wiederum, daß gar nicht so selten forcierte medikamentöse Behandlungen störender in das biologische Gleichgewicht eingreifen als die Krankheit selbst.

Auch die nahezu hemmungslose Verbreitung der Psychopharmaka entspringt einer verantwortungslosen Haltung. So sinnvoll diese Medikamentengruppe bei gezielter Anwendung für echte psychiatrische Leiden ist, so sinnlos (und teuer) wird ihre Verwendung als Problemlöser, denn das, was durch sie geändert wird, ist die Vorstellung von der Realität, aber keineswegs die Realität selbst.

Die totale Medikamentierung, wie sie heute so verbreitet ist, hat somit in eine Sackgasse geführt: Nur eine grundlegend geänderte Einstellung zu Gesundheit, Krankheit und Heilung und Veränderungen, die nahezu an Revolution heranreichen, sind in der Lage, hier Neuformierung und Ordnung zu schaffen, erstrecken sich doch die Grundlagen des vorgestellten Zustandes bis in Bereiche politischer Interessen und hierarchischer Tabus.

Für den einzelnen - gemeint ist hier der aufgeschlossene Leser - bietet sich nur die Möglichkeit, den eigenen Wirkungsbereich zu verändern und sinnvoller zu gestalten.

Biokybernetik – Grundsatzüberlegungen

Alle Vorschläge zur Umgestaltung gipfeln in der Formulierung, nicht Krankheiten zu behandeln, sondern den erkrankten Menschen als Ganzes. Dies führt zur Frage nach dem Wesen von Gesundheit und Krankheit und des weiteren zum biokybernetischen Denken.

Im Sinne der Systemlehre ist Gesundheit ein dynamisches Geschehen und kein statischer Zustand, und die Grenzen zur Krankheit sind nicht immer klar zu ziehen. Sicherlich ist Gesundheit mehr als nur Abwesenheit von Krankheit. Das System der Gesundheit braucht, um sich dynamisch anpassen zu können, Flexibilität und eine große Anzahl von Optionen für das Zusammenwirken mit äußerer und innerer Umwelt. Verlust an Flexibilität bedeutet mithin Verlust an den Gegebenheiten, die wir als Gesundheitspotential bezeichnen können. Die Wiederherstellung der gestörten Flexibilität und das Freimachen von Optionen, d. h. von Reserveschaltungen im Krankheitsfalle, verlangt daher schon bei der Diagnostik, an Systemzusammenhängen Mensch Umwelt und nicht an einzelnen Organen anzusetzen.

Die Tatsache, daß zwar Bakterien über 60 Generationen pro Tag produzieren können, mit all den entsprechenden Möglichkeiten von Anpassung, Wandlung und Mutation, und der Mensch, dafür über 30 000 Jahre benötigte, ist von entscheidender Bedeutung: Es bleibt nur die Möglichkeit, die genetischen Anlagen als Maß zu nehmen und die willkürlich umgestaltete Umwelt von vermeidbaren Belastungen zu befreien, um sie den biologischen Grundgegebenheiten wieder näher zu bringen.

In diese Entlastungsüberlegungen muß der Patient selbst einbezogen werden, mit all seinen guten und schlechten Gewohnheiten, seinem psychischen und physischen Verhalten einschließlich familiärer und sozialer Gegebenheiten. Für diese komplexen Probleme kann es freilich keine einfachen Lösungen geben. Dies enthebt jedoch nicht der Verpflichtung, nach Auswegen zu suchen. Gedankliche Voraussetzung dafür sollte die Erkenntnis sein, daß an die Stelle von Linearität und Statistikkurven zur Erklärung von Zusammenhängen zwischen Ursache und Wirkung ein Denken in Kreisen und Netzen treten muß.

Die erneuerte Gedankenwelt

Als *Wiener* (1946) seine Lehre von den Steuerungswissenschaften, die Kybernetik, vorstellte, ahnte er nicht, daß er damit den größten Bewußtseinsschritt der abendländischen Welt seit den alten Griechen eingeleitet hatte *(Maruyama 1978)*. Wenn wir uns für den medizinisch-biologischen Bereich diesbezüglich auch nur auf die zum besseren Verständnis physiologischer und pathophysiologischer Mechanismen nötigen Faktoren beschränken, ist zunächst an einige Grundelemente der Kybernetik zu erinnern.

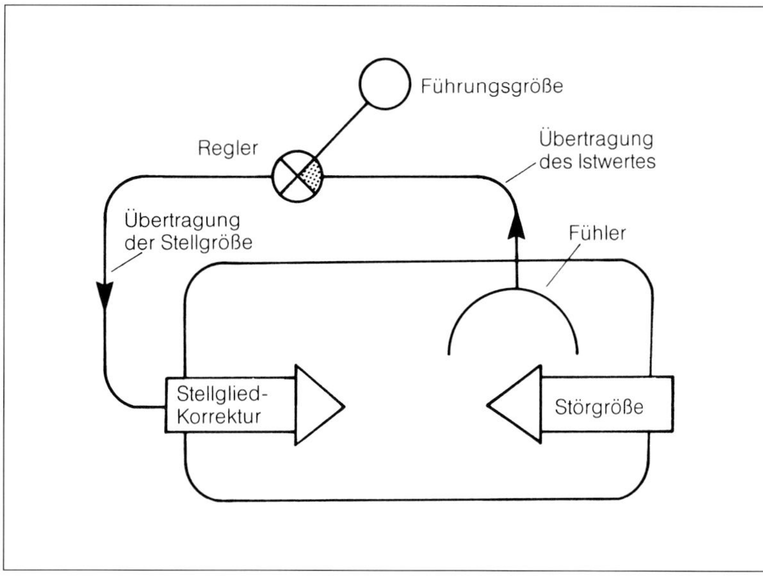

1 Prinzip des Regelkreises: Abweichungen des Istwertes vom Sollwert werden vom Fühler erkannt. Nach erfolgter Korrektur kommt es zur Rückmeldung unter Umpolung des Signals. Dieser negative Feedback beruhigt die Regelung. War die Anpassung ungenügend und treten bei weiterem Störungszufluß positive Feedbacks auf, kann dies im ungünstigsten Falle bis zur Regelkatastrophe führen.

Anknüpfend an die aufgezeigte Vermaschung von Ursache und Wirkung ist das Regelkreisgeschehen vorzustellen, dessen Funktionsprinzip in *Abbildung 1* dargestellt ist.

Der wesentlichste Faktor des Regelkreisgeschehens ist sicherlich die Rückkoppelung (Feedback), wobei ein Teil des Eingangssignals nach Umpolung als sogenanntes negatives Feedback den Regelkreis beruhigt. Unterbleibt diese Umpolung der Rückkoppelung bei anhaltenden Störungen, liegt also ein positives Feedback vor, so zieht dies einen Aufschaukelungseffekt nach, der bis zur Regelkatastrophe führen kann.

Systeme des Lebendigen

Biologisch gesehen ist des weiteren in Betracht zu ziehen, daß alle regelkreisartigen Abläufe nicht nur im vorgestellten einfachen Modell, sondern in Systemen wirken, die (gerade im medizinischen Bereich) komplexer Natur sind. Dies beruht nicht nur auf der Zahl der systemzugehörigen Elemente, sondern vor allem auf dem Reichtum ihrer Beziehungen zueinander, also auf der informationellen Vermaschung.

Diese extrem komplexen Systeme des Lebendigen sind stets offen, das heißt, sie haben die Fähigkeiten der Anpassung, der Weiterentwicklung und Kommunikation mit anderen ebenso ausgerichteten, de facto bis zum übergeordneten Ökosystem unseres Planeten. Vor allem aber besitzen sie die Eigenschaft, in Krisensituationen so lange Ersatzschaltungen der Untersysteme einzusetzen, bis das vorgegebene Milieu des Systems wieder erreicht ist.

Prinzip der Homöostase

Das Zusammenspiel der in Stufen erfolgenden Anpassung über korrigierende und meldende Feedback-Signale, mit dem Ziel einer dynamisch zu verstehenden Stabilitätserhaltung, wird auch als »Homöostase« bezeichnet. Sicherlich weist der menschliche Organismus diesbezüglich eine Höchstentwicklung auf. Einer inneren Logik gehorchend, stellt er darüber hinaus einer hierarchischen Ordnung folgend sicher, daß vitale Bereiche vorrangig bedacht werden.

Trifft beispielsweise ein Abkühlungsreiz die Hautoberfläche, so reagiert der Homöostat Mensch darauf zuerst nur mit einer einfachen Erweiterung der Endstrombahn, mit dem Ziel des vermehrten Wärmetransportes. Bei anhaltender Abkühlung springt die nächste Stufe an und steigert die oxydativen Vorgänge. Bleibt auch das noch ungenügend, verstärkt sich die permanente Mikrovibration der Muskulatur zur Makrovibration, dem bekannten Kältezittern, um durch die gesteigerte Muskelaktivität weitere Wärme zu erzeugen. Reicht selbst diese Regulationsstufe nicht aus und besteht die Gefahr des Absinkens der Kerntemperatur unter den physiologischen Bereich, dann werden zur Vitalsicherung unterkühlte Bezirke durch Vasokonstriktion abgeschaltet.

Vernetzte Schaltungen

Einschlägige neurophysiologische Regulationsvorgänge wurden mit dem Terminus »Reafferenzprinzip« beschrieben, der als eine Definition des Regelkreisgeschehens darstellt:

▶ Die Rückmeldung des Erfolges an das Steuerzentrum bestimmt den Verlauf der weiteren Leistung.

Im Nervensystem, dem komplexesten und kybernetisch aktivsten Biosystem, komplizieren sich alle Schaltmechanismen über das Divergenzprinzip. Eintreffende Reize werden somit stets über mehrere Bahnen und Schaltebenen geleitet, gefiltert, gespeichert oder verstärkt wirksam.

Der Black-box-Begriff

Daß diese Komplexität nicht in allen Details überschau- und überprüfbar sein kann, verwundert kaum und verlangt daher in gewissen Belangen ein Bescheiden mit Gegebenheiten, die Kybernetiker schon lange anerkennen. Gemeint ist der Black-box-Begriff und das Zufriedensein mit dem Erkennen von Eingangs- und Ausgangssignalen, oder dem Input und Output. In diese Darstellung biokybernetischer Grundlagen soll als nächstes wieder der Mensch, vor allem der kranke Mensch integriert werden, der über die rein humanitäre Betrachtungsweise hinaus, sozusagen aus dem Blickwinkel der Kybernetik, analysiert und als Ganzes verstanden werden soll:

▶ Ein Ganzes ist mehr als die Summe seiner Teile (*Ehrenfels*-Kriterium).

Nach der Beschreibung unserer Denkweise kann das nur ein kybernetisches Modell sein, und es ist sicherlich keine Herabwürdigung des Menschen, wenn wir ihn als perfekten Homöostat betrachten. Er stellt ein superkomplexes System dar, das sowohl zu seinen Untersystemen als auch zur Umwelt offen und damit empfänglich ist für Störungen aus Inwelt und Umwelt und ständige Korrekturarbeit leistet, um Sollwerte abzusichern oder neu anzupassen.

Krankheit und Symptome

Die beschriebenen Gegebenheiten eröffnen hinsichtlich der Entwicklung von Krankheiten eine neue Perspektive, die, wenn sie sich allgemein durchgesetzt hat, den wünschenswerten Wandel des medizinischen Weltbildes mitbestimmen wird.

Exo- und endogene Störungen, die den Organismus treffen, setzen die erwähnten Regelkreismechanismen der einzelnen Untersysteme in Gang und werden normalerweise rasch ausgeglichen. Treffen multiple Reize, Dauerbelastungen oder zerstörende Kräfte den Organismus in einem Ausmaß, welches die Kompensationsfähigkeit der Systemgemeinschaft überfordert, dann treten jene Erscheinungen auf, die wir als Krankheitssymptome kennen und die das klinische Bild prägen.

Vielfach stellen diese Reaktionen nur den Versuch des Organismus dar, auf außergewöhnlichem Wege die Rekompensation zu erreichen. Wenn beispielsweise im Laufe eines Infektes die Körpertemperatur steigt, Fieber zum Symptom wird, so ist das primär der Versuch, über die Temperaturerhöhung das Milieu für die Krankheitserreger zu verschlechtern, ihre Vermehrung zu erschweren und den körpereigenen Abwehrfunktionen zu helfen. Somit wird klar, daß Therapieformen, die lediglich das Symptom Fieber beeinflussen, den natürlichen Weg zur Restitutio beeinträchtigen können.

Aber auch das die Buchthematik bestimmende Schmerzproblem erhält unter diesen Aspekten eine erweiterte Bedeutung. Schmerz ist in den meisten Fällen ein unüberhörbares Signal, eine innere Anweisung, etwas Bestimmtes zu tun oder zu lassen, sich ruhig zu verhalten, eine gewisse Lage einzunehmen oder beispielsweise Überlastungen, Hitze, Kälte, Nahrungsaufnahme zu vermeiden. Auch hier erschwert ein Nicht-darauf-Hören dem Organismus in bestimmten Fällen den Störungsausgleich. Daß darüber hinaus gerade in bezug auf Schmerzmechanismen auch andere Überlegungen notwendig sind, sei nur vorweggenommen.

Bereits anhand dieser wenigen Beispiele wird klar, daß symptomatisches Denken problematisch sein kann, genauso wie jede dazu verleitende monokausale wissenschaftliche Orientierung.

Störfaktoren und Funktionsstörungen

Offenes System

Aus der Betrachtung des Organismus als Reaktionsort der vorgestellten Abläufe im Sinne eines offenen Systems zu Umwelt und Inwelt mit ihren vielen Elementen und Untersystemen, läßt sich die Vorstellung von Störungseinflüssen und resultierenden Symptomen ableiten. Des weiteren ergibt sich daraus, daß Störfaktoren, vor allem dann an Krankheitswertigkeit gewinnen, wenn sie

- eine gewisse Intensität überschreiten,
- mit anderen Faktoren zusammenwirken,
- ein vorsensibilisiertes Terrain antreffen und
- die Kompensationsfähigkeit überfordern.

Kompensationsbereich

Der Toleranzrahmen für das Zusammentreffen dieser Konstellation, das heißt jener Spielraum, der als Kompensationsbereich zu bezeichnen wäre, ist eine individuelle Variable, die von der aktuellen Grundbelastung abhängt. Krankheit erstreckt sich demzufolge von der Grenze der Toleranzfähigkeit bis zu jenem Punkt, an dem Systemzerstörungen eine volle Restitutio unmöglich machen, also in den Zustand des Leidens geführt haben.

Ungezielte symptomatische Behandlungsmethoden, die diese Kausalverknüpfungen unbeachtet lassen, bringen zwar meist die Rückführung in den vor dem Krankheitsbeginn vorhanden gewesenen Toleranzbereich, sind aber insofern unbefriedigend, als die Rezidivbasis erhalten bleibt.

Erst das Ausschalten aller erkennbaren und ausschaltbaren Störfaktoren und der Reizabbau in betroffenen Regionen einschließlich der notwendigen Funktionswiederherstellung bewirken bleibende Beschwerdefreiheit.

Diese Formulierung kann eine Definition der Rehabilitation darstellen und muß therapeutisches Leitmotiv darstellen.

Da nicht alle erkennbaren Störungsgegebenheiten auch ausschaltbar sind, ergibt sich eine Zweiteilung in beeinflußbare und unbeeinflußbare Störgrößen. Auf diesem Hintergrund ist die jeweilige Situation mit dem Ziel zu betrachten, Beeinflußbares auszuschalten und unbeeinflußbare Faktoren zumindest so weit zu berücksichtigen, daß sie nicht allzusehr zur Reizkumulation beitragen können.

Unbeeinflußbare Störfaktoren

Unbeeinflußbare Störfaktoren sind:

- die Konstitution,
- angeborene und erworbene irreversible Veränderungen,
- biometeorologische Einflüsse und
- der Faktor Mensch (Compliance).

Beeinflußbare Störfaktoren

Beeinflußbare Störfaktoren sind beispielsweise

- Fehlstatik, Fehlhaltung und Fehlbewegung
- Stoffwechselfaktoren,
- Entzündungsfaktoren,
- psychosomatische Reaktionen,
- Beruf und Arbeit,
- Sportschäden,
- Alltagsnoxen und
- iatrogene Schäden.

Eine Stellung bei den beeinflußbaren Faktoren nimmt das Schmerzgeschehen ein, da es nicht nur Folgeerscheinung von Primärstörungen ist, sondern auch eine pathotrope Rückwirkung auf diese besitzt und zur Selbstperpetuierung der vorhandenen Erkrankung beitragen kann. Ihrer Wichtigkeit wegen werden Schmerz und Schmerzmechanismen in einem separaten Kapitel vorgestellt.

Die anderen angeführten Störfaktoren wurden von den Autoren bereits in einer eigenen Monographie bezüglich ihrer Krankheitswertigkeit detailliert behandelt (*Tilscher u. Eder* 1983) und sollen hier nur an die Multikausalität der meisten Erkrankungen erinnern.

Die Forderung nach Reizabbau in den betroffenen Regionen verlangt, über das Erkennen und Ausschalten der Störfaktoren hinaus, in den meisten Fällen auch die Unterbrechung der Schmerzspirale. Am erfolgreichsten geschieht dies am Locus dolendi. Die Wiederherstellung der Funktion, als weitere Voraussetzung der Rehabilitation, muß mit den vorher erwähnten Punkten in Einklang gebracht werden, denn gerade die Funktionsstörung ist in den allermeisten Fällen als Starter der jeweiligen pathogenetischen Kette und wesentlicher Ausgangspunkt begleitender Reiz- und Schmerzmechanismen anzusehen:

Krankheit = Fehlfunktion

Konsequenterweise stellt der Ort der Funktionsstörung den Hauptansatzpunkt gezielter therapeutischer Bemühungen dar.

Ein überwerteter Begriff

Mit der Zentralstellung der Funktionsstörung ergibt sich die Notwendigkeit der Korrektur bestimmter eingefahrener Denkgewohnheiten. So führt die Überwertung des Degenerationsbegriffes zu diagnostischen und therapeutischen Fehlentwicklungen.

Für die Erkrankungen des Bewegungsapparates bedeutet das, daß im diagnostischen Bereich in erster Linie eine Korrektur der Wertigkeit von Röntgenbefunden erfolgen muß, denn das Röntgenbild allein ist selten imstande, eine krankheitsgerechte Diagnose bei Störungen des Bewegungsapparates zu liefern. »Die übliche Einschätzung von Randzacken, arthrotischen Veränderungen und verschmälerten Bandscheibenräumen ist revisionsbedürftig und ihre Beschreibung eher als Denkmalbefund normaler Alterungsvorgänge oder abgelaufener Störungen anzusehen, gleichrangig mit angeborenen oder erworbenen Fehlbildungen, die jedenfalls häufig diagnostisch überwertet werden. Alle diese Veränderungen ordnen sich im Range stets der Funktion unter« (*Eder u. Tilscher* 1978).

Die dreidimensionale Diagnostik

Obige Feststellung bedeutet keineswegs eine Abwertung der Röntgendiagnostik, sondern will nur deren Stellenwert in Richtung Hilfsbefund korrigieren. Als Ergänzung zur klinischen Untersuchung wird die Anfertigung von Röntgenbildern fast immer notwendig sein, vor allem, um gravierende pathomorphologische Veränderungen entzündlicher, tumoröser oder traumatischer Genese erkennen bzw. ausschließen zu können.

Hauptanliegen

Hauptanliegen der diagnostischen Bemühungen muß immer die Suche nach Ort und Art der Funktionsstörung sein. Erforderlich sind somit:

- topische Diagnose,
- Strukturdiagnose und

Sie sind als Ausgangspunkt der Therapie zu betrachten. Die topische Diagnose erfaßt Ort und Ausstrahlungstendenz des Schmerzgeschehens und ergibt sich bereits aus der Anamnese. Die Strukturdiagnose ermittelt den pathogenetischen Träger der Störung, der von allen regulationsverbundenen Gewebspartnern gestellt werden kann. Zu bedenken sind hier vor allem Gelenksfunktion, Bandapparat, Muskulatur, Bandscheiben, Bindegewebe, Viscus und neurale Strukuren.

Die Aktualitätsdiagnose orientiert sich am klinischen Führungssymptom. Meist steht dabei der Schmerzverlauf im Vordergrund, aber auch Bewegungseinschränkung, Entzündungszeichen, Kraftabschwächung, Sensibilitätsstörungen und vegetative Begleitsymptome müssen ihrer Wertigkeit nach dem individuellen Verlauf angepaßt, berücksichtigt werden.

Nur ein diesen Forderungen adäquates Untersuchungsprogramm ermöglicht es, die später vorgestellten einzelnen Therapieverfahren so einzusetzen, daß Behandlungserfolge nicht aus einer zufällig richtigen Auswahl resultieren.

Körperliche Untersuchung

Das angesprochene diagnostische Vorgehen findet seine Hauptstütze in der klinischen Patientenuntersuchung, die durch Hilfsbefunde aus der Labormedizin und Röntgenologie ergänzt und abgesichert wird. In die aus der klinischen Medizin bekannten Untersuchungsgänge **muß** das spezialisierte Untersuchungsvorgehen der Manuellen Medizin integriert werden, denn nur dieses bietet die Möglichkeit, die Störung einfach, ökonomisch und schnell, segment- und strukturgenau zu erkennen. Der Beweis hierfür ist am besten an Beispielen zu demonstrieren.

Als Ursache von Wirbelsäulensyndromen müssen neben der diskogenen Pathogenese Störungen der Gelenkfunktion bzw. ligamentärmuskuläre Reizzustände in Betracht gezogen werden. Alle diese Krankheitsformen entziehen sich der röntgendiagnostischen Erfassung und sind nur über die klinische Patientenuntersuchung abzuklären. Während diskogene Wurzelkompressionssyndrome über die klassische neurologische Exploration, also die Aufdeckung von Reflexausfällen, motorischen Defekten, Ausstrahlungsschmerzen und hypalgetischen Zonen, eine segmentgenaue Lokalisation erlauben, ist dies bei den anderen erwähnten pathogenetischen Faktoren damit nicht getan. Die schulmäßig ausgeführte zusätzliche orthopädische Untersuchung erbringt vor allem dann, wenn die regionäre Summationsbeweglichkeit nicht eingeschränkt erscheint, keine zielführende Befunderweiterung. In weiterer Folge führt dieser Umstand zur ungezielten Therapie.

Erst mit dem Einsatz der manualmedizinisch ausgerichteten Funktionsuntersuchung und ihrer jedes einzelne Bewegungssegment erfassenden Mobilitätsprüfung wird es möglich, weiter zu selektieren, denn Gelenkreizzustände als Auslöser von Schmerzen können bei fast identischer Symptomatik grundsätzlich über zwei diametral abweichende Pathomechanismen entstehen. Somit müssen sowohl eine Beweglichkeitseinschränkung, eine Hypomobilität, oder, wie es im Sprachgebrauch der Manualmedizin heißt, eine Blockierung, aber auch die Überbeweglichkeit,

Hypermobilität bzw. Instabilität von Gelenken als Ursache von Wirbelsäulenschmerzen erkannt und unterschieden werden. Dies gelingt nur über den Weg der segmentalen Funktionsprüfung bzw. ergänzender palpatorischer Untersuchung zugehöriger Irritationszonen.

▶ Die Chirodiagnostik schließt eine Lücke des orthopädischen Untersuchungsganges.

Bei derart divergierenden Pathomechanismen muß die Therapie völlig unterschiedlich sein, zumal bei Nichtbeachtung dieses Umstandes iatrogene Verschlechterungen im Bereiche des Möglichen liegen. Die Gegenüberstellung hypo- bzw. hypermobilitätsbedingter Schmerzen in *Tabelle 1* verweist auf die Wichtigkeit der Unterscheidung und betont den Stellenwert der Funktionsuntersuchung.

Tabelle 1 Klinische Befunde bei Störungen der Gelenkbeweglichkeit

	Blockierung	**Hypermobilität**
Schmerz	lokal-ausstrahlend	lokal-ausstrahlend
Muskulatur	verspannt	verspannt
BG	verquollen	verquollen
Schmerzpalpation	positiv	positiv
Gelenkspiel	eingeschränkt	vermehrt

Um eine ligamentär-muskuläre Genese von Schmerzen erkennen zu können, ist auch die Kenntnis der entsprechenden Triggerpunkte und die muskuläre Funktionsprüfung im kinesiologischen Sinne von Bedeutung. Alle diese Überlegungen besitzen nicht nur für Wirbelsäulensyndrome ihre Gültigkeit, sondern müssen sinngemäß variiert ebenfalls für die peripheren Gelenke ihre Anwendung finden.
Somit ermöglichen erst die Ergebnisse der Struktur- und Aktualitätsdiagnose eine kausale Therapie.

▶ Struktur- und Aktualitätsdiagnose sind eine unverzichtbare Voraussetzung für erfolgreiche Reflextherapie.

Dabei wird mehrheitlich das Schmerzproblem im Vordergrund stehen und die Bindung an die gestörte Funktion vordergründig zu beachten sein. Gerade hier muß sich aber auch das therapeutische Prozedere vom ausgetretenen Pfade der überwiegenden Pharmakotherapie und der ungezielten Anwendung physiotherapeutischer Maßnahmen endgültig lösen.

Therapeutische Überlegungen

Der Wegweiser in Richtung physiologische Schmerztherapie ergibt sich dann erst aus der zusätzlichen Beachtung meist zu wenig gewürdigter Einzelfaktoren wie Alter, Konstitution, Reaktionsverhalten auf Reizsetzung, psychische Ausgangslage, aber vor allem durch die Berücksichtigung der individuellen Aktivität des Schmerzsyndroms. So erfordern Bewegungsschmerzen eine Ruhigstellung, Anlaufschmerz wiederum mobilisierende und stabilisierende Maßnahmen. Hyperalgetische Zonen müssen ebenso in Betracht gezogen werden wie Muskelverspannungen,

Bewegungsstörungen des Gelenkapparates, der Zustand des Bindegewebes oder echte Entzündungszeichen.

Genauso unerläßlich ist es, den Akuitätszustand richtig einzuschätzen, denn gerade reflextherapeutische Maßnahmen, die vielfach über eine Reizsetzung das pathogene Reizgeschehen eindämmen, verlangen eine exakte Dosierung und die Kenntnis der diesbezüglichen Gesetzmäßigkeiten.

In den folgenden Kapiteln werden die entsprechenden Einzelheiten dargestellt. Neben der Vorstellung der verschiedenen Behandlungstechniken soll auch die Zuordnung der einzelnen Verfahren zu bestimmten Schmerzsyndromen eine Orientierungshilfe bieten.

Schmerz und Schmerzmechanismen

Vornehmliche Aufgabe der Reflextherapien ist die Schmerzbekämpfung. Somit ist hier der Schmerzbegriff, obwohl integraler Anteil des menschlichen Lebens und in unserer Begriffswelt fest verankert, kritisch. Ebenso wesentlich ist es, Schmerzmechanismen, ihre Entstehung sowie die Auswirkungen auf Körper und Geist aufmerksam zu betrachten. Ohne diese Voraussetzungen, vor allem ohne Basiswissen um neurophysiologische Abläufe, die mit nozizeptiven Reizen und Reizbeantwortung in Zusammenhang stehen, bliebe der Einsatz der verschiedenen Reflextherapien ein Spiel mit dem therapeutischen Zufallserfolg.

Was ist Schmerz?

Da der Schmerzbegriff an sich so selbstverständlich ist wie das Gefühl des Hungers oder des Durstes, fällt es schwer, ihn zu definieren. Laut Lexikon ist er als »quälende, zugleich unlustbetonte und antriebsgeladene Empfindung« zu beschreiben. Versucht man, den persönlichen Ursprung zu ergründen, stößt man an die Grenzen des Erinnerungsvermögens.

Definitionen

So ist es nicht verwunderlich, daß sich nicht nur Kranke und Ärzte, sondern auch Philosophen, Dichter und Theologen immer wieder mit dem Schmerzbegriff auseinandersetzen, und das auch in Zukunft tun werden, zumal die Geheimnisse um das Schmerzgeschehen noch lange nicht alle gelöst sind. Wie weit dabei die persönliche Einstellung die Einschätzung beeinflussen kann, beweist das Beispiel des Chirurgen *Leriche,* der als Vorkämpfer der chirurgischen Schmerzbehandlung gilt. Er sah im Schmerz nahezu einen persönlichen Feind, sprach ihm jeden Nutzen ab und vergaß, daß schon die griechischen Ärzte der Antike den Schmerz als »bellenden Wachhund der Gesundheit« bezeichnet hatten. In diesem Sinne postulierte beispielsweise der Philosoph *Nietzsche:* »Der Schmerz gehört zu den arterhaltenden Werten.«

Wie in allen Extremen steckt auch in der Ansicht von *Leriche* ein Körnchen Wahrheit: Im Schmerz liegen Segen und Fluch, und die Stärke des Schmerzes ist der Größe der Gefahr nicht immer angepaßt. Oft ist er nur mehr sinnlose Qual ohne wirklichen Nutzen. So reicht die Bedeutungsskala von der fast als tragikomisch zu bezeichnenden Zahnschmerzsituation bis zum sinnlosen Vernichtungsschmerz des Metastasenleidens.

Protektive Wirkung

Mit Sicherheit kommt der Schmerzempfindung eine protektive Wirkung zu. Läßt man beispielsweise Jungtiere in den ersten Lebensmonaten in einer Umgebung aufwachsen, in der sie keine Gelegenheit haben, mit schmerzhaften Reizen in Verbindung zu kommen, so verhalten sie sich anschließend Schmerzen gegenüber indifferent. Sie suchen sogar den Schmerzreiz und kommen etwa immer wieder zu einer Flamme, verbrennen sich, weil das Erleben des Schmerzes nicht im Entwicklungsprogramm war, es daher nicht zur Engrammbildung gekommen ist und entsprechende Einwirkungen nicht als schädlich und schmerzhaft erkannt werden können.

Auch beim Menschen sind solche Reaktionsweisen bekannt. Berichten über angeborene Fälle von Gefühllosigkeit ist zu entnehmen, daß es dann immer zur Häufung von Verletzungen, Verbrennungen, Frakturen, Infektionen und Verkrüppelungen kommt, so daß die generelle Analgesie an sich als schwere funktionelle Verkrüppelung betrachtet werden muß.

Der primäre Sinn des Schmerzes ist die protektive Wirkung.

Schmerz und Psyche

Eine schwer wägbare Komponente des Schmerzgeschehens liegt in der Bindung an psychische Gegebenheiten. Dies zeigt sich schon daran, daß die Stärke des Schmerzerlebnisses von der zugemessenen Bedeutung abhängig ist. Ekstase, Yoga, Hypnose können das Schmerzgefühl vom Bewußtsein abschirmen. Auch kann das Miterleben der Schmerzen anderer Menschen die eigenen Schmerzerlebnisse beeinflussen.

Grundsätzlich ist also die Persönlichkeit des Menschen an der Gestaltung seines Schmerzerlebnisses beteiligt, aber selbst hier stellt die v.-v.-Reaktion eine bekannte Entwicklung dar: Die Erfahrung mit einem andauernden Schmerz, also der Zustand des Leidens, kann zu einer Änderung der Gesamtpersönlichkeit beitragen.

Alle Fragen zu Sinn, Bedeutung und Ablauf des Schmerzgeschehens berühren somit die Grenze zwischen Physiologie und Psychologie und tangieren darüber hinaus die theoretische, vor allem aber die klinische Medizin. Die Sprache beider Sparten auf einen gemeinsamen Nenner zu bringen ist die Absicht der folgenden Ausführungen.

Schmerzempfindung und Schmerzqualitäten

Das Auftreten von Schmerzgefühlen signalisiert örtliche Gewebsirritationen. Alle Reize die eine gewisse Intensität überschreiten können, unabhängig von ihrer Qualität, dahingehend wirksam werden (Quetschung, Schnitt, Stich, Verbrennung, Hypoxämie, Abszedierung u.v.a.).

Das bewußte Schmerzerlebnis ist nicht von den Ereignissen der Peripherie, sondern der zeitlichen Verarbeitung abhängig. Gleiches gilt für die Lokalisierbarkeit des Schmerzgefühls.

Hinsichtlich der Tiefen ergibt sich eine gewisse Differenzierbarkeit: Heller, klarer, scharf umrissener Schmerz wird mit Schädigungen der Körperoberfläche verbunden, dumpfe, unheimliche und drohende Schmerzgefühle werden aus der Tiefe empfunden. Auf diese Weise verhilft der Schmerz auch zur Selbsterkenntnis der eigenen Körperanatomie und läßt sonst nicht spürbare Organe (Galle, Herz, Appendix u.v.a.) Körperregionen zuordnen.

Wesentlich für reflextherapeutische Überlegungen ist, daß die beiden geschilderten Schmerzqualitäten miteinander konkurrieren. *Head* hat schon Ende des vergangenen Jahrhunderts festgehalten, daß oberflächliche Schmerzen tiefe Schmerzempfindungen hemmen. Diese Beobachtung wird selten therapeutisch umgesetzt, vielleicht aufgrund »einer Art kritischer Redlichkeit der Ärzte, welche sich diesen Effekt nicht erklären können, und an der fast reflektorischen Anwendung von Narkotika bei starken Schmerzen« *(Hoff)*.

Schmerz und Sinnesreize

Die Komplexität des Schmerzgeschehens zeigt sich ferner daran, daß sich nicht nur Oberflächen- und Tiefenschmerz gegenseitig, sondern auch einfache Sinnesreize die Schmerzempfindung beeinflussen. Dieser Umstand kann bei kleinen medizinischen Eingriffen, zum Beispiel in der Zahnmedizin oder Gynäkologie, wo entsprechende Erfahrungen gesammelt wurden, zur Herabsetzung des Schmerzempfindens benützt werden. So wird Musik oder sogenanntes weißes Rauschen, welches alle hörbaren Frequenzen enthält, dem Patienten über Kopfhörer zugespielt. Die Verminderung der Schmerzempfindung ist so zu erklären, daß jene Reize, die besondere Aufmerksamkeit erregen, sich durchsetzen, wobei zentralnervöse Einrichtungen, die für die Hinwendung zur Umwelt zuständig sind, über Adversivsysteme, Formatio reticularis und zentrifugale Fasern das Schmerzerlebnis hemmen.

Die geschilderten Einzelheiten in eine alles erklärende Theorie einzuordnen ist das bislang unerreichte Ziel der Wissenschaft.

Schmerztheorien

Historische Entwicklung

Descartes

Die bis vor einiger Zeit zumindest in Teilbereichen brauchbare Spezifitätstheorie des Schmerzes geht in ihren Ursprüngen auf Beschreibungen von *Descartes* aus dem Jahre 1644 zurück. Sie ist auch als »Glockenalarm-Theorie« bekannt: *Descartes* nahm an, daß der Schmerzreiz aus der Peripherie über einen direkt zum Gehirn führenden Kanal vermittelt würde, vergleichbar dem Vorgang, bei dem im Kirchenturm am Seil gezogen wird, wodurch oben die Glocken läuten. In den folgenden Jahrhunderten wurde diese Theorie geringfügig moduliert.

Müller

Erst *Johannes Müller* (1842) leistete mit seiner Lehre von den spezifischen Nervenenergien einen wesentlichen und erweiternden Beitrag. Seine Konzeption basiert auf den fünf klassischen Sinnen und entsprechenden Wahrnehmungszentren im Gehirn. Er faßte körperbezogene Empfindungen als Funktion eines einheitlichen, sensorischen Systems auf und hielt zum Beispiel Wahrnehmungen wie Hitze, Kälte, Juckreiz oder Schmerz allesamt für einen über den Tastsinn ausgelösten Erregungsvorgang.

von Frey

Die Modernisierung der Spezifitätstheorie geht auf von *Frey* (1895) zurück, der *Müllers* Vorstellung von einem einzigen Berührungs- bzw. Tastsinn als unzureichend empfand und eine Unterteilung der Empfindungsqualitäten der Haut für Wärme, Kälte, Berührung und Schmerz vorschlug, für die er ebenfalls eigene Gehirnzentren als Wahrnehmungsort vermutete. Unterstützend für seine Theorie wirkte die Entdeckung neuraler Elemente, die wir unter dem Eigennamen ihrer Untersucher kennen, wie *Meissner*-Körperchen, *Ruffini*-Endorgane, *Krause*-Endkolben, *Pacini*-Körperchen und die, bis heute namenlosen, freien Nervenendigungen. Durch Überlegungen und einfache Experimente gelang ihm die Zuordnung der verschiedenen Empfindungen zu den einzelnen Rezeptoren.

Im rein physiologischen Bereich haben sich die Annahmen *von Freys* bis heute gehalten. Die Spezifitätstheorie wurde später noch auf die weiterleitenden Nervenfasern ausgedehnt und ordnete den verschiedenen Reizmodalitäten Fasergruppen mit unterschiedlichem Durchmesser zu.

Head

Die Suche nach der Weiterleitung von Schmerzempfindungen im Rükkenmark führte nach entsprechenden Tierversuchen zur Entdeckung der spinothalamischen Bahn. Immer noch hielt sich aber der Glaube an das spezifische Schmerzzentrum im Gehirn bzw. im Thalamus, wie auch *Head* annahm. Eine Reihe von Überlegungen und klinische Beobachtungen sprechen allerdings eindeutig gegen die Spezifitätstheorie und ihrer Annahme einer starren nervalen Verbindung von Peripherie und Zentralnervensystem:

- Chirurgische Versuche zur Schmerzausschaltung am peripheren und zentralen Nervensystem bleiben langfristig oft erfolglos.
- Schmerzen aus hypersensiblen Hautarealen treten vielfach erst mit Verzögerung auf, halten aber andererseits nach Reizabsetzung noch lange weiter an.
- An sich unterschwellige Reize können unter bestimmten Voraussetzungen langfristige Schmerzen verursachen, wobei auch pathologisch nicht veränderte Köperregionen als Auslösezonen dienen können.
- Phantomschmerzen, Kausalgie und Neuralgie widerlegen ebenfalls die Vorstellung einer Direktverbindung Rezeptor – Zentralnervensystem.

▶ Schmerz ist das Resultat der zentralen Reizverrechnung – es gibt kein eigentliches Schmerzzentrum.

Naūnyn
Goldscheider

Eine Annäherung an aktuelle schmerztheoretische Anschauungen erfolgte durch die Impulsmustertheorie, die auf Beobachtungen *Naūnyns* (1889) und *Goldscheiders* bei Tabespatienten fußte, wobei Ansprechen, Intensität und Dauer des Schmerzes als inadäquat zum Reizgeschehen festgestellt worden waren. Dazu wurde angenommen, daß schmerzverursachende spezifische Nervenimpulsmuster in den Hinterhornzellen durch Summation eingehender Reize entstehen und bei Schwellenüberschreitung Schmerzen auslösen. Dies kann Ergebnis übermäßiger

Rezeptorenreizung sein oder sich bei pathologischen Bedingungen deswegen ergeben, weil dann die Impulssummation auch für gewöhnlich unschädliche Reize wirksam wird.

Livingstone

In Weiterführung der *Goldscheider*schen Gedankengänge entwickelte sich eine zentrale Summationstheorie, und *Livingstone* (1943) machte als erster auch zentralnervöse Abläufe für die Summationsphänomene, die zu diesen Schmerzbildern führen, verantwortlich. Hier wird ebenfalls darauf hingewiesen, daß darüber hinaus die Impulsaktivität der Hinterhörner auf benachbarte Neurone der Seiten- und Vorderhörner durchschlägt und autonome sowie muskuläre Symptome das Schmerzgeschehen aufschaukeln können.

Noordenbos

Die Untersuchungen und Vorstellungen von *Noordenbos* (1959) über sensorische Interaktionen ergänzen die vorausgegangenen Erkenntnisse. Dabei wird den dünnen Fasern das Leitungsschmerz erzeugende Impulsmuster zugeschrieben, während dicken Fasern eine Hemmung zukommen soll. Verändert sich dabei das Verhältnis erregter Fasern zugunsten der dünnen Fasern, bedeutet dies vermehrte neuronale Übertragung, Summation und verstärkte Schmerzempfindung.

Ferner vermutete *Noordenbos,* daß die aufsteigenden Übertragungssysteme im Rückenmark diffus multisynaptisch angelegt sind und schon deshalb chirurgische Versuche (Chordotomie) zur Schmerzbekämpfung vielfach erfolglos bleiben.

Ergänzend zu den Schmerztheorien, die sich überwiegend mit Rezeptorqualitäten und Reizleitung beschäftigten, sei die affektive Dimension des Schmerzes betont. Der Philosoph und Psychologe *Marshall* bemerkte dazu schon 1894: »Schmerz ist und bleibt eine Gefühlsqualität oder auch eine Qual, die der Gesamtheit der sensorischen Abläufe ihren Stempel aufdrückt.«

Sherrington

Der bekannte Neurophysiologe *Sherrington* zweifelte ebenfalls nicht daran, daß Schmerz sowohl eine sensorische als auch affektive Dimension beinhaltet. Heute ist man der Auffassung, daß Schmerzerlebnisse tatsächlich multidimensional angelegt sind und sowohl sensorische als auch motivierend-affektive und kognitive Momente enthalten.

Die Gate-control-Theorie

Melzack* und *Wall

Im Jahre 1965 proklamierten *Melzack* und *Wall* die Gate-control-Theorie. Diese provoziert bis heute Kontroversen und gilt als nicht ausdiskutiert. Ausgehend von ihrer praktischen Umsetzungsmöglichkeit, sind die Annahmen von *Melzack* und *Wall* positiv zu kommentieren. Für die Gate-control-Theorie spricht auch, daß neurophysiologische Untersuchungen und Stellungnahmen die theoretischen Überlegungen weder in allen Punkten beweisen, noch erschüttern konnten. Im Blick auf die Entwicklung der Schmerztheorien, die Komplexität der Materie und die Realität des Black-box-Begriffes in biologischen Systemen verwundert dies nicht.

Auch die Gate-control-Theorie des Schmerzes baut auf den Ergebnissen der Voruntersucher auf und berücksichtigt

- den Spezialisierungsgrad der Rezeptorfasereinheiten und
- der Bahnen im Zentralnervensystem,
- die Kodierung der Information und Informationsübertragung,
- die affektive Dimension der Schmerzwahrnehmung und
- die Erscheinungen der zeitlichen und räumlichen Summation von Schmerzausbreitung und Schmerzdauer.

»Tor« für Afferenzen

Als Zentralpunkt des Gate-control-Systems gilt die Annahme eines Nervenmechanismus in den Hinterhörnern des Rückenmarks, der wie ein »Tor« (gate) funktioniert, welches Afferenzen im Zentralnervensystem verstärken oder abschwächen kann. Diese Funktion wird durch die Aktivität der dicken Fasern hemmend durch die der dünnen A-Delta-, und C-Fasern verstärkend – moduliert und über zentrale Impulse mitgesteuert *(Abb. 2)*.

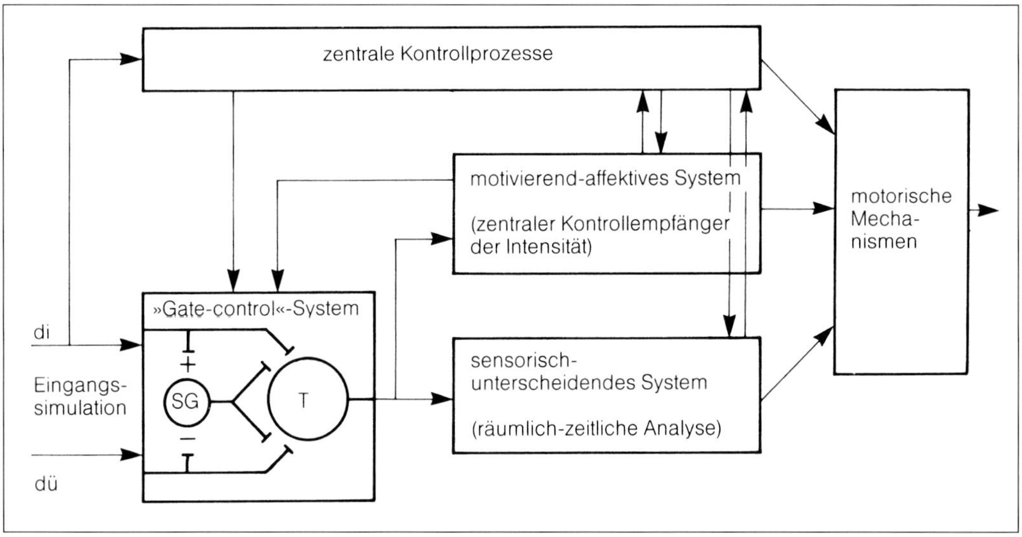

2 Schaltbild der Gate-control-Theorie von *Melzack* und *Wall*. Aktivitäten der dicken, schnell leitenden Fasern schließen das ›Tor‹ für Schmerzmechanismen, während Impulse vor allem der C-Fasern den gegenteiligen Effekt bewirken.

Ein offenes Tor kann als Ergebnis des überwiegenden Reizeinstromes über dünne Fasern angesehen werden. Dies begünstigt Summationseffekte; sie werden durch die Konvergenz von Impulsen aus Hautorganen und Muskeln auf die T-Zellen noch verstärkt. Bei fehlender Hemmung bewirken nachfolgende Stimuli anhaltende Impulsserien. So erklärt sich auch die Schmerzauslösung auf Tast- und Berührungsreize bei Kausalgien oder Phantomschmerz. Für den fortgeleiteten Schmerz (Referred pain), bietet die Gate-control-Theorie ebenfalls Erklärungsmöglichkeiten, genauso wie für Dauerschmerzen oder aber auch für die Schmerzreduzierung durch Hyperstimulation, wobei diese Abläufe unmittelbaren Bezug zur reflextherapeutischen Materie besitzen.

Reflex-therapeutische Aspekte

Die Gate-control-Theorie erklärt für den therapeutischen Bereich aber nicht nur die Wirkung der Hyperstimulation über hemmende Einflüsse auf das Tor aus Hirnstammechanismen. Sie erhellt auch die Effizienz schwacher Stimuli über die Aktivierung dicker Fasern, und sie erläutert die Erfolge beim Einsatz von Lokalanästhetika, die auf Ausschaltung der die T-Zellen erregenden Impulse zurückzuführen sind.

Die Schmerzäußerung

Biochemische Grundlagen

Der häufigste Schmerz des Bewegungsapparates ist der Rezeptorenschmerz. Diese Schmerzart geht von ubiquitären Nozizeptoren, den sogenannten freien Nervenendigungen, aus. Über dünne, myelinisierte A-Delta-Fasern vermittelte Signale imponieren dabei als heller, scharfer oder schneidender Erstschmerz. Über dünne, marklose und langsamleitende C-Fasern aufsteigende Reize lösen den dumpfen, tiefen, schlecht lokalisierbaren Zweitschmerz aus. A-Delta-Nozizeptoren konzentrieren sich demzufolge besonders in der Haut, die zu den C-Fasern gehörenden Nozizeptoren liegen in den tieferen Strukturen des Bewegungsapparates und in inneren Organen.

Begriff der Nozizeption

Die erste Station der aufsteigenden Nozizeption liegt im Hinterhorn. Im ersten »Verrechnungszentrum«, wo auch aus allen anderen Rezeptoren (Mechano-, Thermo-, Propriorezeptoren) einlaufende Afferenzen gesammelt und integriert werden, entscheiden die eintreffende Reizintensität der Nozizeption sowie absteigende hemmende Impulse aus höheren Steuerebenen, ob eine Weiterleitung erfolgt. Da die Schmerzschwelle selbst deutlich höher liegt als die Erregungsschwelle der Nozizeptoren, bewirkt erst die räumliche und zeitliche Summierung im zentralen Nervensystem eine Schmerzwahrnehmung. Die vereinfachende Gleichsetzung des Begriffes »Nozizeptor« mit »Schmerzrezeptor« ist somit nicht angemessen.

Nozizeptoren dienen, verallgemeinert ausgedrückt, primär der Schadensmeldung. Bei zunehmender Reizintensität steigt dann die Frequenz der Aktionspotentiale des Nozizeptors linear im Sinne einer Intensitätskodierung an, bis der Schmerzschwellenwert überschritten wird. Zusätzlich ist zu bedenken, daß jeweils viele afferente Fasern ein Hinterhornneuron ansprechen, damit zur Reizsummation beitragen (Konvergenzprinzip) und darüber hinaus auch das Erregungsniveau auf spinaler Ebene nur langsam abklingt. Dieser Vorgang ist als Korrelat der Schmerznachempfindung anzusehen.

▶ Reize bevorzugen vorerregte Bahnen. In häufig erregten Synapsen klingen Reize langsamer ab.

Wesentlich für therapeutische Überlegungen ist, daß bereits im Hinterhorn die ersten hemmenden Mechanismen ablaufen, die teils über absteigende Bahnen aus dem periaquäduktalen Grau, dem Locus caeruleus, den Raphekernen und der Formatio reticularis vermittelt werden, aber auch durch afferente Stimulation zustande kommen können. Dazu wird vermutet, daß zum Beispiel die periphere therapeutische Stimulation über Mechanorezeptoren und A-Beta-Fasern spinale Aktivitäten anregt, die nach Eintreffen in periaquäduktalem Grau wiederum über absteigende Signale die Schmerzhemmung bewerkstelligen.

Im Blick auf die Gate-control-Theorie ist hier anzumerken, daß eine reflextherapeutische Stimulierung über dicke myelinisierte Fasern das Tor für Schmerzreize auch direkt im Hinterhorn selbst schließen soll.

Zentrale Schaltebenen

Die im Zentralnervensystem aufsteigende nozizeptive Information, die nach Umschaltung auf das zweite Neuron im Hinterhorn über den Vorderseitenstrang der Gegenseite verläuft (Tractus spinothalamicus und spinoreticularis), erreicht teils direkt, teils multisynaptisch zuerst die Gehirnstamm-Umschaltebene, aus der affektive und emotionelle Reaktionen resultieren, und schließlich die kortikalen Zentren, die das nozizeptive Signal zum bewußten Schmerzerlebnis machen. Auf diesen höheren Schaltebenen differenziert sich das Schmerzgeschehen in die situationsgebundenen, verschieden in Erscheinung tretenden psychischen Schmerzdimensionen, die

- sensorisch-unterscheidende,
- motivierend affektive und
- kognitiv abwägende

Qualitäten beinhalten. Hier entwickeln sich auch die seelisch-körperlichen Rückkopplungen, die über zentrifugale Aktivitäten das primäre Schmerzgeschehen fördernd oder hemmend beeinflussen und das klinische Bild über vegetative Begleiterscheinungen, Emotionen und kortikal psychische Reaktionen variieren.

Wesentlich für die Gestaltung der klinischen Symptomatik sind aber schon jene spinalen Umschaltungen der Nozizeption auf das zweite Neuron im Hinterhorn, die direkte Verbindungen zum motorischen Vorderhorn eröffnen bzw. das sympathische Kerngebiet im Seitenhorn erregen.

Schmerz- und Entzündungserscheinungen

Die Erregungsübertragung selbst wird in allen Abschnitten durch biochemische Reaktionen gesteuert. Diese sind von praktischem Interesse, da von ihnen Verlauf und Intensität des Schmerzgeschehens abhängen und hier auch schmerztherapeutische Maßnahmen angreifen.

Periphere Komponenten

Bereits im Bereiche der Nozizeptoren wirkt das umgebende Mikromilieu auf die Erregbarkeit ein. Bei erhöhter Freisetzung bestimmter körpereigener Substanzen wie KCl, H^+-Ionen, Serotonin, Bradykinin und Prostaglandinen kommt es zur Stimulierung der Erregungsbereitschaft; gleichzeitig muß in Erinnerung gerufen werden, daß diese Stoffe auch an Entzündungsvorgängen maßgeblich beteiligt sind. Bei hoher Konzentration wirken die erwähnten algetischen Substanzen, wie ihr Name schon besagt, schmerzerregend, in unterschwelliger Konzentration immer noch sensibilisierend, so daß die Schwelle der Nozizeptoren für andere Reize (z. B. thermische, mechanische) absinkt. Die Wirkungskomplexität der algetischen Substanzen wird am Beispiel ihrer Effizienz auf Muskelnozizeptoren noch deutlicher. Sie werden durch Bradykinin hochgradig erregbar, wenn gleichzeitig Serotonin und Prostaglandin vorhanden sind, wobei wiederum Bradykinin die Prostaglandinsynthese verstärkt. Die Hemmung der Prostaglandinsynthese über das Enzym Zyklooxygenase, welches die Aufbereitung von Prostaglandinen, Prostazyklinen und Thrombexanen aus der Arachidonsäure steuert, ist durch die Gabe von Azetylsalizylsäure und anderen nichtsteroidalen Antirheumatika zu erreichen, eine Maßnahme, die millionenfach täglich therapeutisch genutzt wird.

Spinale Ebene

Auf spinaler Ebene ist weiterhin ein Neuropeptid, die Substanz P, in die Schmerzmechanismen eingeschaltet, ein Stoff, der stärker schmerzerregend wirkt als Bradykinin. Diese Substanz wird bei Nozizeptionen im Rückenmark freigesetzt und fördert bzw. verstärkt die Schmerzübertragung.

▶ Entzündungschemismus und algetische Substanzen stimulieren die Sensivität der Schmerzmechanismen.

Inhibitoren

Einer inneren Logik gehorchend, produziert unser Organismus auch Substanzen mit hemmendem Einfluß auf das Schmerzgeschehen. Ihre pharmakologische Wirkungen entsprechen denen der Opiate, also morphinähnlich, weshalb sie als Endorphine bezeichnet werden. Chemisch als Fragment des Betalipotropins entschlüsselt, werden sie im Zentralnervensystem gebildet und blockieren die Schmerzübertragung vor allem im Hinterhorn des Rückenmarks. Forschungen über das Serotonin ergaben, daß dieser Stoff nicht nur peripher algetisch wirksam ist, sondern im zentralen Bereich schmerzhemmend wirkt.

Nach den Ausführungen zur afferenten Seite der Abläufe im Schmerzgeschehen und den diesbezüglichen biochemische Grundlagen sollen im folgenden die efferenten Reaktionen, die das klinische Bild gestalten, vorgestellt werden.

Schmerzausstrahlung

Wie schon erwähnt, stellt der Rezeptorenschmerz, der am Entstehungsort empfunden wird, den Hauptanteil am Schmerzgeschehen des Bewegungsapparates. Da aber auch ihm Ausstrahlungstendenzen zugeschrieben werden müssen, die vielfach segmentalen Ausbreitungsgebieten ähneln, wurde und wird er gelegentlich mit radikulären Schmerzmechanismen verwechselt.

Projektionsschmerzen – referred pain

Head-Zonen

In diesem Zusammenhang ist auf *Head* (1889) und den nach ihm benannten hyperalgetischen Zonen zu verweisen, die sich im Verlaufe von Organerkrankungen in stets gleichen Hautarealen nachweisen lassen. Die Erklärung dafür, die auch heute noch Geltung besitzt, kam allerdings erst viele Jahre später aus der Neurophysiologie. Das gemeinsame Einströmen der Afferenzen aus den verschiedensten Körperstrukturen ins Hinterhorn bzw. die Weiterleitung der nozizeptiven Signale über den Tractus spinothalamicus bis zum Kortex soll dort eine Wahrnehmungstäuschung hervorrufen, die darauf zurückgeht, daß die Haut als Angriffspunkt der meisten Reize in den kortikalen Zentren am stärksten repräsentiert wird. Das bedeutet, daß alle eintreffenden Schadensmeldungen, entsprechend der segmentalen Ordnung, in zugehörigen Regionen projiziert empfunden werden.

Die Haut als Repräsentationsgebiet

Die Untersuchungen von *Head,* die sich auf Zusammenhänge zwischen Organen und Hautzonen beschränkt hatten, erbrachten wegen der multisegmentalen Organversorgung keine gleich erkennbaren Analogien für entsprechende monosegmentale Projektionen aus den Strukturen des Bewegungsapparates. Die beschriebenen Kriterien zu Reiz und Reizbeantwortung bzw. Schmerzentstehung und -empfindung verweisen jedoch darauf, daß hauptsächlich die metamere Ordnung und die Mono- oder Plurisegmentalität der nozizeptiven Signale für die Ortung der Schmerzausgangspunkte und die Ausstrahlungs- bzw. Projektionsschmerzempfindungen maßgeblich sind.

Radikuläre Schmerzen

Rolle der Kompression

Die Schädigung der Leitungsbahn zwischen Rezeptor und Synapse bewirkt im peripheren Körperbereich echte Neuralgien, oder, prolapsbedingt im Foramen intervertebrale, die radikuläre Läsion, die, je nach Ausdehnung und Lage der Kompressionsmassen, sensorische, motorische, aber auch kombinierte Läsionen verursacht.

Sensorische und motorische Ausfälle

Normalerweise können Nervenfasern durch mechanische, lokal einwirkende Reize kaum geschädigt werden. Erst lang anhaltende Dauerkompressionen, wie beim Bandscheibenvorfall im Foramen intervertebrale oder beim Karpaltunnelsyndrom, führen zur Faserentartung, die dann die Eigenschaften sensorischer Rezeptoren annehmen.

Der bei langer Kompression resultierende Leitungsblock schädigt zuerst die myelinisierten Fasern (vorwiegend der Gruppe A-Delta). Tast- und Berührungswahrnehmung fallen aus, gleichzeitig sind die nozizeptiven Afferenzen gesteigert; die Kombination baut eine besonders unangenehme Schmerzform auf. Einfache muskuläre Verspannungen führen hingegen nicht zu den erwähnten Schädigungen. Sie werden trotzdem gelegentlich noch als Ursache der Irritation peripherer Nerven somit der Neuralgieursache angegeben, etwa bei der sogenannten Okzipitalneuralgie (die schon aus anatomischen Gründen sicher keine echte Neuralgie ist!).

Der radikuläre Schmerz wird nicht am Ort der Kompression empfunden, sondern ins distale Ausbreitungs- bzw. Versorgungsgebiet projiziert. Auch hier kommt es zur bereits erwähnten Fehlinterpretation, als ob die afferenten Signale aus den zugehörigen peripheren Rezeptoren kommen würden. Bei der Kompression von Spinalwurzeln richtet sich die Schmerzempfindung genau nach der zugehörigen segmentalen Ordnung. Sensorische Ausfälle wirken sich daher nur im entsprechenden Dermatom, motorische Ausfälle nur in den Muskeln des Myotoms aus.

Das Charakteristikum radikulärer Syndrome ist die Defizitsymptomatik (Hypalgesie, Reflexausfälle, Paresen).

Segmentgebundenes Algesieverhalten

Für segmentdiagnostische Überlegungen ist wichtig, daß bei der Nadeluntersuchung der Dermatome nur das Algesieverhalten streng segmentgebunden gefunden wird. Oberflächenempfindlichkeit der Haut und hyperästhetische Zonen sind durch überlappende Versorgung unscharf begrenzt. Darüber hinaus treten Hyperästhesien auch bei pseudoradikulärer Symptomatik in Erscheinung, hypalgetische Zonen findet man hingegen nur bei echten radikulären Läsionen als Ausdruck des Leitungsblocks.

Pseudoradikuläre Schmerzen und Syndromaufbau

Kellgren hat schon 1938 zur Differenzierung beigetragen, als er nachwies, daß die Reizung verschiedener paravertebraler Strukturen (Gelenke, Bänder, Muskulatur) mittels Injektionen von hypertoner Kochsalzlösung einen segmentähnlichen Ausstrahlungsschmerz hervorrief.

Erhärtet wurden seine Versuchsergebnisse von *Taillard,* der identische Experimente bei gleichzeitiger Wurzelblockade mit einem Lokalanästhetikum durchführte, um den Einwand einer für die Ausstrahlung verantwortlichen Mitirritation der Nervenwurzeln zu entkräften. Später beschrieben Neurochirurgen ähnliche Beobachtungen bei Diskographien und trugen so ebenfalls zur Erkenntnisfindung bei Ausstrahlungsschmerzen bei.

Brügger (1962) bezeichnete schließlich diese Schmerzform als »pseudoradikulär«, ein Ausdruck, der nicht unwidersprochen geblieben ist. Nach Meinung der Autoren ist es zum einen aufgrund der umfassenden Arbeit, die *Brügger* mit der Vorstellung »pseudoradikulärer Syndrome« geleistet hat, zu rechtfertigen, zum anderen, weil diese Benennung doch das radikuläre Schmerzbild eindeutig separiert.

Reizbeantwortung

Das Wesentliche der pseudoradikulären Symptomatik liegt darin, daß sie die gesamte Reizbeantwortung auf die Nozizeption beinhaltet und deshalb als Repräsentationsmodell der Schmerzäußerung und begleitender Pathomechanismen geeignet erscheint.
Wie erwähnt wirkt die Nozizeption nach Umschaltung im Hinterhornkomplex folgendermaßen weiter:

- über die Vorderseitenstrangbahnen zu Hirnstamm und Kortex,
- via Seitenhorn mit sympathischem Kerngebiet und
- durch direkte Umschaltung auf das motorische Vorderhorn.

Vom Hartspann zur Myotendinopathie

Diese Direktschaltung zu den Motoneuronen des Vorderhorns bedingt, daß neben der Schmerzwahrnehmung via Kortex als erste Begleitreaktion der Nozizeption eine segmentale Tonuserhöhung eintritt. Bei anhaltenden Reizen entgleisen die Rückkoppelungsmechanismen mit dem Gammasystem, die Tonuserhöhung eskaliert zum Hypertonus und Hartspann mit konsekutiver Hypoxämie und schließlichen Strukturschäden im Sinne der Myotendinopathie.

Eingebunden in diese Entwicklung wirken die vom sympathischen Kerngebiet ausgehenden Efferenzen, über Gefäßsystem und Kapillarfiltration mit Veränderungen des segmentalen Kolloidzustandes und Bindegewebsmilieus (Schmerzchemismus!), am Symptomaufbau mit.

Die ursprünglich segmental beschränkte muskuläre Reaktion greift infolge der meist multisegmentalen Muskelinnervation und durch das Eingebundensein der Muskeltätigkeit in Funktionsketten auf benachbarte Myotome über, wobei die Richtung der Hartspannentwicklung eine unscharfe Pseudoradikularität wahrt.

Bei langer Krankheitsdauer kann sich auf diesen Wegen eine Systematisierung oder sogar Generalisierung der Symptomatik entwickeln. Dies sollte bei den Überlegungen zur Ausbildung des sogenannten Weichteilrheumatismus berücksichtigt werden *(Abb. 3)*.

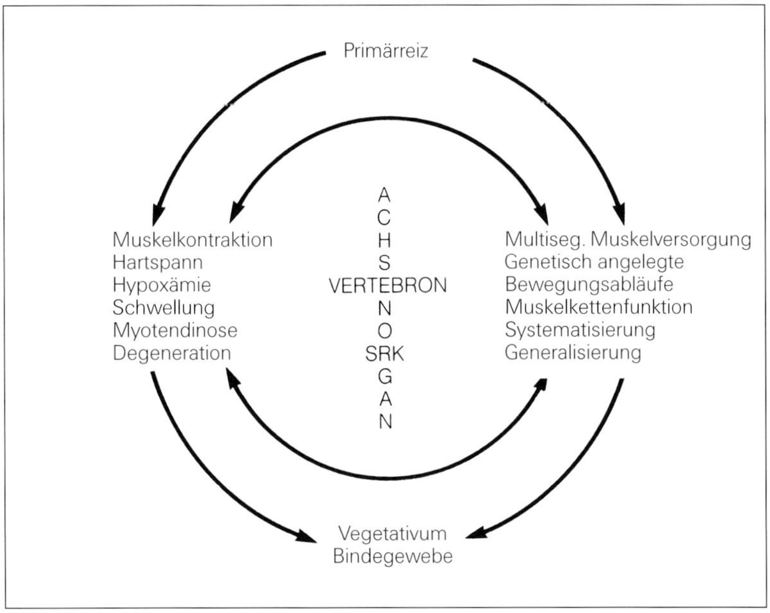

3 Schematische Darstellung pseudoradikulärer Pathomechanismen

Triggerpunkte und Referenzzonen

Auch die von verschiedenen Autoren als muskulofasziale Triggerpunkte bezeichneten, druckempfindlichen Irritationsstellen im Einzelmuskel mit typischen zugehörigen Ausstrahlungszonen sind wohl auf die erwähnten Pathomechanismen zurückzuführen.

Triggerpunkte (TP) sind knötchenartige, gut palpable Gebilde, die sich in strangförmigen Muskelfaserverhärtungen etablieren. Sie entwickeln sich vor allem bei anhaltender Nozizeption, wobei die Quelle des Reizgeschehens durchaus different sein kann (Muskulatur, Gelenke, Ligamente, Organe).

Nach *Travel* und *Simons* soll es vor allem dann über die lokale Druckschmerzhaftigkeit hinaus auch zu fortgeleiteten Schmerzen kommen, wenn im irritierten Muskel viele Fasern von der Überspannung betroffen sind. Je nach Aktivitätsgrad wird unterschieden zwischen latenten Triggerpunkten, die erst bei deutlicher Punktreizung (Nadel oder starker Druck) Ausstrahlungen zeigen, und aktiven Triggerpunkten, die bereits anläßlich physiologischer Belastungen fortgeleitete Schmerzen in den Referenzzonen auslösen. Für therapeutische Überlegungen ist wichtig, daß Triggerpunkte ein gewisses Autonomisierungsbestreben besitzen und bei längerem Bestehen auch nach Ausschaltung der primären Verursacher schmerzerhaltend weiterwirken.

Schmerzwahrnehmung und -lokalisierung, die mit der aufgezeigten Entwicklung einhergehen, lassen sich, unabhängig von den Bezeichnungen als referred pain, Projektionsschmerz oder pseudoradikulärer Schmerz, grundsätzlich gleich interpretieren.

▶ Pseudoradikuläre Schmerzen, Triggerpunkte und Referenzzonen sind das Resultat der reflektorischen Schmerzverarbeitung. Haupteffektor pseudoradikulärer Schmerzmechanismen ist die Muskulatur.

Vegetative Schmerzreaktionen

Anatomische Vorbemerkungen

Die oben erwähnte Einbindung des Vegetativums in die Abläufe des Schmerzgeschehens ist therapeutisch zu berücksichtigen. Um die nicht leicht durchschaubaren Reaktionen verständlicher zu machen, werden im folgenden die anatomischen Gegebenheiten kurz vorgestellt.

Von der sympathischen Kernsäule des Seitenhorns, die sich von C 8 bis L 1 erstreckt und Ausgangspunkt der Antworten auf nozizeptive Signale ist, verlassen sympathische Efferenzen über das Vorderhorn und markhaltige präganglionäre Fasern das Rückenmark. Sie ziehen als Rr. communicantes albi zu den Grenzstrangganglien, wo sie teilweise umgeschaltet werden, um als postganglionäre Fasern über die Rr. communicantes grisei zurück zum Spinalnerv oder mit peripheren Nerven weiter zu Erfolgsorganen zu gelangen oder auch über die Adventitia der Gefäße die Peripherie zu erreichen. Während die Rr. communicantes albi für die Versorgung mehrerer Segmente zuständig sind, zeigen die Rr. communicantes grisei ein segmentgebundenes Verhalten.

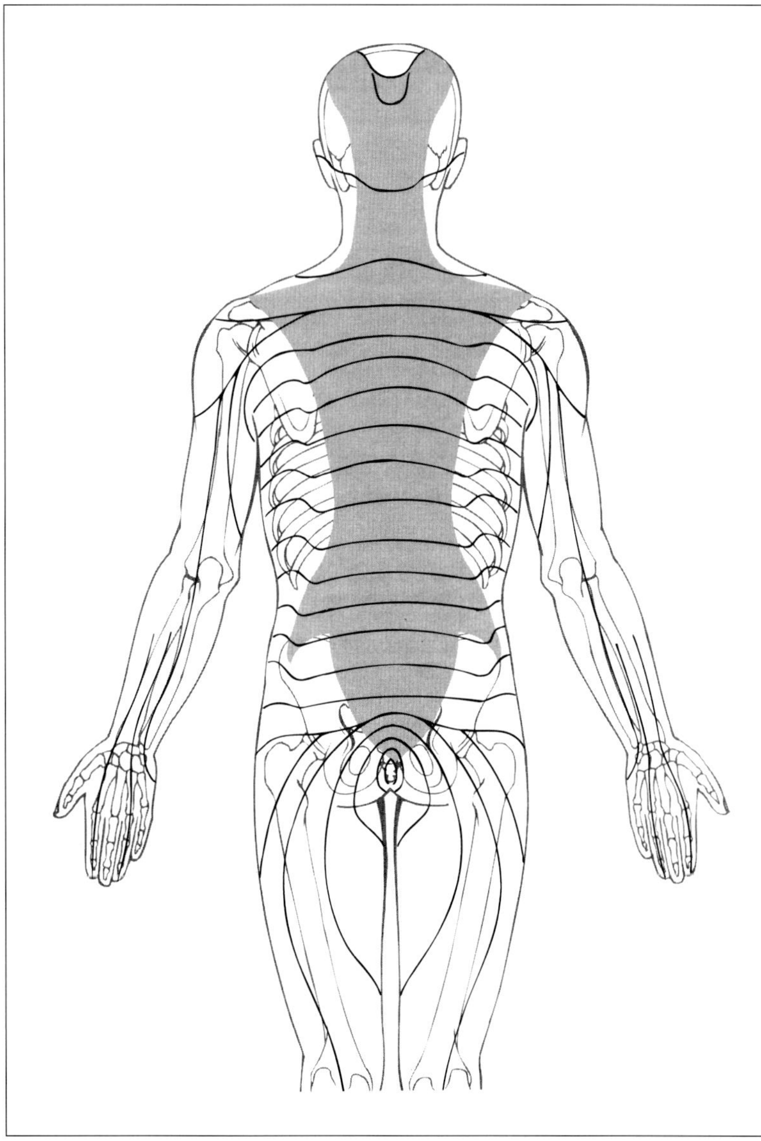

4 Versorgungsgebiet der Rr. dorsales. In den monosegmentalen Versorgungsgebieten der Rr. dorsales der Spinalnerven, die reichlich von sympathischen Fasern begleitet werden, manifestieren sich segmental-reflektorische Krankheitszeichen besonders deutlich.

Diagnostische und therapeutische Konsequenzen

Sympathische Fasern im R. dorsalis des Spinalnervs leiten die Reizreaktion zum segmentalen Bindegewebe des Rückens. Die resultierenden Gewebsveränderungen stellen palpable segmentdiagnostische Hinweise dar.

Aufgrund der Konzentration der vegetativen Reizbeantwortung im Ausbreitungsgebiet des R. doralis *(Abb. 4)* sind reflextherapeutische Maßnahmen in dieser Region besonders wirksam.

Erschwerend für die Durchschaubarkeit sympathischer Aktivitäten ist die Ungültigkeit des *Bell-Magendie-Gesetzes* für das Vegetativum: Afferente und efferente Fasern benutzen Vorder- und Hinterhörner, um mit dem Rückenmark in Kontakt zu treten, das heißt, daß bei weitem nicht alle sympathischen Fasern über den Grenzstrang laufen. Bezüglich der Schmerzthematik ist zu vermerken, daß afferente sympathische Fasern ebenfalls in der Lage sind, Schmerzempfindungen zu vermitteln.

C-Fasern und sympathische Efferenz

Die für die periphere Schmerzvermittlung hauptsächlich vorgesehenen C-Fasern führen nicht nur nozizeptive Afferenzen, sondern vermitteln auch efferente sympathische Signale. Schon aufgrund der anatomischen Konzeption ist somit speziell das sympathische System mit allen ablaufenden Schmerzmechanismen verwoben.

Thematisch relevanter Angriffspunkt der sympathischen Efferenzen ist das Gefäßsystem: Durchblutung, Kapillarfiltration und Quellungs- bzw. Kolloidalzustand des betroffenen Bindegewebes werden beeinflußt.

Drei Phasen der vegetativen Antwort

Vereinfacht ausgedrückt läuft die vegetative Komponente der Schmerzgestaltung in drei Phasen ab.

Zunächst kommt es über die anlaufende Sympathikusaktivierung im zugehörigen segmentalen Bereich zur veränderten Durchblutung und damit zur Verquellung des Bindegewebes. Wie bereits aufgezeigt, ziehen in den nozizeptive Afferenzen führenden C-Fasern auch efferente sympathische Signale zum Reizgebiet und verändern dort das Mikromilieu. Die damit eingeleitete nächste Stufe der sympathischen Nozireaktion wird durch die freiwerdenden algetischen Substanzen, aber auch durch die Neurotransmitter des Sympathikus (Adrenalin, Noradrenalin) im Sinne einer weiteren Erregungsförderung und Herabsetzung der Schmerzschwelle begünstigt. Eine so gestartete Regelkreisentgleisung über positive Feedbacks läßt die Gewebeirritation in Intensität und Dimension eskalieren. Die segmentüberschreitende und quadrantenorientierte Ausbreitung der sympathischen Stimulation trägt schließlich auch zur Verwischung und Ausbreitung der ursprünglich segmental gebundenen Pathomechanismen bei.

Die dritte und intensivste Stufe der vegetativen Schmerzbegleitreaktion bleibt stärksten und dramatischen Nozizeptionen vorbehalten. Sie ist der Alarmreaktion des Adaptationssyndroms nach *Selye* gleichzusetzen.

Synopse des Schmerzgeschehens

Die protektive Bedeutung des Schmerzes ist unübersehbar. Das Schmerzerlebnis, die Schmerzempfindung sind das Ergebnis physio-psychischer Wechselbeziehungen. Schmerztheorien und neurophysiologische Untersuchungsergebnisse erklären die überaus komplexe Schmerzmaterie bis heute nur unvollkommen.

Folgendes scheint gesichert:

- Die häufigste Schmerzart ist der Rezeptorenschmerz.
- Die erste Umschaltstelle, das primäre »Verrechnungszentrum« eintreffender Reize, liegt im Hinterhorn des Rückenmarks. Die zweite und dritte Schaltebene liegen in Hirnstamm und Kortex *(Abb. 5)*.
  Psycho-physische Schmerzdimensionen stehen in Relation zu diesen Schaltebenen:
  - Sensorisch-unterscheidende Qualitäten entstehen auf spinaler Ebene,
  - motivierend-affektive im Hirnstamm,
  - kognitive-abwägende kortikal.
- Die Erregungsübertragung selbst wird in allen Abschnitten durch biochemische Reaktionen gesteuert und so fördernd oder hemmend beeinflußt (algetische Substanzen, Neurotransmitter, Endorphine).
- Aus der Verarbeitung und Weiterleitung der im Hinterhorn eintreffenden Schmerzsignale resultieren stets:
  - Schmerzwahrnehmung und -projektion,
  - die direkte Aktivierung der Motoneurone im Vorderhorn und vegetativ-sympathische Begleitreaktionen.
- Der wesentlichste Punkt für die Klinik der Schmerzen ist der Circulus vitiosus aus überschießender Muskelerregung, vegetativen Begleitreaktionen und referred pain.
- Referred pain und Projektionsschmerz gehen in ihren Grundmechanismen auf die Untersuchungen von *Head* zurück und sind prinzipiell Wahrnehmungstäuschungen auf metamerer Basis.
- Echte radikuläre Schmerzen bzw. Neuralgien entstehen bei anhaltender Kompression von Nervenfasern (Diskusprolaps, Karpaltunnelsyndrom usw.) und führen zu Ausfallserscheinungen sensorischer (Hypalgesie im Dermatom) und/oder motorischer Art (Parese im Versorgungsgebiet). Der resultierende Schmerz wird ebenfalls metamer projiziert.
- Radikuläre Schmerzen lösen besonders heftige und anhaltende vegetative Begleitreaktionen aus.
- Ein wesentliches Moment der Reflextherapie des Schmerzes liegt in der Unterbrechung der inadäquaten Skeletomotorik und der Blockade sympathischer Erregungskreise über die Ausschaltung oder Reduzierung der nozizeptiven Afferenzen zum Hinterhorn.

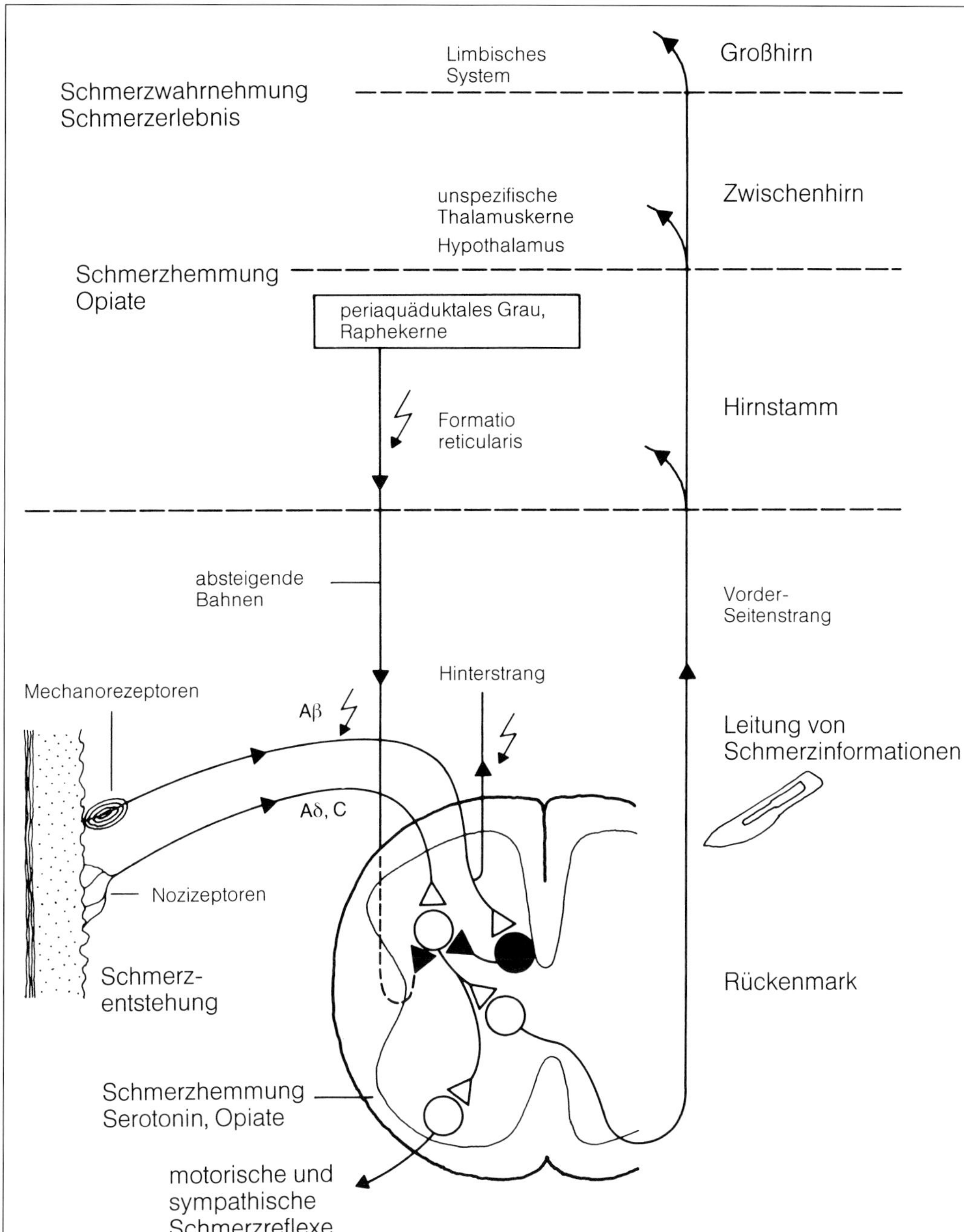

5 Übersicht über die Verarbeitung von Schmerzreizen im Rückenmark (nach *Zimmermann).*

Afferenzen von Nozizeptoren (Aδ, C-Fasern) erregen über Synapsen Rückenmarksneuronen, Verbindungsglieder zu sympathischen und motorischen Reflexen sowie zu aufsteigenden Bahnen (Vorderseitenstrang). Die Information aus den Nozizeptoren wird über die aufsteigenden Bahnen zu mehreren Bereichen des Gehirns geleitet, neurologische Substrate von Schmerzwahrnehmung und -verhalten. Die Rückenmarksneuronen können gehemmt werden, symbolisiert durch hemmende Synapsen (schwarz). Hemmung geht aus von spinalen Neuronen (schwarz) und vom Hirnstamm über absteigende Bahnen. Die Elektropfeile zeigen an, wo durch elektrische Stimulation Hemmungen von Schmerzinformation bzw. Analgesie ausgelöst werden kann. Das Skalpell symbolisiert die neurochirurgische Schmerzausschaltung durch Chordotomie. Die Bezeichnungen in den weißen Feldern geben einige funktionelle und pharmakologische Zuordnungen zur Anatomie an.

Segmentalreflektorischer Komplex

Wie die vorgestellten Schmerzmechanismen folgen auch die von reflextherapeutischen Methoden ausgelösten Reaktionen den Gesetzmäßigkeiten der segmentalen Ordnung. In ihren Grundzügen werden sie als bekannt vorausgesetzt. Es sollen nur jene Punkte in Erinnerung gerufen werden, welche die Komplexität der Reflexwege betonen.

Bewegungssegment und Vertebron

Segmentale Abläufe sind durch die embryonale Verschiebung von Dermatomen und Myotomen und wegen der meist plurisegmentalen neuralen Muskelversorgung bei therapeutischen Überlegungen schwierig durchschaubar. Darüber hinaus muß stets die Wirbelsäule beachtet werden, da sie in vielen Fällen den Ausgangspunkt der Pathomechanismen darstellt. Außerdem beziehen praktisch alle primär peripher ansetzenden Störungen über segmentale Rückkoppelungen das Achsenorgan in die Syndromentwicklung ein.

Als Reaktionsort ablaufender Störungen liefert das sogenannte *Junghanns*sche Bewegungssegment eine erste gedankliche Brücke zwischen Wirbelsäule und Schmerzmechanismen. Über die bekannten Bausteine Diskus, Wirbelgelenk und Bandverbindungen hinaus muß dieses Funktionsmodell jedoch noch um weitere regulationsverbundene segmentale Strukturen wie Bindegewebe, Muskulatur, Gefäß- und Lymphsystem sowie alle neuralen Elemente vervollständigt werden. *Gutzeit* hat für ein solches erweitertes Modell den Begriff »Vertebron« geprägt und damit die anatomische Funktionsbasis gut umrissen.

Die segmentale Funktionsverkettung

Bezieht man die neurophysiologischen Verknüpfungen der anatomischen Segmentpartner einschließlich der peripheren Strukturen in die Überlegungen ein, so wird das entstehende Modell noch viel komplexer: Reflexmechanismen zwischen segmental verbundenen Elementen betreffen nicht nur Reaktionen wie Viszerokutanprojektionen (*Head*-Zonen), Viszeroviszeral-Reflexe oder viszerovertebrale Reflexmechanismen, sondern erfassen praktisch alle regulationsaktiven Strukturen des Segments.

Die biokybernetisch ausgerichtete Funktionsverknüpfung im Segment geht jedoch über die primär dazu vorhandene gedankliche Einstellung der horizontalen Reizverarbeitung weit hinaus. Die segmentüberschreitende Ausbreitungstendenz via intersegmentale Querverbindungen sowie die ebenfalls die segmentale Ordnung sprengende Organisation des Vegetativums binden zusammen mit axonreflektorischen Reaktionen vertikal orientierte Reflexmechanismen in die Regulationsvorgänge ein. Dazu kommt, daß auch zentrale absteigende Signale des Gammasystems das horizontal ausgerichtete Servosystem der segmentalen Gammaschleife stimulieren und damit den Muskeltonus mitbestimmen.

Die Gesamtheit der vorgestellten Regulationsverbindungen kann somit als horizontal und vertikal vermaschtes Regelkreissystem verstanden werden, für das der Terminus »Segmentalreflektorischer Komplex (SRK)« vorgeschlagen wurde (*Bergsmann, Eder*).

Integration von Schmerz- und Therapiemechanismen

Ergänzend zur Beschreibung einzelner Verlaufsformen des Schmerzes als radikuläre und pseudoradikuläre Schmerzen bzw. vegetative Schmerzreaktionen oder Referred-pain-Mechanismen ist zu betonen, daß aufgrund der nahezu undurchschaubaren Vermaschung, die sich aus der Integration des Schmerzgeschehens in den SRK ergibt, reine unverfälschte Schmerzformen kaum zu erwarten sind. Die getroffene Unterteilung in verschiedene Schmerzäußerungen bestimmt im klinischen Anwendungsbereich daher nur die pathogenetisch vorbestimmte Hauptcharakteristik eines vorliegenden Schmerzsyndroms. Dies gilt auch für die Zuordnung jener Regulationseffekte, die durch reflextherapeutische Aktivitäten anlaufen. Auch hier wird es nur möglich sein, Haupteffekte in den Vordergrund zu und darüber hinaus zufrieden zu sein, daß der Normalisierungsanstoß letztlich den SRK in seiner Gesamtheit entlastet. Somit besitzen sowohl pathogene als auch therapeutische Reize und die entsprechenden Reizbeantwortungen eine gemeinsame Basis.

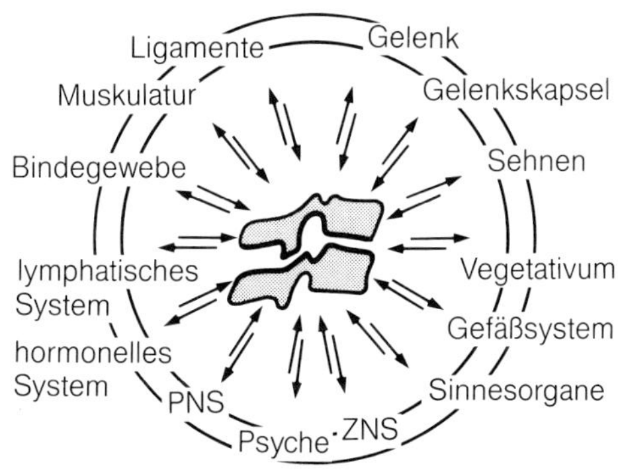

6 Schematisierte Darstellung des Denkmodells ›Segmentalreflektorischer Komplex‹: horizontal und vertikal orientierte Reaktionsverknüpfung aller Strukturen und Systeme mit dem Bewegungssegment bzw. Vertebron.

Reiz und Regulation

Leben bedeutet Reiz und Reizbeantwortung. Wie schon im Schmerzkapitel angeführt wurde, führt das Fehlen von Reizen zur Verkümmerung protektiver Mechanismen. Aber nicht nur Schmerzreaktionen, sondern praktisch alle Regulationsvorgänge in unserem Organismus bedürfen eines steten Reizzuflusses, um effizient zu bleiben. Art und Stärke der Reizkonfrontation bestimmen dann allerdings die Grenze zwischen biologischem und pathologischem Geschehen.

Diese gesetzmäßig ablaufenden Vorgänge von Reiz und Reizbeantwortung haben für reflextherapeutische Aktivitäten ganz vordergründige Bedeutung.

Reiz und Gewöhnung

Als regulationswirksame Reize müssen alle exogenen und endogenen Beeinflussungen des Organismus angesehen werden, die als Antwort eine Reaktion bewirken. Daß mit diesen Vorgängen die zeitabhängige Gewöhnung verbunden ist, hat für das physiologische Regulationsgeschehen den Vorteil, daß Reizüberladungen ohne biologische Bedeutung vermieden werden. Die bereits zitierte innere Logik biologischer Systeme verhindert dagegen eine Gewöhnung an schädliche Reize.

Für den reflextherapeutischen Bereich, der vielfach mit reizsetzenden Verfahren operiert, bedeutet das Phänomen der Gewöhnung eine Wirkungsverminderung der ursprünglichen Dosierung bei längerer Anwendung.

Impuls und Sprungantwort

Die Reizverarbeitung im Organismus hängt von Stärke und Dauer der Reizsetzung ab. Kurzzeitreize verursachen eine Beantwortung mit nur temporärer Auslenkung der Istwerte (Impulsantwort) und sofortiger Wiedergewinnung der Sollwerte. Länger andauernde Reize verstellen die Istwerte auf ein Niveau, das entsprechend der Reizstärke verändert bleibt (Sprungantwort).

Die *Wilder*sche Ausgangsregel

Treffen nun Zusatzreize ein durch einen Dauerreiz in Sprungbeantwortung verharrendes Regulationssystem, dann erfolgt die weitere Reaktion im Sinne des Law of initial value (*Wilder*sche Ausgangsregel). Es kommt zu Istwertverstellungen, die von der Vorspannung des Systems durch den Primärreiz abhängig sind, und das wiederum bedeutet:

▶ Labilisierte Systeme (Strukturen) reagieren überschießend auf Zusatzreize (Unterkühlung, Streß etc.).

Bei dieser Form des Regulationsverhaltens überschreiten die Adaptionsmechanismen den Kompensationswert oder erreichen diesen erst nach einer gewissen Einschwingzeit, ein Ablauf, der darüber hinaus dem Ökonomieprinzip widerspricht. Die Regelsysteme unseres Organismus arbeiten ferner mit verschiedenen Zeitkonstanten, und Regulationsvorgänge im Nervensystem oder der Muskulatur laufen rascher ab als solche im Bindegewebe, humoralen oder hormonellen Bereich. Die Art der Einschwingvorgänge selbst spielt sich jedoch in allen Systemen in gleicher Form ab und ist nur abhängig vom gegebenen Stabilitäts- oder Labilitätszustand.

Das angesprochene Ökonomieprinzip bzw. seine Störung bei aufkommender Regulationsentartung machen es auch verständlich, daß bei langandauerndem pathologischem Reizgeschehen eine Erschöpfung der Regulationskapazität eintritt. Dies erklärt wiederum das Nichtansprechen auf reflextherapeutische Maßnahmen bei solchen Zuständen.

Reflextherapeutische Konsequenzen

Beim Einsatz von Reflextherapien müssen somit auch die diesbezüglichen Gegebenheiten berücksichtigt werden. Voll labilisierte Akutsituationen verlangen eine völlig andere Behandlungsführung als chronisch regulationsverarmte Krankheitsverläufe.

Auswahl und Anwendung reflextherapeutischer Methoden

Voraussetzungen

Definition

Reflextherapien sind nichtmedikamentöse Behandlungsmethoden, die via neurale Schaltebenen (Rückenmark, Stammhirn, Kortex) wirksam werden und Nozireaktionen dämpfen oder aufheben.

Von einer Darstellung der Kriterien zum Gebrauch reflextherapeutischer Methoden ist zunächst die Frage zu beantworten, wann entsprechende Maßnahmen bei Erkrankungen des Bewegungsapparates angewendet werden sollen. Hier ist davon auszugehen, daß sie grundsätzlich immer sinnvoll sind. Dieses kategorische Statement soll im folgenden kurz erläutert werden.

Primat der gestörten Funktion

Der oben erwähnte pathogenetische Status der Funktionsstörung als Starter des klinischen Bildes ergibt folgende Konsequenz: Reflextherapien sollten möglichst früh und gezielt eingesetzt werden, um zur Beseitigung von Funktionsstörungen und zur vollen Rehabilitation beizutragen.

> Erst die gestörte Funktion führt zur zerstörten Funktion.

Diese Entwicklung, die bleibende Funktionsstörungen im Sinne des Leidens bedeutet, kann therapeutisch verhindert werden. Bei gestörter Funktion dienen Reflextherapien sicherlich als Remedium cardinale. Dieser der Pharmakologie entliehene Begriff verweist sowohl auf die Wertigkeit als auch auf das Dosierungsprinzip, welches auch für Reflextherapien nicht vernachlässigt werden darf.

Bestimmt eine chronische Symptomatik bei pathomorphologischen Veränderungen und teilzerstörter oder zerstörter Funktion das klinische Bild, sollten Reflextherapien als unterstützende und medikamentensparende Maßnahmen im Sinne eines Remedium adjuvans zum Einsatz kommen.

▶ **Erster Merksatz** für den Einsatz reflextherapeutischer Methoden:
Bei gestörter Funktion als Remedium cardinale,
bei zerstörter Funktion als Remedium adjuvans.

Pathogenetische Führungsstruktur und Akuität

Wie erwähnt, stellt der Ort der Funktionsstörung den Hauptansatzpunkt gezielter therapeutischer Bemühungen dar, wobei erst die Ergebnisse der Struktur- und Aktualitätsdiagnose eine kausale Therapie ermöglichen.

Ort und Art der Reflextherapie sind somit bestimmt durch das Aufdekken der pathogenetischen Führungsstruktur (Gelenk, Muskulatur, Bandapparat, Organ) und die Zuordnung der klinischen Symptomatik (Schmerzen, Bewegungseinschränkung, sekundäre Reizzonen etc.) an die einzelnen am Syndromaufbau involvierten Strukturen und Systeme. Entscheidend ist weiterhin das Wissen über Wirkungsweise und Angriffsort der Einzelmethoden. So werden etwa bei einer schmerzhaften akuten gelenkbedingten Bewegungseinschränkung primär eine intraartikuläre Injektion mit einem Lokalanästhetikum, dazu ruhigstellende und kryotherapeutische Anwendungen verordnet und mobilisierende Methoden erst nach Abklingen der Akutphase ins Auge gefaßt.

Bei einem chronischen pseudoradikulären Syndrom mit ausgeprägter muskulärer Verspannungssymptomatik kommen als Initialmaßnahme thermische Verfahren (Packungen, Bäder etc.) zur Durchblutungssteigerung und Auflockerung in Frage. Massagen sowie postisometrische Relaxationsbehandlungen und chirotherapeutische Manipulationen - bei blockierten Wirbelgelenken - oder gezielte Infiltrationen - bei Gelenkinstabilität - greifen dann anschließend direkt in den gestörten Funktionskreis ein, um das Krankheitsbild über die pathogenetische Führungsstruktur aufzulösen.

Akuität oder Chronizität sind somit weitere Faktoren, die die Auswahl der Methoden beeinflussen. Prinzipiell gilt, daß Akutsituationen reizabbauende Maßnahmen (z.B. therapeutische Anwendung lokalanästhetischer Substanzen, Ruhigstellung, Kryotherapie) erforderlich machen, während chronische Beschwerden reizsetzende, aktivierende Therapiearten (Thermo-, Mechanotherapie, Elektrostimulation u.a.m.) verlangen.

Das **Therapieprinzip** lautet:
▶ Akutsituation - Reizabbau
Chronizität - Reizsetzung

Art und Ausmaß des zu behandelnden Krankheitsbildes bzw. die Vielfalt der resultierenden Krankheitssymptome (Lokal- und Projektionsschmerzen, Hyperästhesien, arthrogene und/oder muskulär bedingte Bewegungseinschränkungen u.a.m.) liefern darüber hinaus die Rechtfertigung zum Einsatz mehrerer entsprechend aufeinander abgestimmter Einzelmethoden.

Probebehandlung und gezielte Polypragmasie

Der gleichzeitige Einsatz mehrerer reflextherapeutischer Verfahren für das vorliegende Einzelsyndrom ist bei Einhaltung der aufgezeigten Kautelen als »gezielte Polypragmasie« zu bezeichnen, ohne daß damit eine negative Wertung verbunden sein müßte.

Somit lautet der **zweite Merksatz** zur Auswahl reflextherapeutischer Methoden:

▶ Strukturanalyse und Aktualitätsdiagnostik bestimmen sowohl die Selektion der Einzelmethoden als auch die Kombination in der gezielten Polypragmasie.

Diagnostisch und therapeutisch-prognostisch schwer durchschaubare Krankheitsbilder verlangen häufig sogenannte Probebehandlungen, um so Entscheidungshilfen zu erhalten. Daher muß die Reaktion auf die gesetzte Therapieart aufmerksam beobachtet und der häufige Fehler vermieden werden, etwaige Verschlechterungen zu bagatellisieren oder sogar als erwünschte Reaktion zu interpretieren. Solche Antworten des Organismus besagen, daß die gesetzten therapeutischen Maßnahmen inadäquat zum krankheitsbedingten Reizgeschehen waren. Art und/ oder Dosierung der Anwendung müssen dann eine dementsprechende Änderung erfahren. Verordnungen wie »10 x Heißluft und Massage« sollten in diesem Sinne überdacht werden, genauso wie die immer wieder zitierten und falsch positiv bewerteten Kurreaktionen bei diversen Heilverfahren (Kurorte!).

Dritter Merksatz beim Gebrauch reflextherapeutischer Maßnahmen:

Die Antwort des Organismus auf verwendete Methoden bildet die Maßeinheit der Behandlungsführung.

Konstitutions- und Reaktionstypologie

Da der kranke Mensch das Maß aller reflextherapeutischen Maßnahmen vorgibt, ergibt sich eine unendliche Vielfalt individueller Vorbedingungen. Die daraus resultierenden therapeutischen Konsequenzen sind dennoch überschaubar, weil das menschliche Reaktionsverhalten auf einige typische und voraussehbare Abläufe beschränkt bleibt. Die typologischen Besonderheiten lassen sich unter dem übergeordneten Begriff des Konstitutionsfaktors zusammenfassen, der Aspekte des Körperbaus sowie des Reaktionsverhaltens beschreibt.

Der Versuch, die Vielfalt menschlicher Erscheinungsbilder über besonders häufige Charakteristika in Untergruppen einzuteilen, geht bis ins Altertum zurück. So unterteilte *Hippokrates* nach dem Körperbau in schmale und breite Individuen, *Theophrast* und *Galen* wiederum bevorzugten Charakter und Temperament als Parameter ihrer Typologie. Im folgenden werden die Konstitutionstypen nach *Kretschmer* (1961) und die vor allem reaktionsbezüglichen Charakteristika der W- und K-Typen nach *Curry* bzw. der A- und B-Typen nach *Lampert* (1965) berücksichtigt.

Die anatomisch-strukturellen Besonderheiten der einzelnen Typen nach *Kretschmer* betreffen vorwiegend die Qualität des Stütz- und Bindegewebes. Hypermobile Astheniker mit instabilitätsbedingten Gelenksbeschwerden und muskelstrotzende Athletiker mit gelenksnahen Insertionstendinopathien müssen somit trotz ähnlicher Symptomatik, unterschiedlich behandelt werden.

Typenpsychologische Forschungen ergaben interessante Korrelate zwischen Körperbau und Charaktereigenschaften bzw. psychischer Basissituation und darüberhinaus Zusammenhänge mit typischen Abläufen wichtiger Regulationsvorgänge vegetativer, endokriner und metaboler Art. Diese Untersuchungen bildeten die Grundlagen für die Erstellung

Reaktionstypen

der angeführten Reaktionstypen von *Curry* und *Lampert*. Dabei entspricht der Reaktionstyp A von *Lampert* etwa dem K-Typ von *Curry*. Charakteristische Eigenschaften dieser Gruppe sind Reaktionsschwäche, Kälte- und Kaltfrontempfindlichkeit sowie Bevorzugung der Wärme.

Der Reaktionstyp B von *Lampert* deckt sich fast mit dem W-Typ *Currys*. Der B-Typ ist hitze- und warmfrontempfindlich, neigt zu entzündlichen Krankheitsverläufen und starken Reizreaktionen.
Auch im psychischen Verhalten unterscheiden sich diese Reaktionstypen deutlich, was allgemein für die Patientenführung wichtig werden kann. A-Typen sind ruhige, gründliche, überlegte Menschen mit guter Selbstbeherrschung, B-Typen dagegen reagieren impulsiv, überschießend, intuitiv und weniger überlegt.

Körperbaulich tendiert der A-Typ zum leptosomen Habitus, der B-Typ zum Pykniker.

Eine rein durchgezeichnete Typencharakteristik ist eher selten. Mischtypen überwiegen, bei denen aber meistens festgestellt werden kann, welche Kriterien dominieren und welche Reaktionsweise zu erwarten ist. Dies erleichtert die Ausrichtung des Behandlungsplans.

Tabelle 2 **Konstitution und Reaktionsverhalten**

	Körperbau	Reaktion	Psyche	Therapie
K-Typ Curry A-Typ Lampert	leptosom	hypoerg liebt Wärme kälteempfindlich	ruhig, überlegt, gründlich	reizstark
W-Typ Curry B-Typ Lampert	pyknisch	hypererg, hitzeempfindlich Entzündungs- neigend	intuitiv, impulsiv, überschießend	reizschwach

Zusätzlich zur typengebundenen Differenz des Reaktionsverhaltens muß auch der »Betriebszustand« des Organismus abgeschätzt werden. Entsprechende Untersuchungen haben ergeben, daß gesetzte Reize im ruhenden Organismus ganz andere Reaktionen bewirken als im aktivierten.

Reiz und Reaktion

Am besten läßt sich dies am Beispiel der Massagen erkennen. Während im Ruhezustand vorgenommene Massagen entspannend-sedierend wirken, bringen nach körperlicher Anstrengung ausgeführte gesteigerte Erregbarkeit und temporäres Leistungsplus. Physiologisch beruht dies sicher auf der unterschiedlichen vegetativen Ausgangslage und dem dadurch verschieden reagierenden Gefäßsystem sowie den damit verbundenen Spannungsvariationen im Gammasystem.

Die vegetative Ausgangslage und ihre tageszeitliche rhythmische Schwankung ist somit ebenfalls wichtig für die Therapieplanung. Es ist sicherlich nicht gleichgültig, ob reizstarke Physiotherapiearten in der noch parasympathisch eingestellten Morgenphase oder in der bereits sympathisch dominierten Nachmittagszeit erfolgen. Die Nichtbeachtung der vegetativen Tagesrhythmik führt bei ohnehin schon an der Absicherungsgrenze angelangten Hyperergiker vom B-Typ mit Sicherheit zu Mißerfolgen und Verschlechterung.

Wetterfaktor

Schwer faßbar und kalkulierbar sind auch biometereologische Einflüsse auf das Reaktionsverhalten der Patienten. Nach Untersuchungen von *Machalek, Tilscher u. Mitarb.* (1980) ist das Algesieverhalten durch Witterungseinflüsse signifikant veränderbar. Somit nehmen Reaktionen auf therapeutische Reize einen witterungsabhängigen Verlauf, und an aufeinanderfolgenden Tagen angewandte identische Reflextherapien können einmal schmerzlindernd, das andere Mal wirkungslos oder sogar schmerzverstärkend empfunden werden.

In ähnlicher Weise sollen Ionenmilieu, Spherics und Technics in die Reizbeantwortung eingreifen und biologische Regulationssysteme tangieren. Wissenschaftliche Belege hierfür stehen noch aus. Als unspezifische, allerdings sehr wahrscheinliche Erklärung bietet sich die Hypothese an, daß die genannten biometeorologischen Faktoren nur dann ihre Pathotropie entfalten, wenn bereits eine Vorbelastung und Labilisierung besteht. In solchen Fällen empfindet der Organismus die erwähnten Faktoren als aufgezwungene Fremdenergie, als Zusatzreiz und beantwortet diese überschießend im Sinne der *Wilder*schen Ausgangsregel.

Die Verordnung mehrerer sich ergänzender und täglich anzuwendender Reflextherapiemethoden, wie sie bei verschiedenen Heilverfahren in Kurorten oder Rehabilitationsanstalten häufig erfolgt, ist nur dann sinnvoll und zweckentsprechend, wenn die zwischen den Einzelbehandlungen liegenden Intervalle so bemessen sind, daß der gesetzte therapeutische Reiz vom Organismus verarbeitet werden kann. Je nach Intensität der angewandten Methode und abhängig von der Ausgangslage des Patienten betragen diese Abstände zwischen drei und 24 Stunden!

Weiterhin verändert sich das Reaktionsverhalten des Patienten während einer Serienbehandlung therapiebedingt. Dies ist nur durch laufende Kontrollen erfaßbar und muß Dosis- oder Reizstärkenveränderungen nach sich ziehen.

Die therapeutische Reizintensität

Faßt man die Wirkungen der verlaufbestimmenden Kriterien der Reflextherapien zusammen, ergibt sich ein Erkenntniskomplex, dessen Nutzanwendung in der medizinischen Routinearbeit illusorisch anmutet. Vorgestellt wurden

- Konstitutionsgegebenheiten,
- Reaktionstypologie,
- vegetative Ausgangslage (Tagesrhythmik),
- ruhender oder vollaktivierter Organismus,

- biometeorologische Faktoren,
- Intervalle zwischen Einzelmaßnahmen und
- therapiebedingt geändertes Reaktionsverhalten.

Da sich hier jedoch Einzelfaktoren überschneiden bzw. voneinander abhängig sind, bietet sich dennoch eine Möglichkeit der praktischen Umsetzung:

- Konstitutions- und Reaktionstyp sowie vegetative Grundsituation lassen sich bereits bei der Erstuntersuchung abschätzen.
- Für die notwendigen Intervalle zwischen Einzelmaßnahmen existieren Richtwerte.
- Das während einer Behandlungsserie eintretende geänderte Reaktionsverhalten ergibt sich bei einiger Aufmerksamkeit aus entsprechenden Patientenangaben.

Kaum beeinflußbar sind die biometeorologischen Gegebenheiten.
Als wesentlichstes Steuerelement der Therapieführung bietet sich demnach die Auswahl und Dosierung der einzusetzenden Methoden an.

Schwache Reize

Geringe Reizintensität geht im allgemeinen von lokal beschränkt ausgeführten Reflextherapien aus. Wattepackungen, langsam sich erwärmende Teilpackungen und Wickel, ansteigende Fuß- und Handbäder, heiße Moor- und Paraffinpackungen sind thermische Verfahren zunehmender Reizintensität mäßigen Ausmaßes. Dieser Kategorie sind auch normale Teilmassagen, die Lymphdrainage-Massage und passive Bewegungsübungen sowie niedrig dosierte Kurz- und Mikrowellenbehandlungen und zarte Ultraschall-Anwendungen zuzuordnen.

Stärkere Reize

Stärkere Reize verkörpern verschiedene Güsse nach *Kneipp,* wobei sich Abstufungen der Reizstärke, z.B. vom Knie- über den Schenkel- bis zum Vollguß, ergeben, Senfpackungen und andere Rubrefazienzien, Muskelvollmassagen und Bindegewebsmassagen, mobilisierende Techniken der Chirotherapie, höher dosierte Kurz- und Mikrowellenbestrahlungen sowie Reizstromanwendungen.

Bei den hier aufgelisteten Methoden muß mit einer Reaktionszeit von drei bis fünf Stunden gerechnet werden. Somit sollen entsprechende Intervalle zwischen verschiedenen Anwendungen liegen.

Starke Reize

Starke Reize gehen im allgemeinen von allen Ganzkörpermaßnahmen aus. Dazu zählen im Sinne der Intensitätsskala Vier-Zellen-Bad, medizinische Bäder, Unterwassermassagen, Überwärmungsbäder.

Bei manuellen Behandlungen lösen intensive Bindegewebsmassagen und Manipulationen der Chirotherapie (speziell im Kopfgelenkbereich) starke Reaktionen (die von Zwischenfällen unterschieden werden müssen) aus. Das Abklingen der durch diese Methoden ausgelösten Regulationsvorgänge ist nicht vor sechs bis 24 Stunden zu erwarten und kann speziell nach Manipulationsbehandlungen im Kopfgelenksbereich mehrere Tage benötigen *(Abb. 7).*

	Balneotherapie	Thermotherapie	Bewegungstherapie	Massagen	Chirotherapie
REIZINTENSITÄT	Ansteigende Teilbäder Kneippgüsse Teil- bis Vollgüsse Medizinische Bäder Thermalkurort	Wattepackung Wärmelampen Kurz- und Mikrowellen Moorpackungen Heißluft Überwärmungsbad	Passives Üben Isometrische Gymnastik Lockerungsgymnastik Widerstandsübungen	Standardteilmassagen Lymphdrainage Vollmassage Intensive Bindegewebsmassage Unterwassermassage	Weichteiltechniken, Extensionstechniken Muskelenergietechniken Mobilisationen Manipulationen an LWS, BWS Manipulation der Kopfgelenke

7 Reizintensitätsskala therapeutischer Reize. Die Intensität nimmt von oben nach unten zu.

Subtraktive Methoden

Eine Sonderstellung im Rahmen reflextherapeutischer Maßnahmen nehmen die reizsubtraktiven Methoden wie die therapeutische Anwendung der Lokalanästhetika oder die Akupunktur ein. Ihre Anwendungskriterien ergeben sich überwiegend aus strukturdiagnostischen Überlegungen und werden durch Akuität oder Chronizität bestehender Syndrome nicht prinzipiell betroffen.

Wie schon erwähnt, hängt die Effizienz von Reflextherapien von der richtigen Therapiewahl bzw. auch von der Kombination sich ergänzender Behandlungsmethoden ab, was statistisch belegt werden kann. *Tabelle 3* zeigt, daß selbst Therapieergebnisse der bei Erkrankungen des Bewegungsapparates besonders effizienten Manuellen Medizin beim Einsatz zusätzlicher Reflextherapiemethoden (TLA, Bindegewebsmassage, Gymnastik) noch deutlich verbessert werden können.

Tabelle 3 **Therapieergebnisse bei vertebragenen Schmerzsyndromen**

	Nur Manuelle Medizin	Kombinierte Reflextherapie
	1008 Pat./ 1102 Syndrome	330 Pat./ 441 Syndrome
Behandlungserfolg	6,06%–62,09%	14,3%–88,1%
Gesamtdurchschnitt	34,8%	72,1%

Kriterien zur Anwendung reflextherapeutischer Methoden

Wann?
- Bei gestörter Funktion als Remedium cardinale.
- Bei zerstörter Funktion als Remedium adjuvans.

Wo?
An der gestörten Struktur: Gelenk, Muskulatur, Bänder, Bindegewebe, Haut.

Wie?
- Akutsituation: Reizabbauende Methoden.
- Chronizität: Reizsetzende Therapiearten.

Welche?
- Akutsituation: Ruhe, Medikamente, Kryotherapie.
- Chronizität: Bewegung, Manuelle Therapie, Balneotherapie, etc.

Reflextherapien über Kutis und Subkutis

Haut und Subkutis bilden als Funktionsverbund nicht nur das rezeptorenreichste Organ des Menschen und vermitteln so einen Großteil des Reizgeschehens verschiedener Qualität, sondern stellen auch das Projektionsfeld tieferliegender Strukturen und Organe dar. Die sich daraus ergebenden reflektorischen Wechselbeziehungen begründen die Effizienz der verschiedensten auf die Haut einwirkenden Therapieverfahren. Viele der hier üblichen Methoden sprechen das Rezeptorenfeld der Haut an, einige allerdings auch tiefere Rezeptoren und zentrale Schaltungen.

Salben und Linimente

Aus der überreich bestückten Palette der über die Haut applizierbaren Heilverfahren sind für die Erkrankung des Bewegungsapparates die verschiedenen Salben und Linimente am bekanntesten. Ihre Wirkung beruht zum Teil auf Reflexmechanismen, die über Hautreizung durch chemische Substanzen wie Nikotinsäureester oder ätherische Öle, Capsaicin, Bienengift angeregt werden. Ihre Effizienz ist hauptsächlich darauf zurückzuführen, daß in den zugehörigen segmentalen Strukturen eine verbesserte Durchblutung einsetzt. Darüber hinaus entfalten nichtsteroidale Antirheumatika in hautdurchgängiger Salbengrundlage schmerz- und/oder entzündungsblockierende Eigenschaften.

Thermische Verfahren

Weitere allgemein bekannte, über die Haut direkt wirkende Behandlungsmöglichkeiten bieten thermische Verfahren. Sowohl Wärme- als auch Kälteanwendungen kommen dazu in Frage. Die Entscheidung, welche der beiden Formen Verwendung finden muß, richtet sich nach der aktuellen Schmerzsituation. Grundsätzlich verlangen Akutzustände eher Kaltanwendungen, chronische Krankheitsbilder Wärmeapplikatio-

Die therapeutischen Möglichkeiten reichen von der Kryotherapie über Kneipp-Güsse, Wickel der verschiedensten Temperierung bis zu Moor- und Paraffinpackungen. Auch strahlende Wärme (Infrarot, Blaulicht, Lichtbäder etc.) kann angewendet werden. Prinzipiell herrscht die reflexgebundene Wirkung thermischer Verfahren über die Hautrezeptoren, vor allem bei Kurzzeitapplikationen, vor, wobei die Reizintensität durch Temperatur und Anwendungsart vorgegeben wird. Bei längerdauernden Behandlungen findet sich neben dem initialen, über die Thermorezeptoren ausgelösten Effekt auch eine Reaktion tieferer Strukturen auf das veränderte Wärmemilieu und zentralnervöse Mechanismen der Wärmeregulation.

Bindegewebsmassage

Eine der intensivsten reflextherapeutischen Methoden im Kutis-Subkutis-Bereich stellt die Bindegewebsmassage dar. Die damit erzielbaren Therapieeffekte greifen weit in das gesamte segmentalreflektorische Regulationsgeschehen ein. Die Bindegewebsmassage ist besonders in jenen Fällen unabdingbar, in denen zonale Bindegewebsverquellungen als Folge langdauernder Schmerzsyndrome zu sekundären Irritationszonen geworden sind.

Quaddelung und Akupunktur

Reflextherapie par excellence und mit breitestem Indikationsbereich sind Quaddelungen mit lokalanästhetischen Substanzen und die Akupunktur. Ihre Wirkungsmechanismen lassen sich mit den in den Schmerzkapiteln angeführten Theorien erklären *(s. S. 17ff)*. Als Haupteffekt der Quaddeltherapie gilt eine Reduzierung des Afferenzstromes aus den durch die Primärstörung mitsensibilisierten Nozizeptoren der Haut. Die damit erzielbare Regelkreisentlastung genügt gar nicht selten bei leichteren schmerzbegleiteten Störungen des Bewegungsapparates zur anhaltenden Schmerzausschaltung.

Die Wirkungsmechanismen der Akupunktur sind komplexer *(s. Kap. »Akupunktur«, S. 88)* und hängen auch von der Einstichtiefe ab.

Elektrotherapie

Bei Elektrotherapien entspricht das Wirkungsprinzip der Schmerzverminderung wahrscheinlich gleichfalls einer Reizsubstitution. Diskutiert werden die Überlagerung der primären nozizeptiven Afferenzen durch die variablen elektrischen Frequenzmuster, etwa im Sinne der Gate-control-Mechanismen, bzw. die Aktivierung des Endorphinsystems.

Indikationen

Salben und Linimente

Salben und Linimente dienen in erster Linie zur Überbrückung der ärztlichen Behandlungsintervalle und werden vom Patienten selbst angewendet.

Kryotherapie

Die Kryotherapie ist ebenfalls zur Selbstbehandlung geeignet und kann bei allen Akutsyndromen des Bewegungsapparates zur Schmerzverminderung beitragen. Auch in der Nachbehandlungsphase nach orthopädischen Operationen (z.B. Kniegelenk), bei der Rehabilitation von Kontrakturen (z.B. Schulter), nach Zerrungen und Prellungen und sogar zur Therapie des sogenannten Weichteilrheumatismus

(Eiswürfelmassage) können kryotherapeutische Verfahren erfolgreich miteingesetzt werden.

Wärme-anwendungen

Wärmeanwendungen bleiben, wie schon erwähnt, chronischen Krankheitsbildern vorbehalten und leisten besonders dann gute Dienste, wenn tiefe Strukturen Störungen zeigen (chronische Entzündungen, nicht aktivierte Arthrosen, chronische vertebragene Schmerzsyndrome).

Quaddeltherapie

Die Quaddeltherapie mit Lokalanästhetika ist unabhängig vom Akuitätszustand einsetzbar. Gute Wirkung zeigt sie bei der Behandlung hyperalgetischer oder parästhetischer Zonen, bei Ausstrahlungsschmerzen, aber auch bei aktivierten Arthrosen großer Gelenke als Quaddelkranz. Generell ist ihr Einsatz immer dann sinnvoll, wenn Haut und Subkutis in der Symptomatik vertreten sind (Empfindlichkeit, Turgorveränderungen etc.) oder segmentalreflektorische Effekte auf tiefe Strukturen und Organe zur Überlegung stehen.

Akupunktur

Sehr breit ist das Wirkungsspektrum der Akupunktur, die wie schon angeführt, nicht nur über die Haut wirkt. Akupunkturbehandlungen können in allen Fällen gestörter Funktionen speziell dann, wenn sedierende-detonisierende Einflüsse erwünscht sind, im Behandlungsplan enthalten sein.

Elektro-therapeutische Methoden

Zur Schmerzbekämpfung werden des weiteren verschiedene elektrotherapeutische Methoden vorgeschlagen, die ebenfalls über die Haut zur Anwendung kommen. Am längsten bekannt sind die Galvanisationen, die heute, technisch variiert, hauptsächlich in Form der sogenannten Impulsgalvanisation eingesetzt werden.

TENS

Verschiedentlich wird mit Erfolg die sogenannte Transkutane Elektrostimulation (TENS) mittels kleinster Taschengeräte und aufgeklebter Band- oder Punktelektroden angewendet. Die Methode bietet den Vorteil, daß der Patient selbst die Kontrolle über sein Schmerzgeschehen behält. Weiterhin können chronische Schmerzpatienten auf diese Weise Analgetika einsparen. Unter der Kurzbezeichnung EPC (electric pain control) sind diese kleinen Elektrostimulatoren zu erschwinglichen Preisen im Handel erhältlich.

Bindegewebs-massage

Die Qualitäten der sehr reizintensiven Bindegewebsmassage sind, wie erwähnt, sehr hoch einzuschätzen. Chronische vertebragene Störungen mit entsprechenden verquollenen Bindegewebszonen reagieren gut auf den Einbau der Bindegewebsmassage in das Heilverfahren. Sehr gut sprechen auch periphere Durchblutungsstörungen (Claudicatio intermittens) und funktionelle Organbeschwerden auf diese Massageform an.

Kontraindikationen

Sie ergeben sich bei dermatologischen Problemen (Allergien, trophische Störungen, Dermatosen), für thermische Verfahren auch bei instabilem Kreislauf (Koronarinsuffizienzpatienten vertragen Kälteanwendungen oft schlecht).

Die Quaddeltherapie hat, abgesehen von Allergiereaktionen auf das eingesetzte Lokalanästhetikum, keine Kontraindikationen, und auch diese Komplikation läßt sich durch den Wechsel auf ein chemisch anders strukturiertes lokalanästhetisches Mittel ausschalten (z.B. statt Paraaminobenzoesäure-Abkömmlingen amidstrukturierte Substanzen).

Eine relative Kontraindikation für Quaddelung und Akupunktur ist die übertriebene Ängstlichkeit und/oder Nadelscheu des Patienten.

Reflextherapien über die Muskulatur

Seit geraumer Zeit wird die pathogenetische Bedeutung der Muskulatur immer deutlicher erkannt. Im gleichen Ausmaß haben jene reflextherapeutischen Methoden an Wertigkeit gewonnen, die unmittelbar an der Muskulatur angreifen.

Massage

Die wohl bekannteste Art, verspannte und schmerzhafte Muskelpartien zu behandeln, ist die Massage. Die damit angesprochene, als Standardmassage bezeichnete Vorgangsweise geht in ihrer heutigen Form auf den Schweden *P. H. Ling* zurück. Die technische Ausführung umfaßt verschiedene Prinzipien (Streichen, Reiben, Kneten, Vibrieren, Klopfen) *(s. Kap. »Die klassische Massage« S. 127)*.

Abgesehen von der unvermeidbaren und erwünschten Einbeziehung der Hautrezeptoren in die Wirkungsmechanismen der Massage ergeben sich vor allem über die Propriozeptoren ausgelöste Effekte. Durchblutung und Lymphfluß werden aktiviert. Durch die schon erwähnten verschiedenen Techniken läßt sich die Massage in Richtung Entspannung oder Tonisierung steuern und bietet demzufolge, Können und Einfühlungsvermögen des Masseurs vorausgesetzt, einen breiten Indikationsbereich.

Beim reflextherapeutischen Einsatz kommen in der Mehrzahl der Fälle gezielte Teilmassagen entweder als Hauptbehandlung oder vielfach auch in Kombination mit gleichgerichteten anderen Methoden zur Anwendung.

Unterwasserdruckstrahlmassage

Eine solche Kombination ergibt sich von selbst, wenn Massagen im warmen Wasser ausgeführt werden. Die gerne verschriebenen und bei Patienten beliebten Unterwasserdruckstrahlmassagen wirken auch als Thermotherapie, da Wasser durch seine Konvektion bereits bei einer Geschwindigkeit von 1 m/sec das Dreifache der Wärmemenge appliziert, als gleich warmes, ruhendes Wasser. Der im Bad gegebene Auftrieb trägt durch die Verminderung der Schwere zur muskulären Entlastung bei. Die reine Massagewirkung des Unterwasserdruckstrahles läßt sich durch die Wahl der Austrittsdüsen und die Stärke des Druckes (meist 0,5 bis 3 atü) variieren und so von entspannend bis tonisierend gestalten.

Postisometrisches Dehnen

Als überaus wirksame Therapie für verspannte und verkürzte Muskeln, resultierende Myotendinopathien und eingeschränkte Beweglichkeit haben sich die Techniken der postisometrischen Relaxation erwiesen. Im Prinzip handelt es sich dabei um die isometrische Aktivierung des in seine größte Längsausdehnung gebrachten Muskels gegen geringen Widerstand. Nach einigen Sekunden der isometrischen Aktion benützt der Therapeut die postisometrische Entspannungsphase zur Dehnung des Muskels und wiederholt diesen Vorgang einige Male bis zur Beweglichkeitsverbesserung und/oder Schmerzverminderung. Für eine Reihe von Muskeln und Muskelgruppen wurden dazu auch Selbstbehandlungstechniken entwickelt, die der Patient nach entsprechender Schulung zur Überbrückung der ärztlichen Behandlungsintervalle ausführen muß.

Die postisometrischen Relaxationstechniken in ihrer Gesamtheit sind darüber hinaus gut geeignet, die bei den krankmachenden Eigenschaften viel zu wenig gewürdigten Fehlstereotypien abbauen zu helfen.

Heilgymnastik

In die gleiche Richtung zielt die Heilgymnastik. Das Dehnen der verkürzten bzw. verspannten Muskeln, die Stärkung abgeschwächter Muskelgruppen, die Verbesserung der Gelenkbeweglichkeit und eine Korrektur von fehlerhaften Haltungs- und Bewegungsabläufen ermöglicht die Wiederherstellung des normalen Muskelspiels bzw. einen Ausgleich von Balancestörungen.

Ultraschallbehandlung

Als Gerätetherapie über die Muskulatur hat sich die Ultraschallbehandlung bewährt, die entsprechend ihrer Wirkungsweise den Mechanotherapien mit Wärmeeffekt zuzuordnen ist. Die größte Wirkung erreichen die abgegebenen Schallwellen in Grenzschichten von Strukturen verschiedener Dichte. Aus diesem Grunde sprechen auch Insertionstendinopathien besonders gut auf Ultraschallbestrahlungen an.

Infiltrationstherapie

Die bei Beherrschung der Technik und Beachtung aller Richtlinien wenig Kontraindikationen aufweisende therapeutische Anwendung der Lokalanästhetika kann bei muskulären Schmerzzuständen ebenfalls Verwendung finden. Wiederum sprechen vor allem Insertionstendinopathien und von myofaszialen Triggerpunkten ausgehende Reizzustände auf topische Infiltrationen gut an.

Locus-dolendi-Akupunktur

Ähnliche, in manchen Fällen sogar bessere Ergebnisse als mit der Infiltration sind mit der tiefen Nadelung, der *Locus-dolendi-Akupunktur* zu erreichen. Wie später noch auszuführen sein wird, reicht die Effizienz der Akupunktur auf das Muskelsystem weit über die Lokalwirkung hinaus.

Indikationen und Kontraindikationen

Für und Wider der angeführten Methoden ergeben sich aus den bisherigen Ausführungen von selbst.
Hochakute Schmerzzustände vertragen offenkundig keine aktivierenden Therapien, verlangen nach antalgischer Lagerung, initialer Medikamentenverabreichung zur Blockierung von Schmerz und/oder Entzündungschemismus und ergänzendem Einsatz von Infiltrationen.

Massagen aller Formen, Bäder, Heilgymnastik und Dehnungsbehandlungen dürfen erst nach Abklingen der Akutphase in Erwägung gezogen werden.

Reflextherapien an Gelenken und Bandapparat

Das Gelenk als Steuerungsorgan

Das Gelenk, vor allem die Gelenkkapsel, weist sehr viele Rezeptoren auf. Neben den ubiquitären Nozizeptoren finden sich hier auch viel mehr Propriozeptoren als in der Muskulatur, die Ausgangsstellung und Winkeländerungen im ununterbrochenen Strom als Afferenzmuster ins Rückenmark einbringen. Enge Wechselbeziehungen mit dem Gammasystem ergeben sich darüber hinaus auch über die aus Muskelspindeln und Golgi-Sehnenrezeptoren stammenden Afferenzen. Neben zentralen Mechanismen resultiert aus dieser regulatorischen Mehrschichtigkeit zum einen ein feinfühliges Arbeiten des Gelenks im Dienst der Bewegungsvermittlung, zum anderen auch seine Funktion als peripheres Steuerungsorgan der Propriozeption.

Eingebunden in die erwähnte Funktionsgemeinschaft sind auch die ligamentären Strukturen, die hauptsächlich im Bereich der Insertionen ebenfalls viele Rezeptoren aufweisen.

Diese hochqualifizierten neuronalen Verschaltungen bewirken im Störungsfalle weitreichende Pathomechanismen. Weiterhin läßt sich daraus ableiten, daß Gelenke und Bandapparat als reflextherapeutische Ansatzpunkte bei Störungen des Bewegungsapparates von entscheidender Bedeutung sind.

Chirotherapie und Lokalanästhetika

Somit besitzen jene reflextherapeutischen Methoden die größte und weitreichendste Effizienz auf den Bewegungsapparat, die unmittelbar am Gelenk angreifen und pathologische Afferenzmuster aufzulösen imstande sind. Daher müssen Chirotherapie und die therapeutische Anwendung lokalanästhetischer Substanzen dominieren. Welche dieser beiden Methoden vorrangig ist, entscheidet zum einen die Aktualitätsdiagnose, die hier hauptsächlich die Faktoren Schmerzen und Motilitätsstörung zu berücksichtigen hat, zum anderen die Akuität des Krankheitsbildes.

In hochakuten Situationen stehen wiederum der Reizabbau durch antalgische Lagerung und intra- bzw. periartikuläre Infiltrationen mit Lokalanästhetika im Vordergrund der Behandlungsführung.

Im Falle chronischer, von Gelenken und Bandapparat ausgehender Störungen, entscheidet die Funktionsuntersuchung das therapeutische Prozedere.

Blockierung versus Instabilität

Eingeschränkte Gelenkbeweglichkeit bzw. Blockierungen verlangen nach mobilisierenden Maßnahmen der Chirotherapie (Mobilisationen, Manipulationen). Hypermobilität und Instabilität müssen nach dem Schmerzabbau über periartikuläre und intraligamentäre Infiltrationstechniken heilgymnastisch stabilisiert werden. Da beide Krankheitsbilder trotz differenter Ätiologie eine fast identische Symptomatik zeigen, muß eine exakte Funktionsdiagnostik angeben, ob chirotherapeutische Techniken indiziert oder kontraindiziert sind. Selbstverständlich können

Instabilitätsbeschwerden durch mobilisierende Behandlungen eine iatrogene Verschlechterung erfahren.

Adjuvante Methoden

Neben diesen für Gelenkbereich und Bandapparat führenden Behandlungsmethoden können im Sinne der gezielten Polypragmasie unterstützende Maßnahmen der Thermotherapie entsprechend den bereits beschriebenen Kriterien Verwendung finden (Kryotherapie, Packungen, Bestrahlungen).

Für die Akupunktur bewährt sich die tiefe Locus-dolendi-Stichführung in ligamentäre Insertionen, besonders bei Beckenbänderschmerzen. Sie soll sogar entsprechenden Infiltrationsbehandlungen mit Lokalanästhetika überlegen sein.

Die direkt am Gelenk und Bandapparat angreifenden Reflextherapien sind nicht nur im Blick auf die bereits erwähnten Indikationen, sondern auch bei traumatischen und posttraumatischen Störungen (Prellungen, Distorsionen und deren Folgezustände, Rehabilitation nach Gipsverbänden oder Osteosynthesen u.a.m.) anzuwenden. Auch bei Arthrosen, Periarthrosen, ja selbst bei chronisch entzündlichen Gelenkerkrankungen, erweist sich ihr Einsatz - zumindest als Remedium adjuvans - als sinnvoll.

Reflextherapien über Ganglien, Nervenwurzeln und an peripheren Nerven

Wirkung der therapeutischen Blockade

Reflextherapie bedeutet in jeder Form Wirkungsvermittlung durch neuronale Elemente und zugehörige Schaltstellen verschiedenster Regulationsebenen. Eine weitere Differenzierung der Reflextherapien für Brennpunkte des neuralen Systems bedeutet keinerlei Abwertung bisher angeführter Methoden, sondern besagt lediglich, daß bestimmte Behandlungsarten beim gezielten Einsatz hier noch effizienter angreifen können.

Als einzige wirklich verläßliche Methode ist hier die sogenannte therapeutische Blockade zu nennen. Die Angriffsorte der Blockaden bestimmen sich aus der Symptomatik, wobei grundsätzlich Schmerz und/ oder vegetative Begleiterscheinungen maßgeblich sind. Die Blockaden werden somit angewendet

- an peripheren Nerven,
- an Nervenwurzeln und
- am Grenzstrang.

Wie schon der Name »Blockade« besagt, versucht man dabei durch Unterbrechung der Leitfähigkeit am peripheren Nerv bzw. der Nervenwurzel den afferenten Reizstrom in seiner Gesamtheit zu unterdrücken und zentrale Summationseffekte sowie periphere Milieureaktionen abklingen zu lassen. Bei der Grenzstrangblockade schaltet man die vegetativen

Mechanismen der nozizeptiven Reizbeantwortung aus. Letzteres muß vor allem dann überlegt werden, wenn eine ausgeprägte vegetative Symptomatik vorherrscht. Infolge der übersegmentalen Ausbreitung des sympathischen Reizgeschehens wirkt sich die Blockade am Grenzstrang ebenfalls multisegmental aus. Von bestimmten Schlüsselstellen, wie dem Ganglion stellare, aus erfaßt sie ein ganzes Körperviertel.

Haupt-indikationen

Die Indikation zu Blockaden liegt prinzipiell dann vor, wenn echte Neuralgien oder radikuläre Schmerzen vorherrschen. Wurzelkompressionssyndrome bei Bandscheibenvorfällen im Lumbal- und Zervikalbereich, postischialgische Durchblutungsstörungen oder das obere Quadrantensyndrom sind für die verschiedenen Einsatzmöglichkeiten der Blockaden beispielhaft zu nennen.

Verschiedentlich wird auch angegeben, daß Stromformen der Impulsgalvanisation, wie etwa die sogenannten diadynamischen Ströme nach *Bernard,* für eine Blockade einsetzbar sind. Als Anwendungsort hierfür soll infolge seiner anatomischen Lage das Ganglion stellare besonders gut geeignet sein. Nach den Erfahrungen der Autoren sind die damit erzielbaren Effekte mit denen, die durch Lokalanästhetikablockaden eintreten, nicht vergleichbar.

Therapiewahl

• Befunde an Haut und Subkutis → (Dysästhesien, Verquellungen, *Head*sche Zonen)	• Therapie über die Haut → (Quaddel, Akupunktur, Bindegewebsmassage)
• Befunde an der Muskulatur → (Verspannungen, Triggerpunkte etc.)	• Therapie über die Muskulatur → (Massagen, Dehnungstechniken, Infiltrationen, Locus-dolendi-Akupunktur)
• Befunde am Gelenk → (Blockierung, Instabilität)	• Therapie über das Gelenk → (Chirotherapie, intra-periartikuläre Injektionen)
• Radikuläre Syndrome → neurologische Ausfälle	• Therapie über das Nervensystem → (Wurzel- und Ganglienblockaden)

II
Behandlungs-techniken

Zur Wertigkeit von Einzelmethoden

Bei der Vorstellung der einzelnen Behandlungstechniken sind am Umfang der Darstellung gewisse Präferenzen erkennbar: Schon lange bekannte Verfahren der physikalischen Medizin, wie Thermotherapien, Massagen, Elektrotherapien u.a.m., die in vielen Lehrbüchern nachgelesen werden können, treten zugunsten noch wenig gebräuchlicher, aber äußerst effizienter Methoden, etwas zurück.

Warum Präferenzen?

Das bedeutet keinerlei Abwertung bewährter Maßnahmen, was auch die in den klinischen Kapiteln ständig zu findenden Hinweise auf diese Therapiearten beweisen. Durch die Wiederholungen meist bekannter Einzelheiten sollen Behandlungskombinationen im Sinne der empfohlenen gezielten Polypragmasie angeregt werden *(s. S. 162)*.

Allerdings zeigen bestimmte Reflextherapiemethoden eine überdurchschnittliche Eignung als Remedium cardinale. Chirotherapie sowie die therapeutische Anwendung der Lokalanästhetika dominieren daher auch inhaltlich.

Auch in diesem Kapitel wurden jedoch nur solche Techniken aufgenommen, die bei richtiger Indikationsstellung sicher wirksam sind.

Akupunktur ohne Mystik

Die Darstellung der Akupunktur verzichtet auf chinesische Verbrämung, Nomenklatur und jeglichen Mystizismus. Darüber hinaus werden für die Behandlung der einzelnen Krankheitsbilder nur solche Akupunkturpunkte vorgeschlagen, die von Autoren verschiedener Akupunkturschulen mit gleichen Wirkungsangaben angeführt werden. Berücksichtigung fanden des weiteren vor allem Punktkombinationen, die unserem westlich eingestellten Medizindenken durch Analogien mit segmentalen (dermatomalen, myotomalen) Überlegungen und/oder Muskelkettenfunktionen entgegenkommen. Als Zugeständnis an die überlegene Erfahrung chinesischer Akupunkteure werden allerdings auch einige Punkte vorgeschlagen, die außerhalb dieser Ordnung liegen und Allgemeinwirkungen hinsichtlich konstitutioneller und reaktionstypologischer Gegebenheiten ausüben.

Insgesamt beschränken sich die Technikkapitel auf bewährte, einfache, ökonomische und somit praktikable Reflextherapieverfahren.

Die im Anschluß in einzelnen Kapiteln präsentierten Behandlungstechniken erheben keinen Anspruch auf Vollständigkeit, zumal verschiedene, vielleicht ebenfalls als Reflextherapien anzusehende Methoden keine Aufnahme fanden. Die gewählte Beschränkung ergab sich ferner im Blick auf Übersichtlichkeit und Praxistauglichkeit. Diesem Leitgedanken entspricht auch die Stoffbehandlung der Unterkapitel, die eine begründbare, subjektive Auswahl aller Belange erkennen lassen.

Thermische Verfahren

Der therapeutische Einsatz von Mitteln, deren Temperatur von der des Organismus verschieden ist, wird als »Thermotherapie« bezeichnet. Schon hier kommt zum Ausdruck, daß Wärme einen durchaus relativen Begriff darstellt. Für den Physiker zum Beispiel gibt es den Begriff der Kälte überhaupt nicht, da ab dem absoluten Nullpunkt von minus 273 Grad Celsius nur mehr Wärmegrade existieren. Für medizinische Überlegungen hingegen ist wiederum der Mensch das Maß aller Dinge und für die Thermotherapie mithin die normale Körpertemperatur der entscheidende Punkt: Alle Temperaturstufen, die jenseits des individuell leicht variierenden Neutralbereiches liegen, werden dann als wärmer oder kühler empfunden und lösen Regulationen aus, die um so deutlicher ablaufen, je größer die Differenztemperaturen sind. Weitere Reaktionsmodalitäten ergeben sich aus der Dauer der einwirkenden Temperaturdifferenz sowie aus der Größe der Reizfläche (Teil- oder Ganzmaßnahmen). Des weiteren bestimmen Reizgewöhnung und konstitutionelle Faktoren die Beantwortung auf gesetzte thermische Heilmethoden.

Kriterium Körpertemperatur

Die thematisch vordergründig interessierenden reflektorischen Veränderungen auf Thermotherapien betreffen Gefäß- und Muskelsystem sowie metabolische Abläufe. Als therapeutisch nutzbare Kältereaktion ist die auffallende Schmerzlinderung vor allem bei Akutsituationen zu erwähnen, die auf Reduktion der Nervenleitgeschwindigkeit und Beeinflussung des sensomotorischen Reflexgeschehens zurückzuführen ist. Hierbei spielt die muskuläre Tonusabsenkung eine Rolle.

Thermische Medien

Als thermische Medien der Therapie dienen vor allem Wasser in allen Aggregatzuständen, Peloide (Moore, Schlamm), Paraffin, aber auch Luft (Heißluftkasten) und strahlende Wärme (z.B. Infrarotstrahler) sowie der elektrische Strom (Kurz- und Mikrowelle).

Aus der großen Zahl der sich daraus ergebenden Einzelmethoden werden im folgenden jene herausgegriffen, die bewährt sind und bei denen weniger die Allgemeinwirkungen, sondern mehr die lokalen reflektorischen Effekte zum Tragen kommen. Ergänzend dazu sollen einige einfache thermotherapeutische Maßnahmen angeführt werden, die zur Umstimmung eines mangelhaften allgemeinen Regulationsverhaltens, vor allem bei chronisch Kranken, von Nutzen sein können und die reflextherapeutische Ansprechbarkeit generell verbessern.

Die Kryotherapie

Die Silbe »Kryo« stammt aus dem Griechischen und bedeutet »Eis«. Mit dessen verschiedenen Anwendungsarten Wirkungsunterschiede verbunden sind.

Wirkungsmodus

Den deutlichsten Unterschied in dieser Hinsicht bringt die Einwirkungsdauer. Während Kurzzeitreize neben einer muskulären Durchblutungssteigerung eine fast ausschließliche reflektorische Effizienz im Sinne der

Schmerzerleichterung erreichen, führt längere lokale Eiseinwirkung über mehrere Minuten auch zu einer Reduzierung des Entzündungsmetabolismus. Behandlungsvarianten sind somit Kurzzeitapplikationen von Sekundendauer oder länger einwirkende Kälteanwendungen.

Als Kälteträger eignen sich:
- im nassen Zustand tiefgefrorene Frotteetücher,
- Eiswürfel aus dem Tiefkühlfach (beides vor allem für den Heimgebrauch des Patienten),
- vorgefertigte Packungen verschiedener Größe mit synthetischen, peloidartigen Substanzen (Kryopac u.a.m.), die trotz Tiefkühlung formbar bleiben, sowie
- Vereisungssprays.

Anwendung

Zum Anfeuchten der Frotteetücher ist am besten nicht normales Wasser, sondern eine hochprozentige (etwa 20%) Kochsalzlösung zu verwenden. Danach sind die Tücher zusammengefaltet auf die notwendige Größe, für ca. 30 bis 40 Minuten im Tiefkühlfach einzufrieren. Solcherart vorbereitete Kryotücher eignen sich besser für das Anmodellieren an die betroffene Körperregion, besonders dann, wenn man sie nach dem Herausnehmen aus der Kühlanlage kurz mit kaltem Wasser übergießt.

Bei der Applikation ist darauf zu achten, daß der zu behandelnde Abschnitt nicht vorunterkühlt ist und unbehandelte Körperregionen nässe- und kältegeschützt bleiben. Dies gilt auch für den Behandler (Handschuh, Abdecktücher) und sollte bei allen kryotherapeutischen Anwendungen Beachtung finden. Bei empfindlicher Haut ist es empfehlenswert, die Behandlungsregion vor der Eisanwendung mit einem Hautöl zu schützen.

Tabelle 4 gibt einen Überblick über kryotherapeutische Anwendungen und ihren Indikationsbereich. Die Angaben zur Applikationsdauer sind als ungefähre Anhaltspunkte zu werten.

▶ In allen Fällen ist die Eisbehandlung bei ausreichender Analgesierung, genauso aber bei Anzeichen einer schmerzhaften Reizung zu unterbrechen.

Tabelle 4 Kryotherapeutische Anwendungen

Indikationen	Kurzzeitanwendung 10–60 sec	Langzeitanwendung 15–30 min
Chronische Polyarthritis	–	Frotteetuchpackungen 5–15 min
Aktivierte Arthrosen, akute Gelenkschmerzen	–	Frotteetuchpackungen oder Kryobeutel 5 min
Postoperative oder posttraumatische Gelenkskontrakturen	–	Kryobeutel bis 30 min und intermittierende Übungsbehandlung
Frozen shoulder	Zur Selbstbehandlung von Schmerzattacken Frotteetuchapplikation von 10–20 sec	Kryobeutel 5–10 min, leichte Übungsbehandlung
Akute Lumbalsyndrome	Zur Selbstbehandlung von Schmerzattacken Frotteetuchapplikation von 10–20 sec	Eiswürfelmassage der Muskelverspannungen 5–10 min
Akute Zervikalsyndrome	Zur Selbstbehandlung von Schmerzattacken Frotteetuchapplikation von 10–20 sec	Eiswürfelmassage der Schmerzregion 3–5 min, Mobilisationsbehandlung über die freie Bewegungsrichtung
Pseudoradikuläre Syndrome	Vereisungsspray und anschließende Isometrics	Eiswürfelmassage der Projektionszone 5 min
Triggerpunkte	Vereisungsspray und anschließende Isometrics	–
Myotendinosen	Zur Selbstbehandlung von Schmerzattacken Frotteetuchapplikation von 10–20 sec	Kryobeutel 5 min, leichte intermittierende Dehnungen
Zerrungen, Prellungen	Wiederholte Eiswassertauchbäder 20–30 sec (Sprung- und Handgelenk, Finger- und Zehengelenke)	Eiswürfelmassage, Kryobeutel 5–15 min (große Gelenke, Wirbelsäule)

Die Kontraindikationen der Kryotherapie wurden bereits in einem früheren Kapitel angeführt.

Methoden der Wärmezufuhr

Konduktive Wärmezufuhr

Konduktive Wärmezufuhr bewirken die meisten hydrotherapeutischen Verfahren und Dampf- sowie Heißluftanwendungen. Erreicht wird damit vor allem das Thermorezeptorensystem der Haut und eine entsprechende reflektorische Wirkung.

Strahlende Wärme

Die Wärmezufuhr mittels Strahlen findet sich hauptsächlich bei der Anwendung des Infrarotbereichs mit den Unterformen IRA, IRB und IRC. Während IRA tiefer eindringt und die Thermorezeptoren primär weniger beeinflußt, verhält sich IRC umgekehrt.

Die Zufuhr strahlender Wärme kann darüber hinaus zur Tiefendurchwärmung bis zur Hyperthermie genützt werden, wobei Hochfrequenztechniken (Kondensatorfeld, Spulenfeldmethoden) zur Verfügung stehen.

Die Hydrotherapie

Der therapeutische Einsatz von Wasser verschiedener Temperatur kann mannigfaltig variiert werden. Teil- oder Ganzanwendungen in Form von Bädern, Güssen, Packungen, Waschungen und Wickeln sind bekannt, und einige dieser Methoden bewähren sich auch als reflextherapeutisches Remedium adjuvans.

Therapieziele

Therapieziele sind reflektorische Sofortreaktionen sowie - bei kurmäßiger Anwendung - Änderungen der vegetativen Ausgangslage.

Wirkungsfaktoren

Die Wirkungsfaktoren der Hydrotherapie müssen unter verschiedenen Gesichtspunkten betrachtet und entsprechend berücksichtigt werden. Im Bereich von 34–36 °C wird die gewählte Temperatur als isotherm empfunden. Temperatursteigerungen bedeuten progrediente Reizsetzung.

Die Auftriebskraft im Wasser entspricht dem Verdrängungsgewicht, wirkt der Schwerkraft entgegen und ermöglicht daher auch Bewegungsübungen bei ausgeprägter Muskelschwäche. Der Reibungswiderstand bei Bewegungen im Wasser, der proportional mit der Geschwindigkeit der Bewegung und Größe der Anströmungsfläche steigt, wirkt additiv bei Trainingsprogrammen. Schließlich reduziert der hydrostatische Druck die Kapazitität des venösen und lymphatischen Niederdrucksystems, belastet den rechten Ventrikel und steigert das Herzschlagvolumen. Diese Faktoren können gegebenenfalls bestimmte Hydrotherapiemethoden ausschließen.

Kriterien

Folgende Kriterien sind zu beachten *(Brüggemann u. Mitarb.)*:

- Keine Kälteanwendungen an kalten Körperregionen.
- Ausnützung konsensueller Reaktionen durch den Behandlungsbeginn an nicht betroffenen Körperteilen.
- Mit kleinen Reizen beginnen, langsame Reizsteigerung.
- Berücksichtigung des zirkadianen Rhythmus der Thermoregulation (Crescendo von drei bis 15 Uhr, Decrescendo von 15 bis drei Uhr).
- Gegenrhythmische Anwendungen wirken reizverstärkend.
- Kaltanwendungen sollten stets kurz sein, d. h. Sekunden dauern, Warmanwendungen länger, also über Minuten erfolgen.

Selbstbehandlung

Bei Beachtung dieser Vorbedingungen und entsprechender Patientenaufklärung eignen sich einige der anschließend beschriebenen Methoden durchaus zur Selbstbehandlung für den Patienten, etwa um ärztliche Behandlungsintervalle sinnvoll auszunützen und/oder zu überbrücken.

Peloidanwendungen (Moor, Fango, Lehm)

Peloide sind natürliche Substanzen, die mit Wasser vermischt als Packungen oder Bäder Verwendung finden, wobei die Konsistenz vom Wassergehalt abhängt. Zur entsprechenden Aufbereitung eignen sich Moore, Schlamm oder Lehm.

Für die Reflextherapie kommen speziell Lokalanwendungen in Form von Packungen bei chronischen Gelenkbeschwerden in Frage sowie Moorbäder, wenn allgemein umstimmende aktivierende Effekte erwünscht sind.

Moorbäder

Für beide Anwendungsarten gibt es industriell vorgefertigte Zubereitungsformen, die lediglich mit heißem Wasser getränkt oder dem Badewasser beigefügt werden müssen.

Cave: Akutsyndrome.

Moorbäder belasten im übrigen deutlich Herz und Kreislauf (Entleerung der Blutdepots mit Anstieg der zirkulierenden Blutmenge und Erhöhung des Schlag- und Minutenvolumens des Herzens), weswegen sie bei Kardiopathien und stärkeren Hypertonien kontraindiziert sind. Die ebenfalls durch Moorbäder häufig auslösbaren starken Reizreaktionen lassen es auch ratsam erscheinen, zumindest bei ambulanter Anwendung, nur zwei bis höchstens drei Bäder pro Woche zu verordnen.

Lehmumschläge

Bei akuten Gelenkbeschwerden läßt sich aus der Reihe der Peloide Lehm in Form von kalten Lehmumschlägen verwenden, die Entzündungswärme gut abziehen. Sie bleiben aufgelegt, so lange sie kalt sind, was durchschnittlich ca. 20 Minuten dauert. Mehrmalige tägliche Umschläge helfen Akutsituationen zu überbrücken.

Kneipp-Methoden

Aus dem großen Angebot hydrotherapeutischer Verfahren eignen sich zur ergänzenden Selbstbehandlung auch Techniken der Kneipp-Methode. Besprochen werden hier nur einige der reflektorisch gut wirksamen Kaltwasserapplikationen. Die Lehre des Pfarrers *Kneipp* (1821–1897) betraf freilich nicht nur die Wasserbehandlung, sondern war ganzheitlicher ausgerichtet und umfaßte Diätetik, Gymnastik (im Sinne natürlicher Bewegungsbetätigung), Anweisungen zur vernünftigen Lebensführung und den therapeutischen Gebrauch verschiedener Heilpflanzen. Am bekanntesten jedoch sind die mit bestimmten Indikationen verbundenen Kaltwasseranwendungen, speziell die Güsse, die fast als Synonym für seinen Namen stehen.

Güsse

Güsse stellen Behandlungen mit bewegtem Wasser dar, das fast drucklos appliziert wird und den ausgewählten Körperteil kurzzeitig mit einem dünnen, kalten Wassermantel umhüllt. Die ursprüngliche Anwendungstechnik mittels Gießkannen wird heute durch einen an den Kaltwasserhahn angeschlossenen Schlauch ersetzt. Dieser sollte einen Durchmesser von zwei Zentimetern besitzen und mindestens zwei Meter lang sein.

Um den erwünschten niederen Wasserdruck zu erreichen, wird der Schlauch senkrecht mit der Mündung nach oben gehalten und der Hahn nur so weit aufgedreht, bis das Wasser handbreit über das Schlauchende überquillt. Beim Guß selbst sollte das Schlauchende in ungefähr zehn Zentimeter Abstand von der behandelten Körperregion geführt werden.

Die Dauer des Gusses richtet sich nach der Reaktion, die in einer Gefäßerweiterung mit sichtbarer Hautrötung und subjektiver Wärmeangabe des Patienten besteht. Im allgemeinen dauert es bis zum Auftreten dieser reaktiven Erscheinungen je nach Gußart ein bis zwei Minuten. Auch hier gilt als Vorbedingung:

▶ Kaltes Wasser nur auf warme Körperteile.

Die angestrebte Normalisierung der Gefäßreaktion erfordert wiederholte regelmäßige Anwendungen und beginnt meist erst nach 14tägiger bis dreiwöchiger Kurdauer.

Die Indikation für Kneipp-Güsse ist immer dann gegeben, wenn Störungen sich auf Unterkühlungsreize verschlimmern oder rezidivieren. Im letzteren Falle ist einschleichendes, reizarmes Vorgehen besonders wichtig, und der Therapieplan muß unter strikter Vermeidung paradoxer Kältereaktionen einen langsamen Aufbau vorsehen. Dazu eignet sich zum Beispiel das morgendliche Tau- oder Wassertreten vorzüglich.

Tautreten – Wassertreten

Wenn weder taufrisches Gras noch Bach oder Tretbecken vorhanden sind, genügt die gut knöchelhoch mit kaltem Wasser gefüllte Badewanne. Der Tretvorgang im kalten Wasser erfolgt bis zum Auftreten der schon beschriebenen Reaktionen. Anschließend soll der Patient die Füße nur abgestreift, trockene Strümpfe anziehen und sich intensiv bewegen.

Dies gilt sinngemäß für die meisten Kaltwasseranwendungen. Lediglich nach großflächigen Applikationen oder Ganzkörperanwendungen empfiehlt sich eine anschließende Liegeperiode bei gut zugedecktem Körper.

Knieguß

Nächster Therapieschritt ist der sogenannte Knieguß.

Der Gießvorgang beginnt an der Kleinzehenseite des rechten Fußes und setzt sich rückwärts über die Wade aufsteigend bis knapp über die Kniekehle fort. Hier läßt man das Wasser einige Sekunden einwirken, führt den Schlauch an der inneren Wadenseite abwärts bis zum Knöchel und wiederholt den ganzen Vorgang am linken Bein. Dann dreht sich der Patient um und die Gießprozedur wird in analoger Weise vorne bis über die Kniescheibe, wiederum zuerst rechts und dann links, ausgeführt.

Als Indikation dieser Gußform ist neben dem Kaltwassergewöhnungsaufbau vor allem die Varikose zu nennen. Die häufig zu beobachtenden Kombinationsformen von Gonarthrose und Varikose sowie statische Fußbeschwerden und allgemeine Beinmüdigkeit sprechen ebenfalls auf Kniegüsse an.

Schenkelguß

Der Schenkelguß stellt die Fortsetzungsbehandlung dar. Die Gußausführung entspricht dem Knieguß, aber der Wassermantel wird rückwärts nicht nur bis zur Kniekehle, sondern bis über das Gesäß und vorne bis zur Leiste geführt.

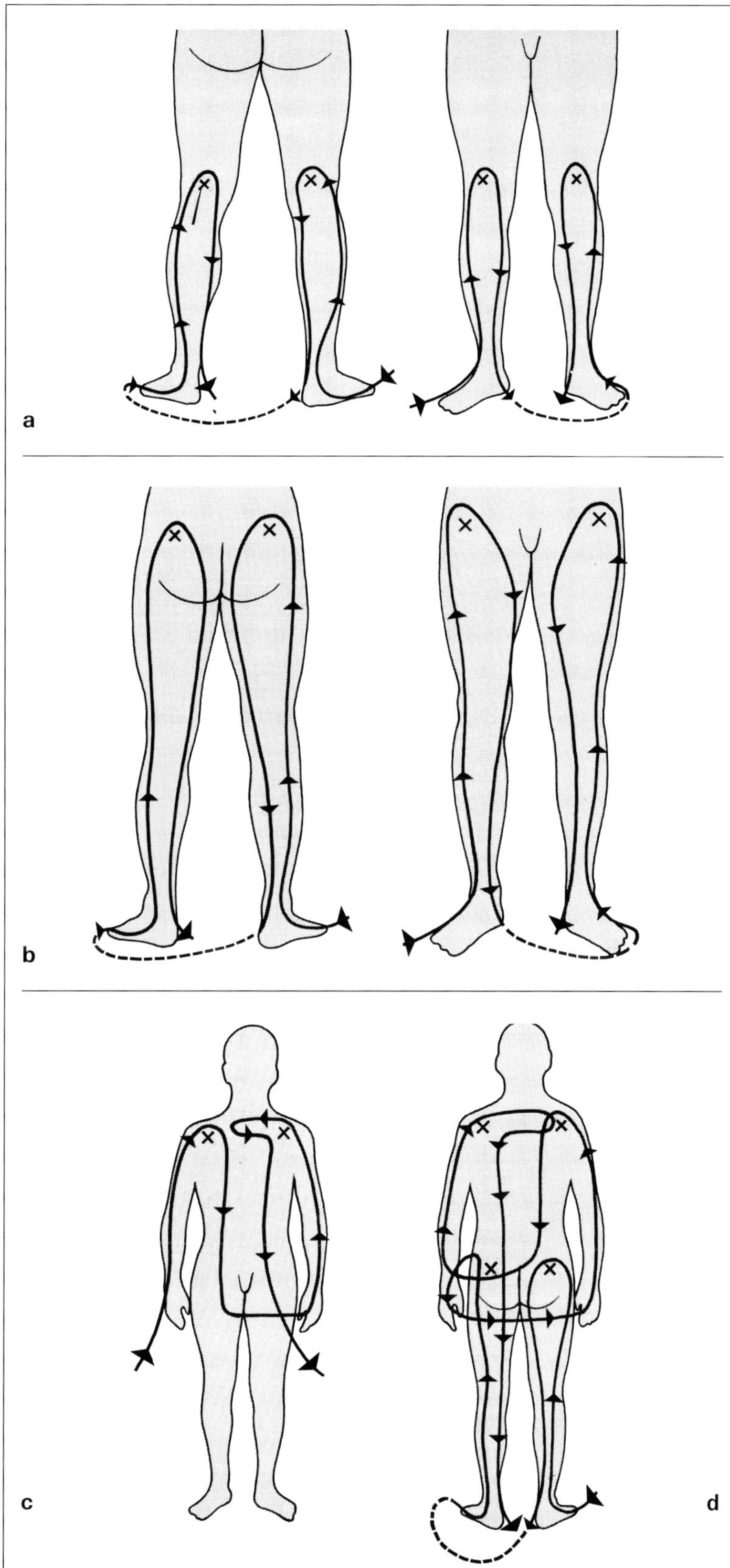

8 Gießvorgang bei Kneipp-Güssen.
a Knieguß,
b Schenkelguß,
c Rückenguß,
d Vollguß.

Rückenguß

Der Rückenguß gilt als einer der reizstärksten Güsse und sollte daher erst nach Absolvierung einer entsprechenden und schon beschriebenen Aufbaubehandlung in das Therapieprogramm aufgenommen werden.

Die Gießfolge startet mit einer Kurzausführung des Schenkelgusses und beginnt dann an der rechten Hand, von wo der Guß bis zur Schulter aufsteigt, in Schulterhöhe kurz verharrt, aber so, daß der Wassermantel nur über die rechte Rückenhälfte und nicht vorne über die Brust abfließt, dann paravertebral rechts bis zum Gesäß absteigt und zur linken Hand führt. Der gleiche Ablauf wird spiegelbildlich wiederholt.

Vollguß

Der Vollguß stellt im Grunde nur eine Erweiterung des Rückengusses dar. Ergänzend werden Arme und Oberkörper auch von vorne in analoger Weise zuerst rechts und dann links begossen. In Schulterhöhe kann beim Vollguß der Wassermantel sowohl bei der rückwärtigen als auch der vorderen Gießung die Schulter voll überfließen und somit Rücken und Brustgegend erfassen *(Abb. 8).*

Rücken- und Vollguß wirken zirkulationsanregend und tonisierend, was ergänzend zu heilgymnastischen Maßnahmen bei Haltungsschäden verwertbar ist.

Das Überwärmungsbad

Die größte Reizintensität der hydrotherapeutischen Verfahren vermittelt das Überwärmungsbad.

▶ Überlegungen zur Therapie des chronisch Kranken müssen das Überwärmungsbad einbeziehen.

Dies gilt vor allem, wenn beim chronisch Kranken nach langer Erkrankungsdauer eine gewisse Regulationserstarrung eingetreten ist, das Krankheitsbild sozusagen festgefahren erscheint und sonst bewährte reflextherapeutische Maßnahmen nicht mehr greifen, dann ist an den Einsatz des Überwärmungsbades zu denken. Die Wirkung dieser Methode beruht auf der Erhöhung der Körpertemperatur, die sich der Temperatur des Badewassers anpaßt. Wie weitgehend sich die Steigerung der Körpertemperatur auf Krankheit und Heilung auswirkt, haben schon die Ärzte des Altertums erkannt und *Parmenides* hat dazu enthusiastisch angemerkt: »Gebt mir die Macht, Fieber zu erzeugen, und ich heile jede Krankheit.«

Die mit der Überwärmung ansteigende Körpertemperatur ist freilich nicht gleichbedeutend mit künstlich erzeugtem Fieber. Dieses stellt eine zentrale Irritation des Wärmezentrums dar, Überwärmung aber einen von der Peripherie ausgelösten Temperaturanstieg bei normaler Reaktionsmöglichkeit der Wärmeregulationsmechanismen. Überwärmung ist somit steuerbar, künstliches Fieber nicht, weshalb es weniger empfehlenswert ist.

Indikationsbereich

Der thematisch interessierende Indikationsbereich des Überwärmungsbades umfaßt vordergründig alle chronisch ablaufenden, dem rheumatischen Formenkreis zugehörigen Erkrankungen. Dabei hat es sich bewährt, die Körpertemperatur auf einen Wert von ca. 38,5 Grad zu erhöhen, eine Badedauer von einer Stunde einzuhalten und anschließend den erreichten Temperaturanstieg durch Nachliegen des gut eingepackten Patienten eine weitere Stunde aufrechtzuerhalten. Wichtig ist ebenfalls, daß die Überwärmungsbäder dem Zirkadianrhythmus der Temperatursteuerung angepaßt werden, das heißt, in die Crescendophase (vormittags) fallen.

Procedere

Bezüglich der Anwendungstechnik gelten folgende Regeln:
Eine entspannte Lage des Patienten im Bade erfordert eine Badewanne von mindestens 180 cm Länge. Die Temperatur des Badewassers liegt bei Badebeginn auf dem Niveau der Körpertemperatur, also bei ungefähr 36 bis 37 °C. Durch allmähliches Zufließen von heißem Wasser wird die Badetemperatur dann langsam gesteigert. Nach ca. 15 Minuten paßt sich die Körpertemperatur der des Wassers an und liegt im Schnitt 0,5 °C darunter, das heißt, die Wassertemperatur muß ein Niveau von rund 39 °C erreichen und dieses halten. Das Konstanthalten der Temperatur wird durch Abdecken der Wanne erleichtert.

Der Patient soll so tief eingetaucht liegen, daß nur das Gesicht aus dem Wasser ragt. Dazu ist es erforderlich, den Kopf durch einen an den Wannenrändern befestigten Gurt unter dem Hinterhaupt abzustützen.

Günstig ist es auch, nach halber Badedauer den Körper im Wasser abzubürsten, wodurch die Schweißausscheidung zusätzlich angeregt und der Kreislauf entlastet wird.

Während der ersten zwei bis drei Bäder können bei empfindlichen Patienten Badebeschwerden auftreten, sie sich in Herzklopfen und/oder Beklemmungsgefühlen äußern. Kurzzeitiges Aufsetzen des Patienten und Verabreichung von warmem Kräutertee oder einigen Tropfen Tinct. Valeriana bringt die Beschwerden rasch zum Schwinden.

Das Heraussteigen aus dem Bade muß langsam geschehen, um orthostatische Reaktionen gering zu halten. Der sofort mit einem vorgewärmten großen Frotteetuch eingehüllte Patient soll sich gleich ins bereitgestellte Ruhebett legen, wo er mit mehreren Decken gut eingepackt wird. Der Kopf sollte ebenfalls, ausgenommen das Gesicht, eingehüllt werden. Das einstündige Nachschwitzen beendet man am besten durch eine abschließende laue Abwaschung und ein kurzes Tauchbad im lauwarmen Wasser (30 °C). Anschließend ist eine weitere Stunde Bettruhe angezeigt.

Nicht nur der Allgemeinzustand des Patienten, sondern ebenso Körpertemperatur und Pulsverhalten erfordern während des Gesamtverlaufes häufige Kontrollen.

Die Temperaturmessung erfolgt sublingual, und es empfiehlt sich, eine Temperaturkurve aufzuzeichnen, um die Reaktionen der aufeinanderfolgenden Überwärmungen beurteilen zu können.

Badezusätze

Auch bei guter Verträglichkeit erscheint es ratsam, die bei Überwärmungsbädern lange nachklingenden Reaktionen zu bedenken und höchstens drei Bäder pro Woche zu verordnen. Ausgenommen von dieser Regel sind nur verzögert reagierende Patienten, die zu Anfang der Bäderserie keine oder nur eine ungenügende Temperaturerhöhung produzieren. Hier kann bis zum Auftreten der angestrebten Reaktion auch ein täglicher Überwärmungsdurchgang zur Ausführung kommen. Nach *Schlenz* läßt sich die Intensität des Bades durch den Zusatz abgekochter Kräuter steigern, und er empfiehlt dazu, Birkenblätter, Schafgarbe, Arnika oder Heublumen, also Badezusätze, die als »Rheumamittel« ohnehin bekannt sind.

Kontraindikationen

Kontraindikationen sind vor allem Herz-Kreislauf-Probleme.

Elektrotherapeutische Verfahren

Elektrizität kann durchaus als körpereigenes Agens betrachtet werden, da eine Reihe biologischer Funktionen auf elektrischen Vorgängen beruhen. Im diagnostischen Bereich lassen abgeleitete Strombilder Rückschlüsse auf normales oder gestörtes Systemverhalten zu (EKG, EEG, EMG u.a.m.).

Therapeutische Anwendungen der Elektrizität, die von außen über die Haut erfolgen, interferieren also schon primär mit inneren, bioelektrischen Abläufen, wobei das Wirkungsspektrum von den physikalischen Größen der zugeführten Stromformen abhängt.

Prinzipiell gilt, daß elektrische Reize unmittelbarer in die Kette der zur Erregung führenden reflektorischen Vorgänge eingreifen, als jeder andere virtuelle Reiz.

Hinsichtlich der Veränderungen biologischer Abläufe durch Therapieströme interessiert hier der analgetische Effekt am meisten. Wie schon erwähnt, sind diesbezügliche Aussagen zumindest zum Teil hypothetischer Natur.

Stromwirkung

Generell ist anzunehmen, daß durch die Elektrotherapie einerseits zentrale Schaltebenen des thalamischen Trakts mit einer Stimulierung von Endorphinen und Enkephalin angesprochen werden, andererseits im Bereich des ersten Neurons bzw. bei den Umschaltstellen im Hinterhorn des Rückenmarks eine Beeinflussung der Schmerzmechanismen erfolgt. Nach jüngsten Ausführungen sollen die therapeutischen Stromimpulse die phasenartig summierten Schmerzimpulse wieder in zeitlich getrennte Aktionspotentiale zerlegen, das heißt, über die Änderung des Afferenzmusters die pathologische Größe des Signals reduzieren, bzw. wieder in den Toleranzbereich zurückführen. Diskutiert wird in diesem Zusammenhang auch die Gate-control-Theorie und das »Schließen des Tores« über entsprechende elektrotherapeutisch ausgelöste Afferenzen.

Des weiteren ist anzunehmen, daß die Entlastung des Hinterhorns von nozizeptiven Reizen auch die Sympathikusaktivierung bremst und somit Durchblutung und Trophik des Schmerzareals günstig beeinflußt.

Die mit der elektrotherapeutisch ausgelösten Regulationsberuhigung mitlaufende muskuläre Tonusabsenkung stellt einen weiteren wichtigen Effekt bei der Behandlung von Störungen dar.

Analgetische Mechanismen

- Verdeckungseffekt über die Aktivierung der Gate-Control-Mechanismen.
- Zentrale Stimulierung der schmerzhemmenden Endorphine.
- Der Anelektrotonus unter der Anode erhöht bei Gleichstromanwendungen die Schmerzschwelle.
- Der Plateaueffekt bei Interferenzströmen bedingt einen Dauerdepolarisationszustand mit Unerregbarkeit für Reizabläufe.
- Die vermehrte Lokaldurchblutung führt zur rascheren Abschwemmung der örtlichen Schmerz- und Entzündungssubstanzen.

Galvanischer Strom

Eine Reihe verschiedener Elektrotherapieverfahren sind lange bekannt und gehören zum Standardprogramm physikalischer Behandlungen. Als ältestes und in der ursprünglichen Applikationsweise kaum mehr eingesetztes Verfahren ist der Einsatz des unveränderten galvanischen Stromes zu nennen. Dabei wird ein kontinuierlich fließender Gleichstrom über Metallelektroden und flüssigkeitsgetränkte Unterlagen oder mittels Zellen- und Vollbädern eingebracht. Durch unterschiedliche Polung der Elektroden läßt sich der therapeutische Effekt variieren: Die Anode wirkt analgetisch, die Kathode reizsetzend.

Diadynamische Ströme

Moderne Gleichstrombehandlungen werden meist mit impulsförmig ablaufenden Strömen ausgeführt. Die bekanntesten hierzu verwandten Stromformen sind die sogenannten diadynamischen Ströme nach *Bernard.* Bei diesen aus Wechselstrom gewonnenen, sinusoidalen Gleichstromimpulsen mit Variationen des Strombildes über Impulse von 50 und 100 Hz und verschiedener Pausendauer (10 msec bis 1 sec), lassen sich den einzelnen Impulsvarianten bestimmte Indikationen zuordnen.

Die im Handel erhältlichen Geräte sind sozusagen vorprogrammiert und liefern die gewünschte Impulsfolge auf Tastendruck. Darüber hinaus ist es auch möglich, jede einzelne Strombildvariante mit konstantem Gleichstrom aus einem zweiten Stromkreis zu unterlegen und so durch entsprechende Polung die Wirkung im erwähnten Sinne zu steuern.

Schon aus diesen wenigen Details läßt sich entnehmen, daß die Frequenzen des Therapiestromes eine wichtige Rolle spielen. Hier sei darauf verwiesen, daß nur sogenannte niederfrequente Stromformen die gewünschte Wirkung erbringen.

Für die Behandlung aus reflextherapeutischer Sicht kommen vor allem die Variante CP, eine im Sekundentakt wechselnde 100-Hz- und 50-Hz-

Impulsfolge, sowie die Variante LP, bei der eine kurze 50-Hz-Periode mit einem längeren geschwellten 100-Hz-Abschnitt wechselt, in Frage.

Den permanenten 100-Hz-Impulsen (Variante DF) wird eine spezielle sympathikusdämpfende Wirkung zugeschrieben. Diese Stromform wird zur Elektroblockade des Ganglion stellare empfohlen *(Abb. 9)*.

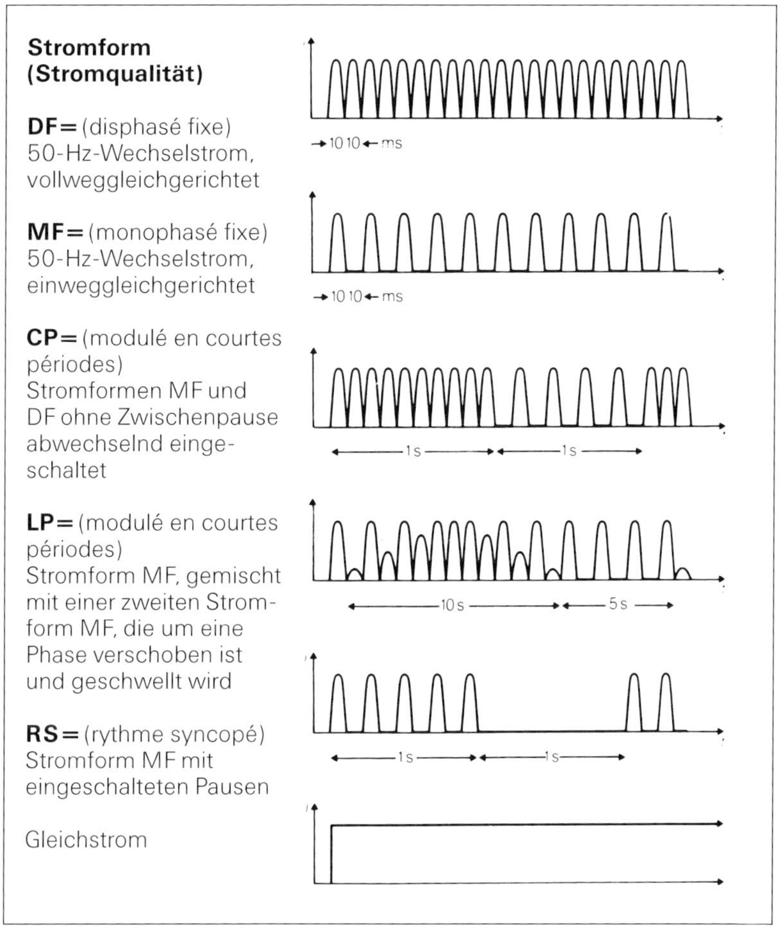

9 Strombilder der diadynamischen Ströme.

Der Ultrareizstrom nach *Träbert*

Von *Träbert* wurde ein als Ultrareizstrom bezeichnetes Strombild angegeben, das sich aus Rechteckimpulsen von 2 msec und Pausen von 5 msec ergibt, was einer Frequenz von ungefähr 140 Hz entspricht. Diese Stromform bewirkt in behandelten Muskelgebieten sogenannte wogende Kontraktionen, so daß mit dem elektrotherapeutischen Reiz auch eine Massagewirkung verbunden ist. Diese Behandlungsart ermöglicht nach *Wiedmer* »maximale Stromstärken ohne nennenswerte Schmerzbelästigung sowie optimale Ergebnisse bezüglich der Schmerzbefreiung bei geringer Sitzungszahl«.

Interferenzstromtherapie

Um die bei der reinen Niederfrequenztherapie gegebene Hautbelastung und eventuelle Gewebsschädigungen im Bereich metallischer Fremdkörper zu vermeiden, werden auch mittelfrequente Wechselströme konstanter Amplitude zu Therapiezwecken verwendet. Sie reduzieren die kapazitiven Widerstände der Haut auf etwa ein Hundertstel des Wertes für Niederfrequenzen. Um im Behandlungsgebiet die notwendige Effizienz zu erzielen, die an Niederfrequenzen gebunden ist, werden zwei getrennte mittelfrequente Wechselströme über gekreuzt angelegte Elektrodenpaare zugeführt. Die Frequenzen der beiden Ströme unterscheiden sich um einen niederfrequenten Betrag, der zwischen 0 und 100 liegt. Die Superposition der beiden frequenzdifferenten Ströme läßt dann im Kreuzungsgebiet einen neuen Strom entstehen, der dem Frequenzunterschied der beiden ursprünglichen Ströme entspricht. Diese Stromform wird deshalb auch als »Interferenzstrom« bezeichnet.

Bei der Interferenzstrombehandlung ist daher die korrekte Elektrodensetzung für den Erfolg ganz besonders entscheidend. Die Elektrodenpositionen müssen dabei so gewählt werden, daß sich die Stromkreuzungsstelle mit der therapeutisch wirksamen niederfrequenten Interferenz und die Schmerzregion genau decken.

Der Indikationsbereich der geschilderten Elektrotherapieverfahren ist sehr weit gesteckt. Er umfaßt praktisch alle Schmerzsyndrome des Bewegungsapparates. Die Entscheidung für bestimmte Stromformen hängt zum Teil sicherlich von der Kenntnis der persönlichen Gerätetypen und von empirischen Aspekten ab. Hier angegebene Empfehlungen sind in diesem Sinne zu verstehen.

Cum grano salis ist festzuhalten, daß Schmerzsyndrome großer Gelenke (Schulter, Hüfte, Kniegelenk) auf Interferenzstrombehandlungen besonders gut reagieren. Pseudoradikuläre und radikuläre Sensationen, aber auch posttraumatische Irritationen scheinen besser auf diadynamische Stromformen anzusprechen.

Die Hochvolttherapie

Die kurzen Impulse mit hoher Spannung von 550 V sowie Stromspitzenwerte von 220 mA und variable Frequenzen zwischen 10 und 150 Hz haben den gleichen Wirkungsbereich wie schon andere lange verwendete Reizstromarten. Sie werden gleichfalls in erster Linie zur Schmerzbehandlung eingesetzt.

Von Vorteil ist das Fehlen von Hautreizungen (Verätzungen), guter Verträglichkeit sowie der Möglichkeit des Einsatzes über Metallimplantaten.

Transkutane elektrische Nervenstimulation zur Selbstbehandlung (TENS)

Für den Selbstgebrauch des Patienten gibt es, wie schon ausgeführt wurde, handliche Taschengeräte, die bei chronischen, schwer erträglichen Schmerzzuständen empfohlen werden können, sofern bei Probebehandlungen zufriedenstellende oder zumindest eine gewisse Zeit anhaltende Schmerzerleichterungen erreicht wurden.

Die Elektroden werden bei dieser transkutanen elektrischen Nervenstimulation entweder im Schmerzgebiet, im Verlauf peripherer Nerven, oder paravertebral segmententsprechend angebracht. Dabei wird eine Stromdosierung gewählt, die ein Kribbeln auslöst, das zwar nicht schmerzhaft sein darf, die bestehenden Schmerzen aber überlagern muß. Um Adaptationseffekte an die TENS und ein damit verbundenes Nachlassen der Wirkung zu verhindern oder zumindest zu verzögern, sollten bei den empfohlenen Geräten Frequenzamplitude und Behandlungsdauer regelbar sein.

Kontraindikationen

Von elektrotherapeutischen Verfahren absolut auszuschließen sind nur Patienten, die Herzschrittmacher tragen. Eine weitere Kontraindikation ist die aktive Organtuberkulose.

Nach *Wolff* sollte bei Mangel an ionisiertem Kalzium im Organismus eine Elektrotherapie nur bei gleichzeitiger intravenöser Kalziumverabreichung vorgenommen werden.

Als relative Kontraindikationen gelten übermäßige Stromempfindlichkeit, psychische Abwehrreaktionen und dermatologische Prozesse im Behandlungsgebiet.

Prinzipien der therapeutischen Stromapplikation

- Die differente Elektrode muß direkt über der Schmerzzone angebracht werden.
- Die indifferente Elektrode kann an beliebiger Körperstelle liegen.
- Bei Gleichstrom wirkt die Anode als differente Elektrode.
- Bei Reizstörmen ist die Kathode die differente Elektrode.
- Unterschiedlich große Elektroden machen automatisch die kleinere zur differenten Elektrode.
- Bei Wechselstromformen gibt es keine differente Elektrode.
- Akute Krankheitsbilder vertragen nur geringe Stromdosierungen und kurze Behandlungszeiten.
- Tritt nach maximal zehn Behandlungen kein therapeutischer Effekt ein, sind weitere Anwendungen nicht mehr sinnvoll.

Die Ultraschalltherapie

Im Prinzip handelt es sich hier um eine mechanische Vibrationswirkung, eine Mikromassage des Gewebes, wobei sich durch die entstehende Reibungsenergie auch eine thermische Begleitkomponente entwickelt. Die Eindringtiefe des Schalles beträgt bis zu 8 cm.

Die Dosierung muß bei Akuterkrankungen niedrig gewählt, die Anwendungsdauer kurz gehalten werden (0,2 - 0,6 W/cm^2, drei bis fünf Minuten).

Bei chronischen Prozessen können je nach Gelenkgröße bis zu 2 W/cm^2 sowie eine Anwendungsdauer bis zu 15 Minuten zum Einsatz kommen.

Indikationen

Der Indikationsbereich umfaßt arthromuskuläre Syndrome. Ultraschalltherapie ist dann besonders angezeigt, wenn knochennahe Störungszonen wie Epikondylopathien, PHS und Arthrosen vorliegen.

Kontra-indikationen

Innere Organe und die Epiphysenfugen bei Kindern dürfen nicht beschallt werden.

Die therapeutische Anwendung der Lokalanästhetika

Historische Entwicklung

Die Geschichte der Anwendung lokalanästhetischer Substanzen hat ihre Vorläufer in der Kokainära des 19. Jahrhunderts. Erste unbewußte Anregungen dazu gingen von *Siegmund Freud,* dem Wiener Psychoanalytiker, aus, der Kokain als Analeptikum und Antidepressivum einsetzen wollte und bei einem Selbstversuch 1883 eine anästhesierende Wirkung im Bereiche der Mundschleimhäute notierte. Diese Beobachtung teilte er dem damals ebenfalls in Wien tätigen Ophthalmologen *Karl Koller* mit, der darauf aufbauend nach entsprechenden Vorversuchen noch im gleichen Jahr die erste Staroperation in lokaler Kokainbetäubung erfolgreich ausführte.

Danach entwickelte *Halsted* in New York die erste Leitungsanästhesie, *Carl Ludwig Schleich* in Berlin verschiedene Techniken der Infiltrationsanästhesie und *Bier* (1898) die Lumbalanästhesie. Zuvor hatte schon der amerikanische Neurologe *Corning* versucht, durch interspinale Kokain-Injektionen spinale Reizzustände verschiedener Ursachen zu behandeln, und war somit wahrscheinlich der erste Anwender eines Lokalanästhetikums zu therapeutischen Zwecken.
Danach erfolgten Rückschläge: Die anfänglich viel zu konzentriert verwendeten Kokainlösungen erwiesen sich als toxisch und verursachten zahlreiche Vergiftungen, Todesfälle sowie Süchtigkeit, und es bedurfte der Arbeiten des Pariser Chirurgen *Reclus,* um zu erkennen, daß schon mit halbprozentigen Kokainlösungen auszukommen sei. Er rettete damit die Anwendung der Lokalanästhetika vor der medizinischen Verbannung.

Der endgültige Durchbruch war mit der 1905 erfolgten Einführung des von *Einhorn* entdeckten Novocains gegeben.

Novocain

Die therapeutische, nichtchirurgische Verwendung der Lokalanästhetika entwickelte sich ab etwa 1920, nachdem es *Leriche* gelungen war, Migränepatienten durch Novocainumspritzungen an die A. temporalis erfolgreich zu behandeln. Dann veröffentlichte *Mandl* seine Erkenntnisse über paravertebrale Blockaden und wiederum *Leriche* einen Bericht über das sofortige Verschwinden ausgedehnter Schmerzen nach Infiltration von Operationsnarben.

›Neuraltherapie‹

Auf *Huneke* (1941) geht der Terminus »Sekundenphänomen« zurück, den er für das augenblickliche Sistieren von Fernstörungen bei Behandlung der pathogenen Primärzonen vorschlug, nachdem er erstmals, nach Infiltration einer Osteomyelitiszone an der Tibia, eine sofortige Beschwerdefreiheit im Bereiche einer schmerzhaften Schulter feststellen konnte. In Zusammenarbeit mit seinem Bruder entwickelte er aus dieser und weiteren Fallbeobachtungen die sogenannte Neuraltherapie.

Ebenfalls 1941 beschrieb *Fenz* die Behandlung rheumatischer Erkrankungen mittels Lokalanästhesie. *Wischniewsky* (1935), *Dittmar* (1949), *Kibler* (1950), *Gross* (1951), *Dosch* (1964) und andere trugen zur kontinuierlichen Entwicklung und Anerkennung der Methode bei, die die verschiedensten Bezeichnungen erhielt. Als Synonyma für die therapeutische Anwendung der Lokalanästhetika gelten beispielsweise

- therapeutische Lokalanästhesie,
- Infiltrationstherapie,
- Neuraltherapie,
- Infiltrationsanästhesie,
- Heilanästhesie sowie
- medizinisch-therapeutische Infiltrationen.

Im allgemeinen Sprachgebrauch hat sich der von den Brüdern *Huneke* geprägte Terminus »Neuraltherapie« am weitesten durchgesetzt.
Aber gerade dieser Terminus ist zu hinterfragen, da der Begriff »neural« auf das Nervensystem verweist, an dem alle anderen Reflextherapien ebenfalls ansetzen. Die vielfach eingesetzten Bezeichnungen »Heilanästhesie« oder »therapeutische Lokalanästhesie« werden bei kritischer Auslegung dem medizinischen Geschehen ebenfalls nicht gerecht, da die Wirkungsmechanismen der Methode nicht unbedingt mit dem Anästhesieeffekt verknüpft erscheinen und es erwiesen ist, daß Lokalanästhesie auch in subanästhetischer Konzentration reflextherapeutisch wirkt.
Um der Neutralität willen geht es im folgenden somit nur um eine therapeutische Anwendung der Lokalanästhetika, wobei unterteilt wurde in

- Quaddeltherapie,
- topische Injektionen und Infiltrationen in Muskulatur, Sehnen und Bänder,
- intraartikuläre Injektionen und
- therapeutische Blockaden.

Die Chemie der Lokalanästhetika

Chemisch lassen sich die meisten der gebräuchlichen Lokalanästhetika in eine von zwei großen Gruppen einreihen.

Para-Amino-benzoesäure-Derivate
Amidstrukturierte Substanzen

Zu den Para-Aminobenzoesäure-Derivaten zählen Procain und Novocain.
Amidstrukturierte Substanzen sind Lidocain, Xylocain, Xylonest, Xyloneural, Scandicain u.a.m.

Im weiteren Wirkungsspektrum erweisen sich die Präparate als unterschiedlich stark

- kapillarabdichtend,
- antiphlogistisch,
- antihistaminisch,
- antihyperergisch,
- endoanästhetisch.

Diese Eigenschaften wurden durch zahlreiche Untersuchungen abgesichert. Bekannte Beispiele sind die Unterdrückung der anaphylaktischen Reaktion nach *Shwarzman-Sanarelli* oder des *Petzold-Jarisch*-Reflexes.

Die für reflextherapeutische Überlegungen wichtigen pharmakologischen Eigenschaften der Lokalanästhetika zeigen Unterschiede der Einzelpräparate, wobei Gruppengemeinsamkeiten vorliegen.

Eigenschaften

Die Präparate der Para- Aminobenzoesäure-Abkömmlinge

- wirken kürzer,
- sind weniger toxisch und
- verursachen gelegentlich Allergien.
- Der Abbau erfolgt esterhydrolytisch im Serum, aber auch in der Leber, über die Prokainesterase (Serumcholinesterase).

Die amidstrukturierten Substanzen

- wirken länger,
- zeigen ein besseres Penetrationsvermögen sowie
- ein fast völliges Fehlen allergischer Reaktionen und
- sind etwas toxischer.
- Amidstrukturierte Substanzen werden in der Leber durch die Carboxylesterase hydrolysiert und über Monooxygenasen oxidiert und aufgespalten.

Tabelle 6 **Vergleich Procain – Lidocain**

Parameter	Procain (Impletol®)	Lidocain (Xyloneural®)	
Chem. Struktur	Ester -COOH-	Amid $COHN_2$	
pH-Wert	4,0–4,3	$6{,}6 \pm 0{,}2$	Je neutraler die Reaktion, desto weniger schmerzhaft die lokale Applikation.
Anteil von Base bei normalem Gewebs-pH von 7,4	3,1%	24%	Je größer der Anteil der Base, um so besser die Penetration durch die Nervmembran.
Anästhetischer Effekt auf markhaltige (Aα, Aβ) und marklose Fasern (Aδ, C)	zuerst marklose, später markhaltige	beide Qualitäten gleich schnell	Die längerdauernde, dumpfe Schmerzqualität fällt bei Lidocain weg
Latenzzeit	5–10 Min.	< 2 Min.	Alle genannten Eigenschaften bedingen die geringere Schmerzhaftigkeit bei der Anwendung von Lidocain.

Wirkungsspektrum und -mechanismen

Jene Eigenschaften der Lokalanästhetika, die für den therapeutischen Einsatz im Rahmen der Reflextherapie maßgeblich sind, erfordern eine gesonderte Betrachtung.

Von mehreren diesbezüglichen Hypothesen erscheint die der Interaktion mit dem Natriumtransportsystem am besten abgesichert. Dabei sollen Lokalanästhetika mit Kalziumionen konkurrieren, die ihrerseits sonst die Natrium- und Kaliumkanäle besetzt halten und solcherart die Ionokinese und verbundene Potentialänderungen bestimmen. Während dabei das Ruhepotential unter dem Einfluß der Lokalanästhetika unbeeinflußt bleibt, werden die durch Reizdepolarisation ausgelösten Erregungsvorgänge über die Abdichtung der Natriumkanäle verhindert.

Zusammengefaßt bedeutet dies, daß die Membransensibilisierungen gegen sonst unterschwellige Reize, die bei Verschiebung des Ruhepotentials in Richtung Depolarisation auftreten, durch Lokalanästhetika über eine Absicherung des Schwellenpotentials unterbrochen werden.

Abbildung 10 zeigt die auch für reflextherapeutische Überlegungen gültige optische Umsetzung der vorgestellten Abläufe.

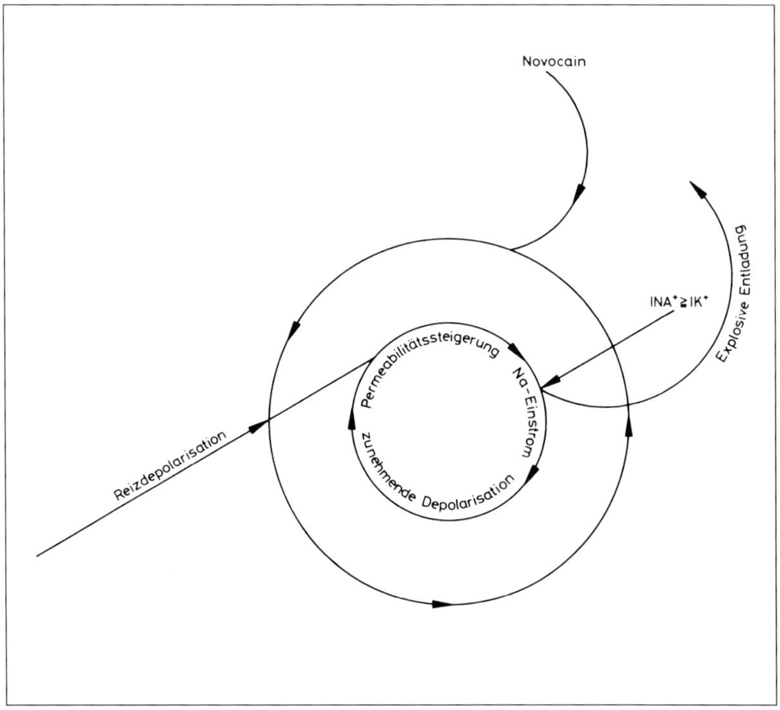

10 Die Hauptwirkung der Lokalanästhetika im therapeutischen Bereich liegt in einer Unterbrechung der Reizdepolarisierung und einer Abschirmung gegen ausbrechende Spitzenpotentiale.

Dosis

Bei der Vorstellung der Wirkungsmechanismen der Lokalanästhetika ergibt sich die Frage, inwieweit die geschilderten Effekte dosisabhängig sind bzw. welche Einzeldosen unbedenklich eingesetzt werden können. Für alle reflextherapeutischen Anwendungsarten gilt, daß die gewöhnlich angegebenen Maximaldosen der Lokalanästhetika um ein Vielfaches über jenen Mengen liegen, die durchschnittlich benötigt werden. Der therapeutische Effekt ist weitgehend dosisunabhängig. Selbst kleinste Mengen entfalten die gewünschte Wirkung, allerdings nur dann, wenn die pathogene, reizauslösende Struktur exakt getroffen wird. Bei Beherrschung der nachfolgend vorgestellten Einzeltechniken werden in keinem Falle mehr als 10 ml des Lokalanästhetikums benötigt. Niedrig konzentrierte Präparate sind dabei genauso wirkungsvoll.

Zweifingerschutztechnik

Eine weitere Absicherung bietet die von den Autoren eingeführte Zweifingerschutztechnik (2FST) *(Abb. 14)*. Dabei wird die Einstichstelle mit leicht gespreiztem 2. und 3. Finger umgrenzt. Dies bewirkt:

- genaue Lokalisation der Einstichstelle sowie
- Abgrenzung und Fixierung des Behandlungspunktes.
- Gefährdete Strukturen (Gefäße, Nerven) lassen sich wegdrücken und bleiben so geschützt.
- Die Gewebskompression verkürzt den Injektionsweg und erlaubt kürzere und dünnere Kanülen.
- Die Erregung von Mechanorezeptoren der Haut vermindert den Nadelstichschmerz.

Grundausrüstung

Benötigt werden Einmalinjektionsspritzen der Größe 2 und 5 ml und möglichst dünne Kanülen, um schmerzarm und atraumatisch arbeiten zu können. Die Kanülenlänge hängt von der geplanten Anwendungsart ab; bewährt hat es sich, Nadellängen von 2, 4, 6, 8 und 10 cm vorrätig zu halten. Mit dieser Grundausrüstung lassen sich alle Techniken der Lokalanästhetikaanwendungen problemlos ausführen.

Nebenwirkungen und Kontraindikationen

Bei der Präparatewahl zeigt sich eine allgemeine Tendenz zu amidstrukturierten Substanzen (Xylocain, Scandicain etc.), da bei der postulierten niedrigen Dosierung die geringgradig höhere Toxizität überhaupt nicht ins Gewicht fällt, praktisch nebenwirkungslos gearbeitet werden kann und vor allem keine allergischen Reaktionen zu befürchten sind.

Somit sind bezüglich der pharmakologischen Wirkungen keine Kontraindikationen gegeben. Lediglich bei Hämophilie und für unter Antikoagulantien stehende Patienten gilt ein Cave. Tiefe Techniken wie Wurzelblockaden und intraartikuläre Injektionen sind dann kontraindiziert.

Als relative Kontraindikation gilt eine übertriebene Nadelscheu bei entsprechender psychischer Grundsituation. Die gar nicht seltenen Nadelstichreaktionen vegetativer Art, vom leichten Schwindel bis zum echten Kollaps, lassen sich bei entsprechender Patientenführung beherrschen und stellen keine Kontraindikation dar.

Die Autoren dieses Buches haben im Laufe ihrer reflextherapeutischen Lokalanästhetikaanwendungen in den letzten zwanzig Jahren ungefähr 250000 Injektionen der verschiedensten Techniken vorgenommen und dabei keine wirklich ernste Komplikation erlebt. Auf die bei einzelnen Anwendungsarten eventuell auftretenden Nebenwirkungen (Lokalreaktionen) wird an entsprechender Stelle verwiesen.

Zwischenfallsbilanz bei der Therapie mit lokalanästhetischen Substanzen

Nach *Reischauer* wurden in einem Zeitraum von acht Jahren 77000 zwischenfallfreie Blockaden ausgeführt. Davon waren:
- 40000 lumbale Wurzelblockaden,
- 13000 lumbale Grenzstrangblockaden,
- 20000 Stellatumblockaden,
- 5000 thorakale Applikationen.

Hopfer berichtete aus der Ambulanz des Hanusch-Krankenhauses Wien über 250000 Anwendungen, die in zwanzig Jahren verabreicht wurden. Zu verzeichnen war eine (!) ernstere Komplikation (chirurgische Intervention) bei einem Patienten mit nicht bekannter Gerinnungsstörung.

Auf der Abtlg. f. konservative Orthopädie *(Tilscher)* wurden in den letzten 25 Jahren 115064 Behandlungen mit 408477 Einzeltechniken bei zwei nennenswerten reversiblen Komplikationen durchgeführt.

Nach *Eder* ergeben sich bei einer Mindestbehandlungsfrequenz von 30 täglichen Anwendungen für den Zeitraum von 1964–1984 hochgerechnet 150000 Applikationen, darunter 25000 Wurzelblockaden, 400 Stellatumblockaden und 40000 intraartikuläre Injektionen.
Komplikationsrate in % = 0,003.

Im folgenden werden die bei Überdosierung oder Unverträglichkeit möglichen Komplikationen und die entsprechenden Gegenmaßnahmen vorgestellt.

Allergische Reaktionen

Allergische Reaktionen treten nahezu ausschließlich nach Verwendung der Para-Aminobenzoesäure-Abkömmlinge auf und sind selbst dann meist harmloser Art (Hauterscheinungen). Sie lassen sich vermeiden, wenn über eine Testquaddel die Verträglichkeit geprüft wird. Eine ausgedehnte Rötung in der Umgebung der Testquaddel (am besten in die Haut der Unterarmbeugeseite verabreicht) zeigt die Allergiebereitschaft an. Für die Präparate der eventuell allergieauslösenden Procaingruppe besteht des weiteren gelegentlich eine Paragruppensensibilisierung durch Sulfonamide.

Komplikationen bei Überdosierung

Vermeidbare, überdosierungsbedingte Komplikationen reichen von Schwindel, Tachykardie, Mundtrockenheit und Muskelzuckungen, Bewußtlosigkeit und Krämpfen bis zu Koma, Hypotension, Bradykardie, Atemstillstand und letalem Ende. Die bei solchen Intoxikationen einzusetzenden Therapiemaßnahmen entsprechen denen der Notfallmedizin. Die Schockbekämpfung steht im Vordergrund und muß beim Vorliegen von Krampfzuständen durch intravenöse Gaben kurzwirkender Barbiturate unterstützt werden.

Nadelkollaps

Zur Behandlung des schon erwähnten nadelstichbedingten Vasomotorenkollaps genügt die Trendelenburg-Lagerung des Patienten (Kopf tief, Beine hoch). Die Erholung erfolgt sehr rasch.

Eine einwandfreie Beherrschung der Injektionstechniken, die damit verbundene Instillation nur geringer Lokalanästhetikamengen und die Beachtung der vorgestellten Einzelheiten gewährleisten eine risikoarme Reflextherapie.

Die Quaddeltherapie

Obwohl die Quaddelung häufig mit dem Beigeschmack des »ut aliquid« oder einer Verlegenheitstherapie versehen ist, stellt sie eine hoch effiziente Reflextherapie dar, die eine ausgezeichnete Segmententlastung mit großer Tiefenwirkung verbindet.

Applikation

Die technische Ausführung ist einfach. Mit kurzer, dünner Kanüle (Nr. 20) wird im spitzen Winkel, fast tangential, die Haut angestochen, gerade so weit, daß die Kanülenöffnung voll eintaucht. Pro Quaddel werden dann etwa 0,2 ml des Anästhetikums eingebracht. Die wirklich streng intrakutane Applikation ist das Geheimnis des Erfolges. Bei zu tiefem Einstich gelangt die Injektionslösung zumindestens teilweise in die Subkutis, und die Methode verliert an reflextherapeutischer Wirksamkeit.

Nach *Dosch* (1964) kann die Effizienz der Quaddelung über eine Quaddelvergrößerung durch Mitinjizieren von etwas Luft gesteigert werden. Dazu zieht man den Spritzenstempel der vorbereiteten Spritze noch etwas zurück, so daß sich im Innern eine kleine Luftblase bildet, die dann nach dem Intrakutanstich als erstes in die Haut gelangt, diese in sich aufsprengt und für eine weite Verteilung der nachfließenden Injektionslösung sorgt. Quaddeldurchmesser bis 2 cm sind solcherart leicht zu erzielen.

Topische Injektionen und Infiltrationen in Muskulatur, Sehnen und Bänder

Im Zuge der nozizeptiven Reizbeantwortung führt jedes länger anhaltende Reizgeschehen zu Muskelverspannungen und entsprechenden Folgeerscheinungen, wobei für den topischen Behandlungseinsatz der Lokalanästhetika vor allem die resultierenden Insertionstendinopathien, aktive myofasziale Triggerpunkte und ligamentäre Irritationszonen in Frage kommen. Die gezielte, punktgenau auf den Locus dolendi gerichtete Injektionstechnik erscheint hier besonders wichtig, weil das der erste Schritt ist, um die Autonomisierung dieser Schmerzbezirke zu hartnäckigen sekundären Reizzentren zu unterbrechen. Erst damit wird der Weg frei für zusätzlich notwendige weitere rehabilitatorische Maßnahmen, die nach einem vorausgehenden Schmerzabbau noch effizienter sind.

Die folgenden Abbildungen versuchen, die häufigsten Ansatzpunkte diesbezüglicher Injektions- und Infiltrationstechniken anatomisch-topographisch vorzustellen, um so das Auffinden der Individualpunkte zu erleichtern. Um einen optimalen Therapieeffekt zu erreichen, muß allerdings in jedem Einzelfalle das Epizentrum der Beschwerden palpatorisch genau gesucht werden *(Abb. 11, S. 76 und 77).*

Suche und Behandlung von Triggerpunkten

Das technische Hauptproblem topischer Injektionen und Infiltrationen liegt somit im Bereiche der Palpationsfertigkeit.

Speziell das Auffinden der myofaszialen Triggerpunkte erfordert einige Übung. Als allgemeiner Hinweis auf aktive Triggerpunkte gilt die eingeschränkte und schmerzhafte aktive und passive Streckung, überhaupt dann, wenn der Muskelschmerz auch bei stärkerer isometrischer Aktivierung auftritt.

Die weiteren Anhaltspunkte ergeben sich erst aus dem Palpationsbefund.

Lagerung zur Palpation

Prinzipiell ist dabei zu beachten, daß bei der Lagerung zur Palpation der Schmerzzonen die zu untersuchenden Muskelpartien nur bis knapp vor die Schmerzgrenze gespannt werden dürfen. Im Durchschnitt liegt das diesbezüglich erreichbare Streckungsausmaß bei zwei Drittel der Gesamtstreckmöglichkeit des Muskels.

Bei der quer zur Faserrichtung ausgeführten Palpation fühlt man dann einen 2 bis 4 mm dicken, rundlichen, gespannten Strang. Im Längsverlauf dieses schnurartigen Gebildes imponiert eine meist etwas verdickte Stelle als besonders empfindlich. Das ist der gesuchte Triggerpunkt, der auf verstärkten Palpationsdruck schließlich charakteristische Antworten gibt:

- Zunächst erfolgt eine kurze fühlbare Kontraktion der Strangbildung (local twitch response),
- bei stärkerem Druck eine unwillkürliche Ausweichbewegung des Patienten (jumping sign).
- Wenn der irritierende Palpationsdruck länger als zehn Sekunden anhält, erscheint der zugehörige Projektionsschmerz (referred pain).

Der Schlüssel zum Erfolg ist die subtile Palpation.

Der druckbedingte Projektionsschmerz kann unter Umständen, je nach Irritationsgrad des Triggerpunktes, stunden-, ja tagelang anhalten. Deshalb muß der Untersuchung immer eine sofortige Infiltrationsbehandlung folgen.

Bei umfaßbaren Muskeln, wie etwa an bestimmten Partien des M. trapezius oder M. latissimus dorsi, kann die palpierende Hand mit Zangengriff (Muskelrand zwischen Daumen und Zeigefinger) quer zur Faserrichtung die Strangbildung fühlen *(Abb. 12, S. 78).*

An anderen Orten wird mit flach aufgesetztem Palpationsfinger die Haut über dem untersuchten Muskel und seiner knöchernen Unterlage in Abschnitten hin und her verschoben, bis Strang sowie Triggerpunkt gefunden und fixiert sind *(Abb. 12).*

Danach müssen 1 bis 2 ml des Lokalanästhetikums direkt in den Triggerpunkt injiziert werden, wobei die Auslösung des local twitch response ein untrügliches Zeichen des Treffers darstellt, genauso wie die bei einer Nachpalpation feststellbare Auflösung der Strangbildung und das Sistieren des referred pain.

Mangelhafte Injektionserfolge gibt es, wenn
- der aktive Triggerpunkt nicht getroffen wird,
- nicht alle aktiven Triggerpunkte eines Muskels behandelt werden,
- aktive Triggerpunkte benachbarter Muskeln unbehandelt bleiben,
- bei ungenügender Blutstillung im Triggerpunkt Blutungen entstehen und
- der Muskel nach der Infiltration der Triggerpunkte nicht in vollem Ausmaß bewegt wird.

Infiltrationsbehandlung von Myotendinopathien

Insertionstendinopathien und ligamentäre Schmerzpunkte stellen an die Palpationsfertigkeit weniger Anforderungen. Auch hier kann es bei stärkerem Druck zum Projektionsschmerz kommen. Die technische Durchführung der Infiltration ist überhaupt bei oberflächlich gelegenen Ansatzpunkten völlig problemlos. Vielfach genügen eine 20er-Kanüle und 1 bis 2 ml des Lokalanästhetikums.
Für tiefere Techniken braucht man Kanülenlängen von 6 und 8 cm. Die Infiltration erfolgt bis zum Knochenkontakt.

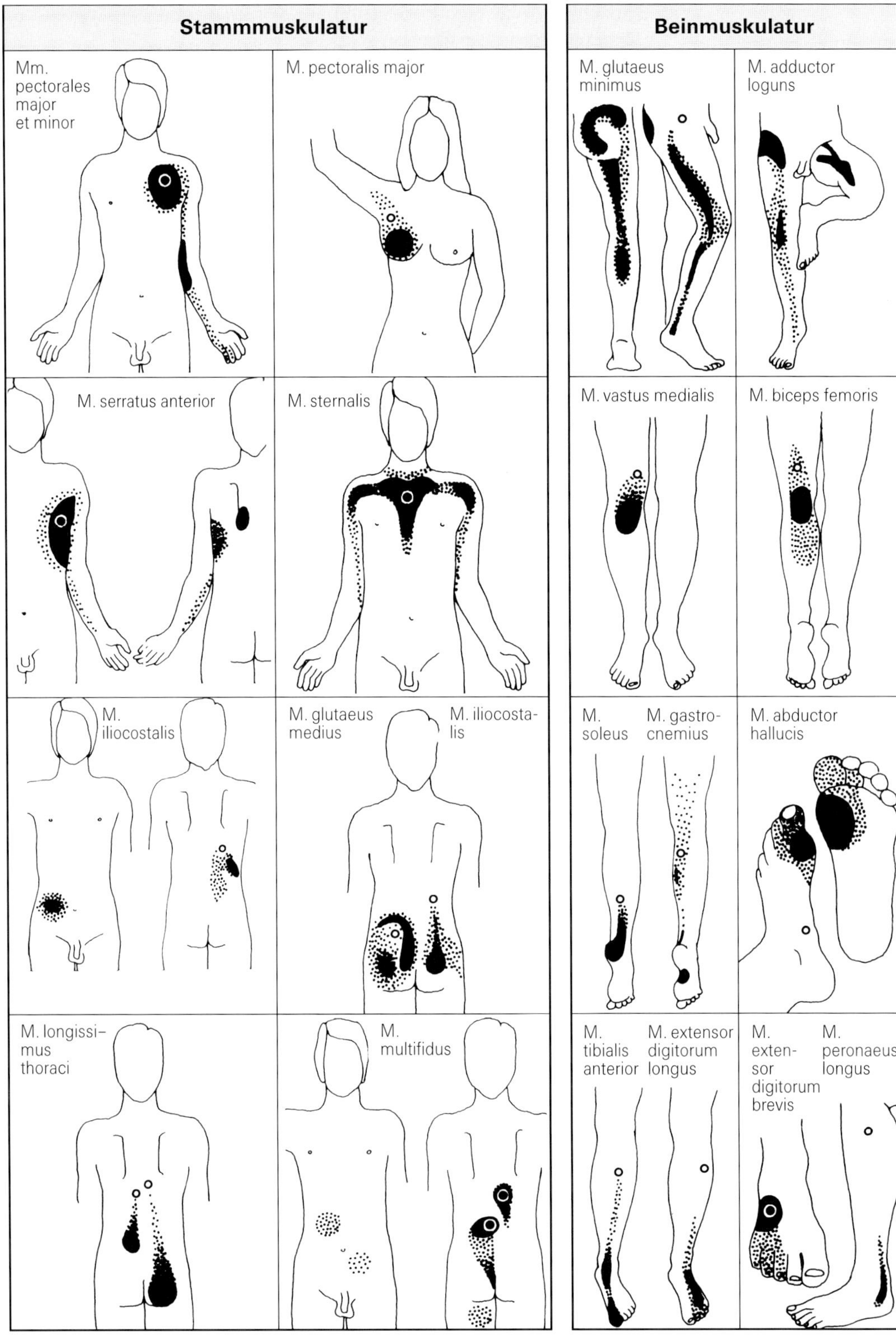

11 Überblick über häufige Triggerpunkte (kleine Kreise) und Ausstrahlungszonen (schwarz gepunktet).

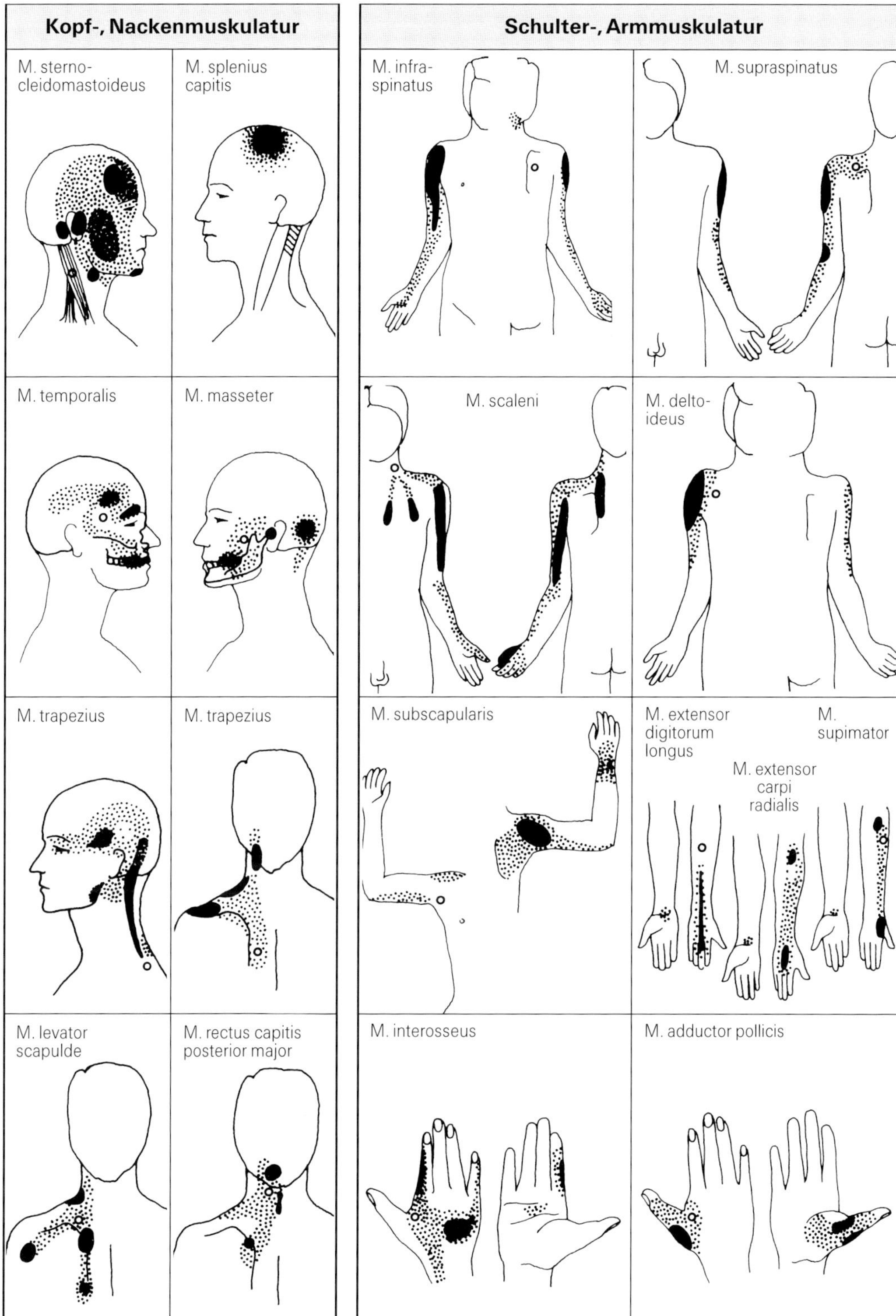

o Triggerpunkt   Schmerzmuster

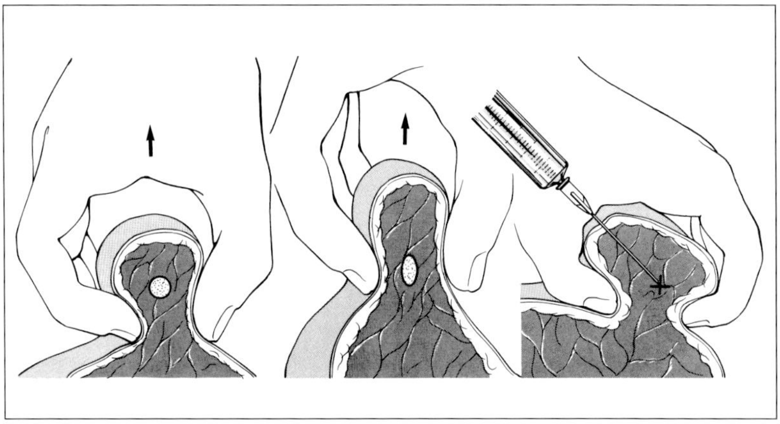

12 Palpation und Infiltrationsbehandlung bei mittels Zangengriff umfaßbaren muskulären Triggerpunkten.

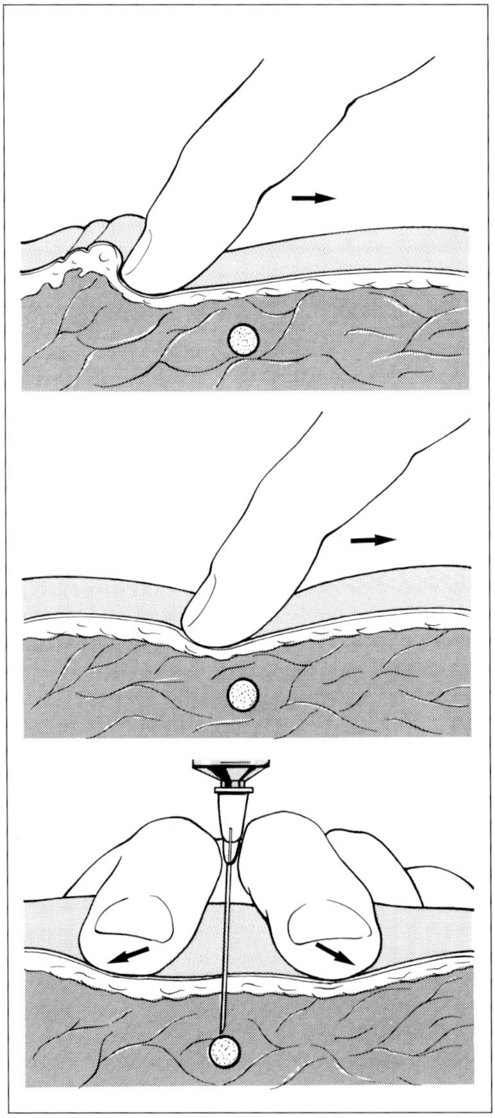

13 Palpation und Infiltrationsbehandlung von Triggerpunkten in flachen, nicht umfaßbaren Muskelpartien. Zweifingerschutztechnik. Für tiefere Techniken braucht man Kanülenlängen von 6 und 8 cm. Die Infiltration erfolgt bis zum Knochenkontakt.

Intraartikuläre und periartikuläre Injektionen

Arthromuskuläre Pathomechanismen bestimmen in großem Ausmaß die klinische Symptomatik des erkrankten Bewegungsapparates. In vielen Fällen geht das ursprüngliche Reizgeschehen vom Gelenk aus und muß dann reflextherapeutisch auch primär über dieses abgebaut werden.

Immer, wenn durch instabile oder aktiviert arthrotische Reizgelenke Schmerzen verursacht werden, steht die Anwendung der Lokalanästhetika im Vordergrund der Behandlungsüberlegungen. In Frage kommen intraartikuläre und periartikuläre Injektionstechniken, wobei die Selektion der anzuwendenden Methoden wiederum nur über eine genaue Gelenksuntersuchung mit Beweglichkeitsprüfung, Tast- und Schmerzpalpation ermöglicht wird. In den meisten Fällen sind periartikuläre Techniken zielführend.

Im Hinblick auf intraartikuläre Injektionen wird häufig auf die Gefahr der Gelenkinfektion verwiesen. Bei den in den letzten Jahren im Orthopädischen Spital in Wien XIII anläßlich konservativer Gelenkbehandlungen ausgeführten, rund 21000 intraartikulären Injektionen von Lokalanästhetika kam es jedoch in keinem einzigen Fall zu infektionsbedingten Komplikationen. Ebenso bei den von den Autoren in der freien Praxis ohne besondere Vorkehrungen verabreichten etwa 50 000 intraartikulären Injektionen.

Technik

Für die aufgezeigte Komplikationslosigkeit ist sicherlich vor allem die entzündungshemmende Wirkung lokalanästhetischer Substanzen verantwortlich. Weiterhin erfolgte die Applikation stets mit möglichst dünner Kanüle, wobei darauf geachtet wurde, daß der berüchtigte, durch den Stich ausgestanzte und im Nadelkavum befindliche Hautzylinder gleich subkutan ausgespritzt und erst anschließend die Nadel in den Gelenkraum zur Instillation eingeführt wurde. Die intraartikuläre Injektion muß somit bezüglich Zeit- und Materialaufwand nicht aufwendiger sein als andere einfache Injektionstechniken. Es ist zu hoffen, daß diese Feststellung und die beschriebenen Erfahrungen dazu beitragen, die übertriebene Scheu vor intraartikulären Gelenkbehandlungen reflextherapeutischer Art abzubauen.

Rein injektionstechnisch bereiten die meisten Gelenkbehandlungen wenig Schwierigkeiten.

Therapeutische Blockaden

Die direkte Behandlung der Nervenwurzeln, des sympathischen Grenzstranges und seiner Ganglien oder peripherer Nervenstämme wird als »therapeutische Blockade« bezeichnet. Ihre Ausführung gilt als schwierig sowie teilweise risikoreich und wird deshalb von vielen, die der therapeutischen Anwendung der Lokalanästhetika positiv gegenüberstehen, vermieden. Bei sauberer Technik und Einhaltung einfacher Kriterien sind jedoch auch therapeutische Blockaden völlig problemlos im Rahmen der täglichen ärztlichen Routinearbeit durchführbar.

Darüber hinaus bedeutet ein Verzicht auf ihren Einsatz den Verzicht auf außergewöhnliche therapeutische Effizienz.

Die therapeutische Blockade ist die effizienteste Methode zur konservativen Therapie von Wurzelkompressionssyndromen.

So ist, um ein Beispiel zu nennen, die konservative Behandlung prolapsbedingter Nervenwurzelirritationen, des sogenannten Kompressionssyndroms, ohne Einsatz der Lokalanästhetikablockaden häufig überfordert. Das führt dann in weiterer Folge zu eventuell sonst vermeidbaren chirurgischen Interventionen.

Schon *Reischauer* (1949) hat angegeben, daß radikuläre Beschwerden nicht nur als Ergebnis der mechanischen Druckschädigung, sondern auch als Resultat der übererregten Rezeptoren zu betrachten seien, also als Produkt des mechanischen Ärgernisses und der Erregbarkeit der betroffenen Strukturen. Andernfalls gelänge es kaum, immerhin rund 90% der Patienten mit diskogenen Beschwerden operationslos schmerzfrei zu bekommen.

Hyperergieabbau

Dieses anzustrebende Ergebnis ist allerdings nur beim Einsatz therapeutischer Blockaden zu erwarten. Gezielte Wurzelumspritzungen oder die epidurale Injektion bewirken dabei jenen Hyperergieabbau, der das Bild der Kompressionssymptomatik mitgestaltet hat. Auch wenn es im Zuge lange bestehender Schmerzsyndrome zur Fixierung vegetativer Symptome gekommen ist, stellen Grenzstrangblockaden die beste Möglichkeit dar, den sympathischen Erregungszustand dauerhaft zu dämpfen. Mit wenigen Injektionen kann so die Leidenszeit der Patienten oft drastisch reduziert werden.

Sympathikusblockaden

Zur Behandlung vegetativer Begleitsymptome bei Störungen des Bewegungsapparates sind nur wenige Einsatzorte am Sympathikus in Betracht zu ziehen, und zwar für die oberen Quadranten der Halssympathikus, für die Oberbauchorgane der Plexus coeliacus in Höhe von etwa L 1, für Becken und Beine das Ende des Grenzstranges in Höhe von L 2 bis L 3.

Die Stellatumblockade

Injektionen an das Ganglion stellare sind in der Literatur mit einem überaus großen Indikationsbereich versehen. Zusammengefaßt beschränken sich die Anwendungsempfehlungen auf Schmerzzustände im oberen Quadratenbereich mit ausgeprägter vegetativer Begleitsymptomatik.

Technik

Mit der im folgenden vorgestellten Technik kann das vermeintlich überdurchschnittlich große Risiko der Stellatumblockade entschärft werden. Sie geht auf *Dosch* zurück und wird am sitzenden Patienten ausgeführt *(Abb. 14).*

Der Kopf wird in Retroflexion und Rotation zur Gegenseite der Blockade gehalten. Zeige- und Mittelfinger der linken Hand liegen über dem Sternoklavikulargelenk, drängen den M. sternocleidomastoideus nach vorne weg und palpieren vorsichtig tiefer tastend einen ossären Widerstand. Mit kurzer Nadel wird knapp über dem oberen Tastfinger eingestochen und die Kanüle bis zum Knochenkontakt mit dem Querfortsatz C6 vorgeschoben, der bei diesem Vorgehen fast subkutan zu erreichen ist. Nach minimalem Zurückziehen der Nadel und Aspirationsversuch werden zuerst ein bis zwei Teilstriche der Injektionslösung eingespritzt und bei reaktionsloser Verträglichkeit der Testmenge weiter 2 ml nachappliziert. Die Methode hat mehrere Vorteile. Verletzungen der Pleura oder größerer Gefäße können durch das Wegdrücken mit den palpierenden Fingern vermieden werden, der Kontakt mit dem Querfortsatz bewahrt vor einer endoduralen Injektion und die Verwendung nur geringer Mengen des Lokalanästhetikums schließt unerwünschte Nebenwirkungen aus.

Das Ausbleiben des sogenannten *Horner*-Symptomenkomplexes (Ptosis, Miosis, Enophthalmus) bei Instillation nur kleiner Mengen des Lokalanästhetikums ist kein Zeichen der Wirkungslosigkeit. Bei erfolgreichen Blockaden entwickelt sich hingegen immer ein quadrantenorientiertes Wärmegefühl und manchmal der Eindruck der Schwere oder ein Schmerzgefühl im Schulterbereich.

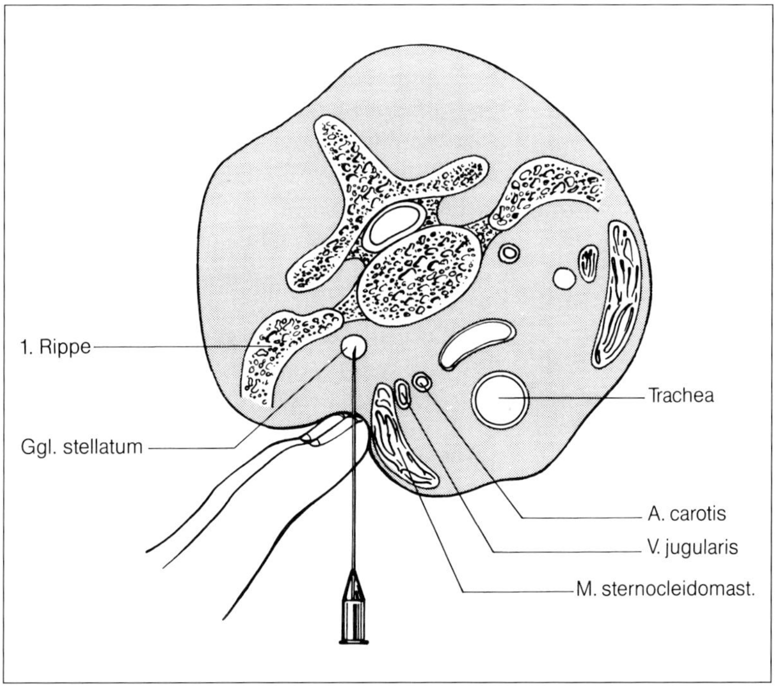

14 Die anatomisch-topographische Situation bei der Nadelführung zur Stellatumblockade nach *Leriche, Fontaine, Dosch.*

Sollte aus zwingenden Gründen die geschilderte Methode nicht in Frage kommen, besteht die Möglichkeit, das Ganglion stellare von dorsal zu erreichen. *Reischauer* gab dazu ein Vorgehen an, das im Sitzen bei leicht anteflektiertem Kopf erfolgt. 4 cm lateral und knapp oberhalb der Spitze des Proc. spinosus von C7 wird mit einer ca. 6 cm langen Nadel senkrecht zur Hautoberfläche gerade eingestochen. Nach ungefähr 4 cm trifft die Kanülenspitze die seitlichen Anteile der Wirbelbogen, die sich in dieser Region etwas überdecken. Mit der Nadel ertastet man sich anschließend den Außenrand des Bogens zwischen 6. und 7. Halswirbel und schiebt sie dann noch ca. 1 bis 1,5 cm unter gleichzeitigem Infiltrieren sagittal vor. Das Auftreten der erwähnten Stellatumsignale bestätigt die richtige Technik.

Die probatorische Anwendung der Lokalanästhetika

Über die bereits vorgestellten Anwendungsbereiche hinaus gelingt es gelegentlich durch Einspritzung lokalanästhetischer Substanzen in oder an die Zonen chronisch entzündlicher Abläufe, etwa bestehende, scheinbar davon unabhängige Fernstörungen in anderen Körperregionen zum Abklingen zu bringen, wie erwähnt, wurden solche Beobachtungen von *Leriche* berichtet, und *Huneke* hatte ähnliche Abläufe als sogenanntes Sekundenphänomen vorgestellt.

Sekundenphänomen

Diese und nachfolgende weitere Veröffentlichungen über in Sekundenschnelle abklingende Krankheitserscheinungen nach Injektionen von lokalanästhetischen Substanzen an Tonsillen, Zähnen, Narben etc. sind, weil schwer erklärbar und durchschaubar, ein bis heute aktueller akademischer Zankapfel.

Dabei könnte dieser Streitpunkt ad acta gelegt werden, wenn von allen Streitparteien anerkannt würde, daß
- Sekundenphänomene eher selten sind,
- ihre Existenz unbestreitbar ist,
- ein Nachweis über verschiedene Parameter gelingt,
- Placebo- oder Suggestionseffekte keine Rolle spielen.

Vor allem Arbeiten aus österreichischen Ludwig-Boltzmann-Instituten (*Bergsmann, Kellner, Pischinger* und andere) bestätigten die Realität des sogenannten Sekundenphänomens über verschiedene Parameter, im wesentlichen solche, die auch zur Reaktionslagenbestimmung herangezogen werden können (Serumjodometrie, Oxyhämoglobinbestimmungen u.a.m.). Zur Erklärung des Sekundenphänomens selbst wurde von *Kellner* die Hypothese angeboten, daß neben dem temporären Reizabbau über das Lokalanästhetikum die Nadelstichreaktion im primären Störstellenbereich vom Organismus als Normalreaktion erkannt wird, die Störstellensignale überlagert und so die Initialphase dieses Anästhesieblockes verlängert. Die ursprünglich als ein Kriterium des Sekundenphänomens verlangte 24stündige Beschwerdefreiheit läßt sich aber nach Meinung der Autoren nicht aufrechterhalten. Auch kürzere, nur einige Stunden anhaltende Ausschaltungseffekte haben Aussagekraft.

Genausowenig sollte die ebenfalls als Kriterium geforderte Unmittelbarkeit des Wirkungseintrittes zum Dogma erhoben werden. *Bergsmann* u. *Eder* (1982) sprechen diesbezüglich auch von »protrahierten Besserungsphänomenen«, die erst nach Tagen erkennbar sind, und begründen dies mit einer nicht in allen Systemen und Strukturen möglichen schlagartigen Änderung des Funktionsstandes bzw. der Funktionsbasis.

Epidemiologischer Wandel

Darüber hinaus scheint sich eine Entwicklung abzuzeichnen, die nicht nur für dieses Phänomen Gültigkeit besitzt, sondern die gesamte Nosologie betrifft. Gemeint ist der epidemiologische Wandel von Krankheitsabläufen. Wie etwa akute, entzündliche Krankheitsbilder generell seltener geworden sind und derzeit chronische Verlaufsformen dominieren, sind auch Sekundenphänomene nicht mehr so oft zu verzeichnen wie früher. Dessen ungeachtet empfiehlt es sich, an die Möglichkeit von Zusammenhängen zwischen chronisch-entzündlichen Irritationsstellen und Fernstörungen zu denken und den Versuch zu unternehmen, über eine probatorische Applikation des Lokalanästhetikums an diese Punkte eine diagnostische Hilfestellung zu bekommen.

Techniken der Herdsuche

Als herddiagnostische Techniken gelten:

- Injektion an die Tonsillenpole bzw. Te-Narben
- Injektion an die Rachentonsille
- Testung der Nasennebenhöhlen
- Testung im Zahn-Kiefer-Bereich
- Injektion an den Proc. mastoides
- Testung chronischer Beckenherde
- Narbenunterspritzung

Einsatzorte

Im folgenden werden die häufigsten Orte der Störstellensuche vorgestellt.

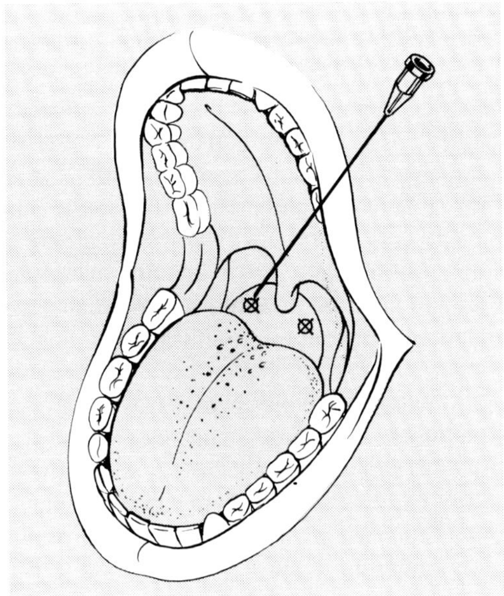

15 Probatorische Injektion an den unteren Tonsillenpol

Tonsillen

Zur Austestung der Tonsillen oder verdächtiger Narbengebiete nach Tonsillektomie infiltriert man mit dünner, 4 cm langer Kanüle die Gegend des unteren Tonsillenpols mit jeweils 1 ml des Lokalanästhetikums *(Abb. 15)*. Die Rachentonsille ist mit einem Einstich knapp über der Uvulabasis und Vorschieben der Nadel bis zum Kontakt mit der Vorderfront der Halswirbelkörper austestbar.

Nebenhöhlen

Die Überprüfung der Nasennebenhöhlen erfolgt an ihren Reflexzonen über drei Einstichpunkte, und zwar rechts und links der Nasolabialfalte in Höhe der unteren Nasenbegrenzung und an einem genau zwischen den Augenbrauen auf der Nasenwurzel liegenden Punkt *(Abb. 16)*.

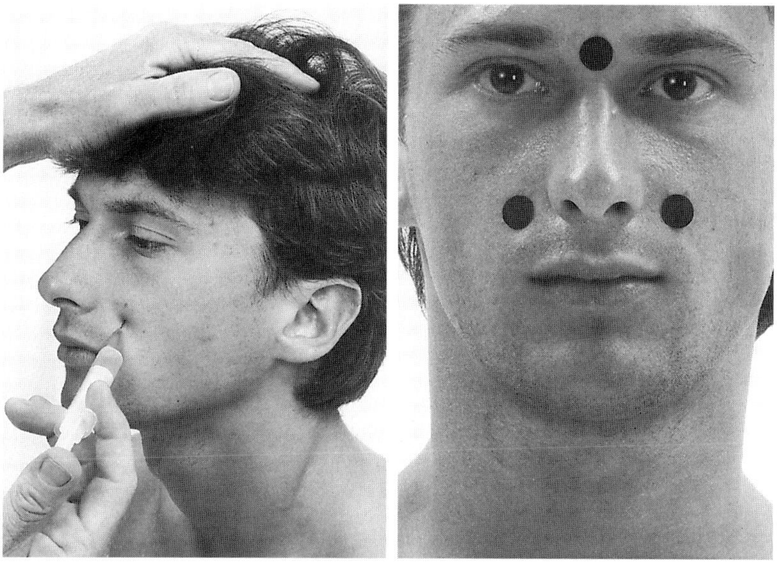

16 Einstichpunkte zur Testung und Therapie der Nasennebenhöhlen

Mastoid

Chronisch entzündliche Prozesse im Bereiche des Mittelohres und Mastoids können ebenfalls Herdwirksamkeit gewinnen und lassen sich testmäßig eventuell durch eine Injektion ans Mastoid abklären.

Bei der einfachen technischen Ausführung wird das Ohrläppchen nach oben geklappt. Anschließend wird mit feiner Kanüle bis zum Periost des Proc. mastoideus eingegangen und das Lokalanästhetikum dort sowie an seinen vorderen Knochenpartien infiltriert.

Zähne

Die Testung im Zahn-Kiefer-Bereich ist nicht verläßlich und kann nicht empfohlen werden.

Narben

Zuverlässig hingegen sind die Ergebnisse der Narbentestung. Allerdings werden hierbei nur selten Sekundenphänomene ausgelöst. Die technische Ausführung entspricht einer flach ausgeführten subkutanen Infiltration, das heißt, die Narbe wird in ihrer ganzen Länge mit dem Lokalanästhetikum unterspritzt.

Becken

Zur Testung chronischer Beckenherde benützt man am einfachsten den suprapubischen Zugang. Nach Blasenentleerung wird mit 6 cm langer Nadel 1 Querfinger medial des getasteten Femoralispulses am oberen Schambeinrand eingestochen und die Kanüle senkrecht, eventuell etwas kaudalwärts gerichtet, eingeführt. Sie erreicht so die vegetativen Geflechte der Adnexe oder der Prostata. 2 ml der Injektionslösung pro Seite genügen zur Testung *(Abb. 17).*

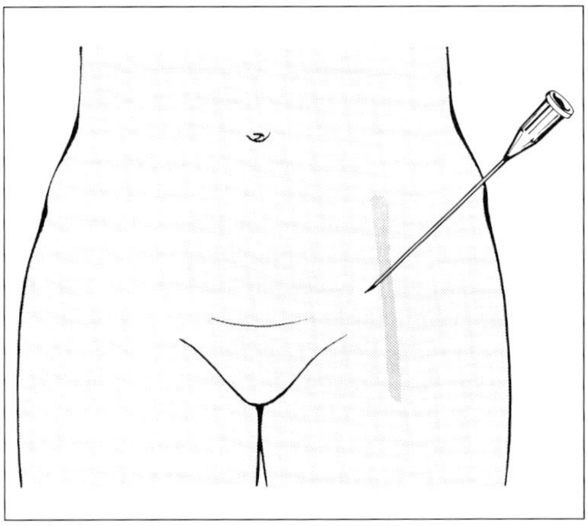

17 Suprapubische Injektionstechnik an die vegetativen Geflechte der Adnexe oder Prostata zur Austestung chronischer Beckenherde.

Wenn auch insgesamt klare Testergebnisse, wie erwähnt, eher selten sind, so sollte bei der Therapie chronischer Störungen doch an eine eventuelle Fokalbelastung als mitgestaltenden pathogenetischen Faktor gedacht werden. Dieser wird über die probatorische Anwendung lokalanästhetischer Substanzen abklärbar.

Lokalanästhetika blockieren dosisunabhängig ablaufende Reizreaktionen und sich daraus ergebende Sekundärfolgen, und eröffnen so dem Organismus die Möglichkeit, sein Sollverhalten zurückzugewinnen *(Abb. 18).*

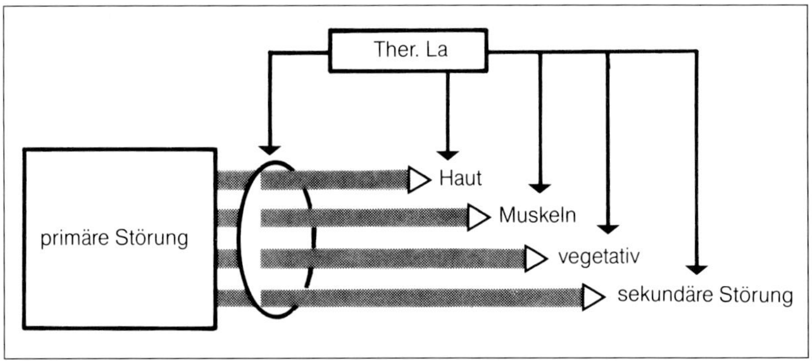

18 Mit Lokalanästhetika lassen sich primäre und sekundäre Störungen in allen Strukturen des Bewegungsapparates erfassen und vor allem der muskulo-vegetative Circulus vitiosus der Nozireaktion beeinflussen.

Die Akupunktur

Einleitung

Die Akupunktur beruht auf einem jahrtausendealten, empirisch ermittelten Lehrgebäude, das in der westlichen Medizin zunehmend Beachtung findet. Die allerdings nur langsam fortschreitende Integration wäre sicherlich schon weiter gediehen, wenn sich nicht ein überwiegender Anteil der westlichen Akupunkturarbeiten zu sehr an fernöstliche Vorstellungen und Terminologien angelehnt hätte.

Entmystifizierung

Erst in der letzten Zeit beginnt eine allmähliche Entmystifizierung der Materie. Dabei wird versucht, bekannte neurophysiologische Abläufe als Erklärung für die Akupunkturwirkung heranzuziehen.

Die Chinesen waren schon immer ausgezeichnete Beobachter und haben ihre Befunde ihrer Denkweise und Mentalität entsprechend erklärt. Für unsere Vorstellungswelt ist es aber erforderlich, alle dem westlichen Denken fremden Aspekte wegzulassen und die Beobachtungen von Krankheitsabläufen und der Wirkung von Akupunktur mit unserem Medizinwissen zu interpretieren. Dabei ist es auch erforderlich, nicht in Einzelmechanismen, sondern in Systemen zu denken. Nur so gelingt es, viele scheinbar unerklärliche Akupunkturbegriffe und Regeln zu verstehen.

Meridiane und Muskelketten

Bis vor kurzem wurde das Muskelsystem und seine Reaktion in der Akupunktur zu wenig beachtetet, obwohl sich nahezu alle Meridianverläufe mit denen bekannter Muskelketten decken *(Bergsmann)* und sogenannte Meridianpartner wie Lungen- und Dickdarm-Meridian oder Leber- und Gallenblasen-Meridian antagonistischen Muskelgruppenzügen folgen. Die Gegensätzlichkeiten dieser Meridianpartner entsprechen im Analogieschluß dem Gesetz der reziproken Innervation nach *Sherrington,* wonach sich das muskuläre Tonusverhalten bzw. seine Steuerung über das Gammasystem und dessen enge Verbindung zum Vegetativum als wesentlicher Mechanismus verknüpfter Reflexvorgänge darstellt:
Antagonistische Muskelgruppen erleichtern und ökonomisieren durch Entspannung die Funktion der Agonisten. Dementsprechend werden sogenannte Tonisierungen nahezu nur über die Detonisierung bzw. Sedierung des Partnermeridians erreichbar.

Muskelkettenaktivitäten lassen des weiteren gewisse Akupunkturregeln verständlich werden, die zunächst unklar erscheinen, wie die Nadelung von Punkten, die in kontralateral oder diagonal zur Störungsregion gelegenen Körperabschnitten liegen.

Hier sei an die allerdings mehr den Physiotherapeuten bekannten aktiven und passiven Bewegungsübungen im Sinne der *Bobath-* und *Kabat-*

Methoden bzw. der propriozeptiven neuromuskulären Fazilitation (PNF) erinnert, die ebenfalls diagonale, kraniokaudale und kontralaterale Übungsansätze verwenden.

»Schattenboxen«

Ein weiteres Argument für die Führungsrolle des muskulären Tonussystems bei den Wirkungsmechanismen der Akupunktur liefert die ebenfalls aus China stammende, dort weit verbreitete und nach überlieferten Regeln ausgeführte besondere Ausgleichs- bzw. Heilgymnastik, die in einer unglücklichen Übersetzung als »Schattenboxen« bezeichnet wurde. Die dabei gebräuchlichen Übungen werden zur Gesundheitsvorsorge eingesetzt und ergeben nach Absolvierung des vorgeschriebenen Programms eine ideale Balancesituation im gesamten Muskelsystem und Vegetativum, mit dem Gefühl der angenehmen Entspannung, ähnlich jenem Zustand, den auch erfolgreiche Akupunkturbehandlungen erzielen.

Neben subjektiven Empfindungen zeigen sich nach Nadelungen bei feinfühlig ausgeführten vergleichenden Palpationen die dem Meridianverlauf entsprechenden Tonusabsenkungen, die so die richtige Punktwahl bestätigen.

Meridiannachweise

Eine Zufallsbeobachtung ließ bei gerade entsprechendem Lichteinfall auf einen nassen Körper einen typischen Meridianverlauf über Muskelkonturen erkennen. Die Bestätigung und Reproduzierbarkeit des Phänomens gelang mittels Blitzlichtfotografien eingeölter Körper, wobei die Lichtreflexe auf den vorstehenden Muskelkonturen Meridianverläufe nachzeichneten.

Darras et al. gelang der Nachweis, daß in Akupunkturpunkte injizierte Isotope sich entlang der Meridiane ausbreiten.

Muskelmeridiane

Die hohe Wertigkeit der Muskulatur in der Akupunktur findet sich auch in der chinesischen Originalliteratur. Beschrieben werden außer den bekannten paarig angeordneten zwölf Hauptmeridianen und dem vorderen und hinteren Mittellinienmeridian auch zwölf Muskelmeridiane. Diese sollen im wesentlichen gleich wie die Hauptmeridiane verlaufen, nach chinesischer Darstellung jedoch keine Beziehung zu inneren Organen besitzen.

Neurophysiologische Grundlagen

Die Akupunktur greift auf mehreren Ebenen der ablaufenden Schmerzmechanismen ein.

Das im Zentralnervensystem schmerzhemmende Serotoninsystem wird aktiviert, exzitatorische Neurotransmitter werden vermindert. Zusätzlich werden hemmende Endorphine aktiviert, was durch die Ausschaltbarkeit der Akupunkturwirkung mittels Endorphinantagonisten (Naloxon) bewiesen wurde.

Hypophysektomie verhindert ebenfalls die Akupunkturwirksamkeit.

Weiterhin wurde festgestellt, daß sich die Schmerzschwelle im Hinterhorn erhöht, wobei eine unmittelbare Wirkung (Gate-Control-Theorie) und aus höheren Schaltebenen absteigende Hemmungsmechanismen zusammenkommen und so Sofortwirkungen sowie anhaltende Analgesieeffekte erklärbar werden.

Segmental-reflektorische Einflüsse auf Organe erklären sich aus Übereinstimmungen von Rumpfpunkten mit Head-Zonen bzw. muskulären Maximalpunkten nach *Mackenzie.*

Periphere gefäßaktive Punkte können über Axonreflexe weitgehende quadranten- und/oder halbseitenorientierte Durchblutungsveränderungen auslösen.

Das Meridian- und Punktesystem

Die übliche Darstellung der Akupunktur bezieht sich auf 361 klassische Punkte, die auf den bekannten Meridianen liegen. Darüber hinaus werden noch 171 Punkte angeführt, die außerhalb der Meridianverläufe liegen (PAM) und weitere 110 sogenannte neue Punkte (NP). Im folgenden werden nur jene Punkte vorgestellt und topographisch beschrieben, die sich überdurchschnittlich bewährt haben.

Besonderheiten

Ausführliche histologische Untersuchungen von Akupunkturpunkten *(Kellner)* zeigten im wesentlichen das gleiche Bild wie neutrale Hautstellen. Unter einigen Punkten fanden sich lediglich Häufungen sensorischer Nervenendigungen.

Allerdings weisen die Akupunkturpunkte ein besonderes bioelektrisches Verhalten auf, das vor allem das Hautpotential betrifft. Dies kann zur Punktsuche mittels entsprechend empfindlicher elektrischer Punktsuchgeräte ausgenützt werden.

Nach *Heine* (1988) sind im Bereiche von Akupunkturpunkten gewisse feinanatomische Auffälligkeiten vorhanden, die sich als Perforationen der oberflächlichen Körperfaszie (Fascia corporis superficialis) erwiesen haben, durch die ein kutanes Gefäß-Nervenbündel in die Tiefe zieht. Die Perforationen können mit freiem Auge erkannt werden, ihr Durchmesser schwankt zwischen 2 und 8 mm. Das durchziehende Gefäß-Nervenbündel ist in lockeres Bindegewebe (Substrat der Grundregulation) eingebettet und findet in der Tiefe Anschluß an den Gefäß-Nervenverbund der unterlagernden Muskulatur. Über die Ordnung des neuralen Systems ist somit die Verbindung zu übergeordneten Zentren gegeben.

Wie schon ausgeführt wurde, handelt es sich bei der Akupunktur nicht nur um eine über die Hautreflektorik wirkende Behandlungsart. Durch Wahl und Richtung der Stichtiefe gelingt es, die verschiedenen Gewebsschichten gezielt anzusprechen, um so die Forderung nach strukturbedachter Therapie zu erfüllen.

Darüber hinaus berücksichtigt die Akupunktur den Akuitätszustand der anliegenden Störung und das zu erwartende Reaktionsverhalten des Patienten. Über die richtige Punktwahl lassen sich von milden, konsensuellen Reaktionen bis zum direkten Locus-dolendi-Stechen verschiedene therapeutische Intensitätsgrade erreichen, die des weiteren durch Verweildauer und/oder zusätzliche Nadelbewegung variiert werden können.

Tiefe Punkte

Für den Bewegungsapparat besitzen tiefe Punkte die größte therapeutische Bedeutung. Ihre Lokalisation weist dabei sehr oft Gelenknähe auf; gleichzeitig treten an solchen Stellen Propriozeptoren und Nozizeptoren topisch gehäuft auf.

Ähnlich wie Triggerpunkte auf Druck mit einem twitch response oder referred pain reagieren, signalisiert vor allem der genadelte tiefe Akupunkturpunkt den Treffer durch ein Gefühl der Wärme und Schwere, das sich proximal und distalwärts langsam entsprechend dem Meridianverlauf verbreitet. Dieses Phänomen ist als PSC (propagated sensation along the channels) bekannt.

Partnermeridiane

Bei der folgenden Meridianvorstellung und -beschreibung wird die übliche Terminologie beibehalten. Aus der beschriebenen Polarität der Partnermeridiane im Sinne eines reziproken Verhaltens ergeben sich folgende Paarungen:
Auf der rechten und linken Körperhälfte finden sich jeweils die Meridiane

- Herz-Meridian (H) - Dünndarm-Meridian (Dü)
- Blasen-Meridian (B) - Nieren-Meridian (N)
- Kreislauf-Sexual-Meridian (KS) - Meridian des dreifachen Erwärmers (3E)
- Gallenblasen-Meridian (G) - Leber-Meridian (Le)
- Lungen-Meridian (Lu) - Dickdarm-Meridian (Di)
- Magen-Meridian (M) - Milz-Pankreas-Meridian (MP)

In der Körpermitte verlaufen
- ventral das Konzeptionsgefäß (KG),
- dorsal das Lenkergefäß (LG).

In der Darstellung der Einzelmeridiane sind die mit Akupunkturstellen übereinstimmenden bekannten Triggerpunkte (TP) des Bewegungsapparates (nach *Travel u. Mitarb.),* die sich speziell zur Locus- dolendi-Behandlung anbieten, sowie die korrespondierenden Muskelzüge zusätzlich vermerkt und eingezeichnet.

Eine Reihe weiterer Punkte mit Gefäßdurchtrittsstellen der Faszie stimmen damit überein. Hier sei hypothetisch angemerkt, daß solche Punkte wiederum besonders intensiv das Vegetativum beeinflussen und über Axonreflexe ganze Gefäßbezirke erfassen könnten.

Allgemeine Behandlungsrichtlinien

Nadelwahl und Stichtechnik

Zur Nadelung finden nur rostfreie Stahlnadeln verschiedener Länge Verwendung. Der Gebrauch von Gold- und Silbernadeln wurde aufgegeben, da einschlägige Untersuchungen keinerlei Vorteile dafür ergeben haben und die dünnen und elastischeren Stahlnadeln eine weitaus feinfühligere und schmerzärmere Applikation zulassen. Am gebräuchlichsten sind die sogenannten Flaumhaarnadeln, runde, dünne und elastische Stahlnadeln, die in Längen von 1 bis 20 cm angeboten werden.

Hilfsmittel

Die Stichtechnik selbst bietet nach einiger Übung keine Probleme. Beim Einsatz sehr langer und biegsamer Nadeln kann es zweckdienlich sein, ein Führungsröhrchen zu verwenden, um die Nadeln durch zartes Klopfen auf den Nadelgriff durch das Hautniveau zu bringen. Nach Abziehen des Röhrchens ist es dann leicht möglich, die Nadel weiter bis zur geplanten Schichttiefe einzuführen.

Der richtige Nadelsitz gibt sich in der Mehrzahl der Fälle durch das bereits erwähnte Nadelsignal in Form von Wärme, Schwere oder Kribbeln zu erkennen. Das Erreichen dieser Nadelungsreaktion sollte stets angestrebt werden, wobei eine entsprechende Fazilitation durch leichtes Drehen oder Vibrieren der Nadel erfolgen kann. Zu beachten ist dabei, daß die ablaufende Reaktion im schmerzfreien Bereich bleiben muß.

Zahl und Verweildauer der Nadeln

Die Anzahl der pro Behandlung zu setzenden Nadeln hängt entscheidens von konstitutionell-typengebundenen Gegebenheiten und den aktuellen Regulationsvorbedingungen (Normergie, Hyperergie, Hypoergie) ab. Außer diesen Faktoren, die die chinesische Medizin immer weit stärker betonte als die westliche, werden Umweltfaktoren wie Hitze, Kälte, Nässe und Zugluft für die Krankheitsentwicklung verantwortlich gemacht und in Relation zu den individuellen Konstitutionsgegebenheiten gesetzt. Daraus ergeben sich Anhaltspunkte zur möglichen Therapiereaktion und zur Dosierung.

Über Ort und Zahl der gesetzten Nadeln sowie über die zusätzliche Stimulierung und die Verweildauer der Nadeln ist die Akupunktur individuell dosierbar. Es ist praktisch nie notwendig, mehr als zehn Nadeln zu setzen, meist sind weniger erforderlich. Die durchschnittliche Applikationsdauer beträgt zehn Minuten. Die Behandlungsfrequenz ist ebenfalls situationsabhängig und kann von täglicher oder sogar mehrmals täglicher Anwendung bei Akutsyndromen bis zu wöchentlichen Einzelbehandlungen bei chronischen Krankheitsbildern variieren.

Kriterien der Punktwahl

Es werden jene Punkte gewählt, die auf Meridianen liegen, die mit dem Ort der Störung übereinstimmen. Dazu kommen Lokalpunkte, die direkten Bezug zum Schmerzgebiet besitzen, und Fernpunkte. Letztere liegen, wie der Name schon besagt, fern vom Erkrankungsort, aber nicht nur auf dem direkt betroffenen Meridian, sondern auch auf dem zweiten Teil des Meridianpaares (Kraniokaudalregel) oder dem gekoppelten Partnermeridian.

Fernpunkte

Fernpunkte finden speziell bei stark schmerzenden Akutsyndromen Verwendung; dabei besteht noch die Möglichkeit, über kontralateral und diagonal gewählte Behandlungspunkte die therapeutische Effizienz und Intensität zu variieren (Kontralateral- und Diagonalregel der Fernpunkte). Über die Primärnadelung von Fernpunkten gelingt es des weiteren, die Störungsregion durch aktives oder passives Bewegen (im schmerzfrei möglichen Rahmen), für die anschließende Lokalpunktbehandlung vorzubereiten.

Bestehen zentral und distal gleichermaßen starke Schmerzen, sollten primär die wirbelsäulennahen Punkte kurz behandelt werden und erst anschließend die distalen.

Sind im Zuge der Behandlung in ursprünglichen Schmerzstellen die Beschwerden abgeklungen, dürfen dort bei den Anschlußbehandlungen keine weiteren lokalen Nadelungen erfolgen, da sonst Verschlimmerungen eintreten können.

Die Locus-dolendi-Methode

Für die reine Locus-dolendi-Akupunktur gilt, daß die die Muskulatur erfassende tiefe Stichführung am effizientesten ist, wenn sie die Hauptmasse des Muskels trifft, und darüber hinaus nur dann sinnvoll erscheint, wenn dort eine generelle oder partielle Hartspann- bzw. Triggerpunktsituation gegeben ist.

Variationen

Um die Integration der Akupunktur in die reflextherapeutischen Gesamtüberlegungen zur Behandlung von Einzelsyndromen zu erleichtern, werden im Speziellen Teil *(s. S. ff)* nach Körperregionen gegliederte Programme vorgestellt, die nicht als starres Schema betrachtet werden sollen. Je nach Lage des Krankheitsfalles sind Variationen angezeigt, die sowohl durch Weglassen angeführter Punkte als auch durch Programmkombinationen erfolgen können.

Prinzipiell sei daran erinnert, daß hypererge, also überschießend reagierende Patienten zart und meist mit wenig Nadeln behandelt werden sollten, daß speziell bei Akutsituationen die primäre Nadelung an den Fernpunkten (entsprechend der Kraniokaudal-, Kontralateral- oder Diagonalregel) ansetzen muß und über das vorgestellte Punkteangebot hinaus die Locus-dolendi-Palpation einen Hinweis auf zu behandelnde Zusatzpunkte liefert.

Die nachfolgenden Meridian- und Punktbeschreibungen ergänzen die getroffenen Ausführungen und dienen der topischen Orientierung.

Topographie der Meridiane und der Akupunkturpunkte*

* Die Autoren danken
O. Bergsmann und A. Meng
für die Genehmigung zur
Verwendung des Bildmaterials.

Herz-Meridian (H)

Verlauf

Entlang der oberen Extremität, an der ulnaren Innenseite.

Wichtige Punke

H3: Am medialen Ende der Ellbogenquerfalte, bei maximal gebeugtem Arm.
H5: An der Volarseite des Handgelenks, 1 Daumenbreite proximal der distalen Handgelenksquerfalte, über der Ulnararterie.
H7: In Höhe der distalen Handgelenksquerfalte, unter der Sehne des M. flexor carpi ulnaris (Einstich parallel zur Handgelenksfalte, von ulnar her unter der Sehne vordringend).
H8: Bei lockerem Faustschluß liegt der Punkt unter der Spitze des kleinen Fingers, das heißt zwischen Metakarpale IV und V.

Herz-Meridian

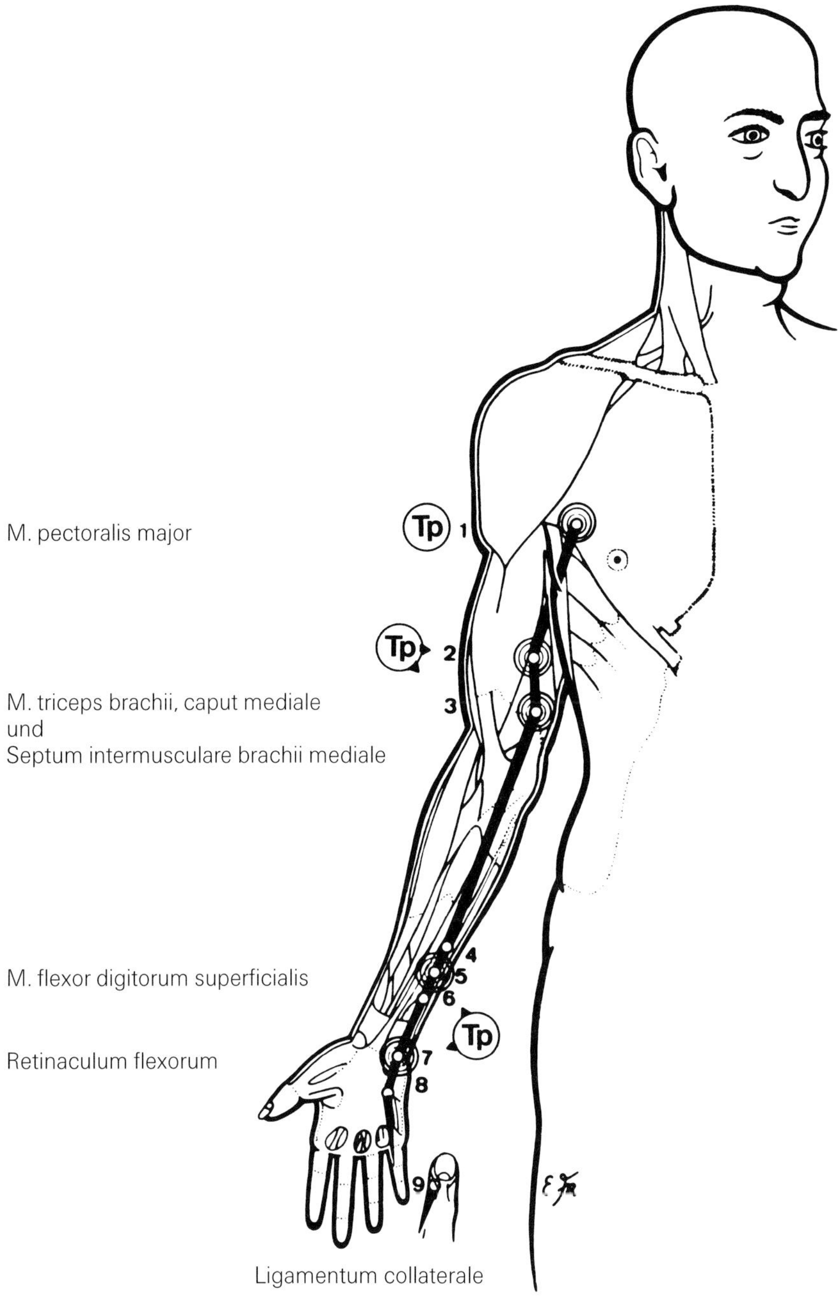

19 Herz-Meridian: muskuläre Bezüge und Triggerpuntke (Tp)

Dünndarm-Meridian (Dü)

Verlauf

Ebenfalls entlang der oberen Extremität. Er verbindet die dorsalen-lateralen Anteile des Armes mit Schulterblatt, Nacken und Kopf und endet vor dem Ohr.

Wichtige Punkte

Dü2: An der Außenseite des Grundgelenks des kleinen Fingers, in einer kleinen Mulde.
Dü3: Seitlich und proximal des Metakarpale V in einem Grübchen, das sich dort bei lockerem Faustschluß bildet.
Dü4: Zwischen dem proximalen Ende des Metakarpale V und der Handwurzel (Os pisiforme).
Dü5: Am ulnaren Ende der Querfalte des Handgelenks, in einem Grübchen distal des Proc. styloideus.
Dü6: Proximal und radial des Proc. styloideus ulnae, im Gelenkspalt.
Dü7: An der medialen Seite der Ulna, genau in der Mitte zwischen Epicondylus ulnae und dorsaler Handgelenksquerfalte.
Dü8: In der Mitte und im distalen Abschnitt der Rinne zwischen Epicondylus ulnae und Olekranon, bei gebeugtem Arm.
Dü10: In einer Mulde distal vom Akromion, unter der Spina scapulae.
Dü11: Im Zentrum der Fossa infraspinata.
Dü12: In der Mitte der Fossa supraspinata, dort wo sich beim Armheben eine kleine Mulde bildet.
Dü15: Hier kreuzen sich drei Meridiane. Der Punkt liegt an der lateralen Halsseite auf dem M. scalenus posterior, genau zwischen Sternocleidomastoideus- und Trapeziusrand, 3 Querfinger lateral des Proc. spinosus von C7.
Dü16: 4 Querfinger dorsolateral der Prominentia laryngea, am Hinterrand des M. sternocleidomastoideus.
Dü17: Distal des Ohrläppchens, dorsal des Unterkieferwinkels und ventral vom M. sternocleidomastoideus.
Dü18: Senkrecht unter dem lateralen Augenwinkel, am Schnittpunkt mit dem unteren Jochbeinrand.
Dü19: In einer Vertiefung am Vorderrand des Tragus.

Dünndarm-Meridian

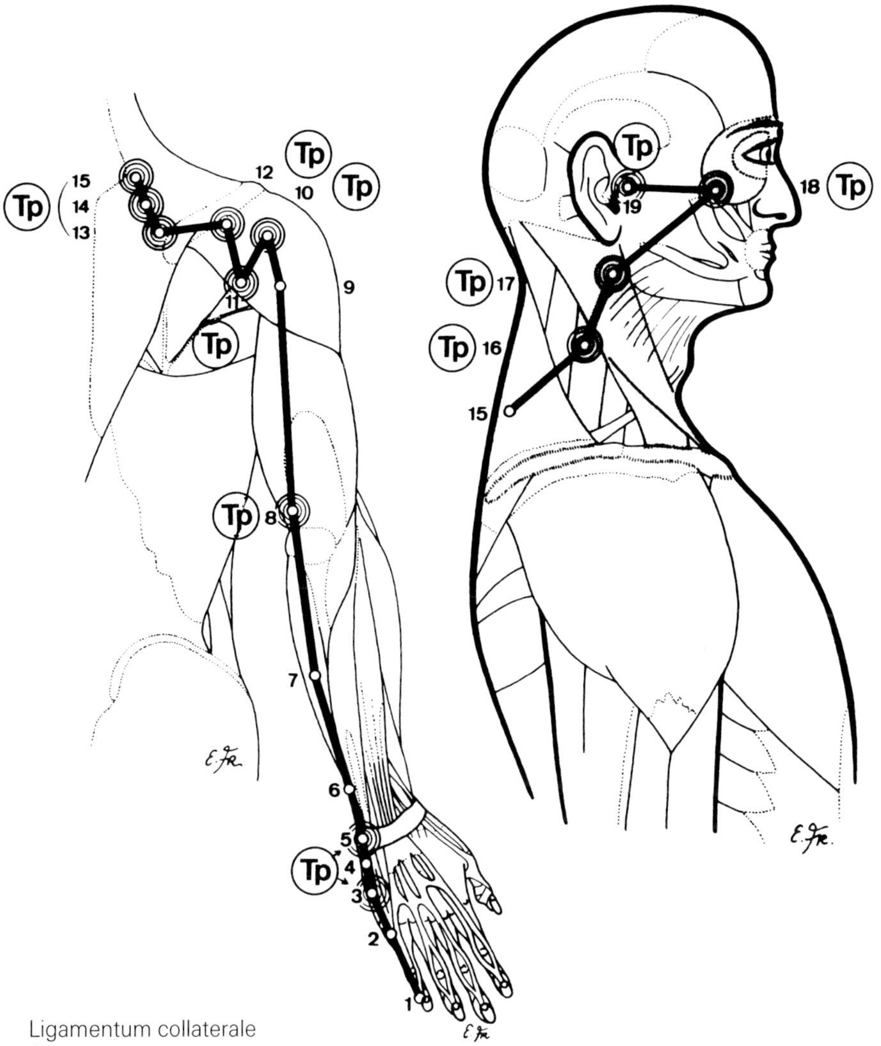

1	Ligamentum collaterale
2	Aponeurose
3, 4	M. abductor digiti minimi
5	Retinaculum extensorum
6, 7	M. flexor carpi ulnaris
8	M. triceps brachii
9–12	M. deltoideus
13–15	M. trapezius
16	M. scalenius medius
17	M. sternocleidomastoideus
18	M. orbicularis oculi
19	M. auricularis anterior

20 Dünndarm-Meridian: muskuläre Bezüge und Triggerpunkte (Tp)

Blasen-Meridian (B)

Verlauf

Der Meridian beginnt kranial vom medialen Augenwinkel, zieht über Stirn und Schädel zum Nacken, wo er sich in ungefährer Höhe des rückwärtigen Haaransatzes in zwei Äste teilt. Der eine Teil zieht ca. 2 Querfinger paramedian der Dornfortsatzlinie bis zum Steißbein (B11 bis B35), der andere Ast (B36 bis B50) ca. 4 Querfinger neben der Mittellinie kaudalwärts, wo er bei B50 das Bein erreicht, an dessen Rückseite weiter kaudal zieht, vorbei am äußeren Knöchel, und am lateralen Nagelwinkel der 5. Zehe endet.

Wichtige Punkte

B10: 2 Querfinger paramedian in einer kleinen Vertiefung unter dem Os occipitale an der Linea nuchae superior.
B11: 2 Querfinger paramedian des unteren Randes vom Proc. spinosus D1.
B13: 2 Querfinger paramedian des unteren Randes vom Proc. spinosus D3.
B14; Unter dem Proc. spinosus von Th 4, 2 Querfinger lateral.
B15: 2 Querfinger paramedian des unteren Randes von Proc. spinosus D5.
B17: 2 Querfinger paramedian des unteren Randes von Proc. spinosus D7.
B18: 2 Querfinger paramedian des unteren Randes von Proc. spinosus D9.
B19: 2 Querfinger paramedian des unteren Randes von Proc. spinosus D10.
B20: 2 Querfinger paramedian des unteren Randes von Proc. spinosus D11.
B21: 2 Querfinger paramedian des unteren Randes von Proc. spinosus D12.
B22: 2 Querfinger paramedian des unteren Randes vom Proc. spinosus L1.
B23: 2 Querfinger paramedian des unteren Randes vom Proc. spinosus L2.
B25: 2 Querfinger paramedian des unteren Randes vom Proc. spinosus L4.
B27: In Höhe des 1. Foramen sacrale, in einer Mulde medial der Spina iliaca dorsalis cranialis.
B28: 2 Querfinger lateral des 2. Foramen sacrale.
B31: Im 1. Foramen sacrale.
B32: Im 2. Foramen sacrale.
B36: 4 Querfinger paramedian des unteren Randes vom Proc. spinosus D2.
B50: Im Mittelpunkt der Gesäßquerfalte.
B51: 2 Querfinger proximal des Mittelpunktes zwischen der Gesäßquerfalte und der Kniekehlenquerfalte.
B54: Im Mittelpunkt der Kniekehlenquerfalte.
B57: In der Wadenmitte, im nach unten offenen Winkel der beiden Muskelbäuche des M. gastrocnemius.
B58: 8 Querfinger proximal von B60.
B60: Im Mittelpunkt der Verbindungslinie der Spitze des äußeren Knöchels und der Achillessehne.
B62: Knapp distal des Malleolus lateralis, in einer kleinen Vertiefung.

Blasen-Meridian

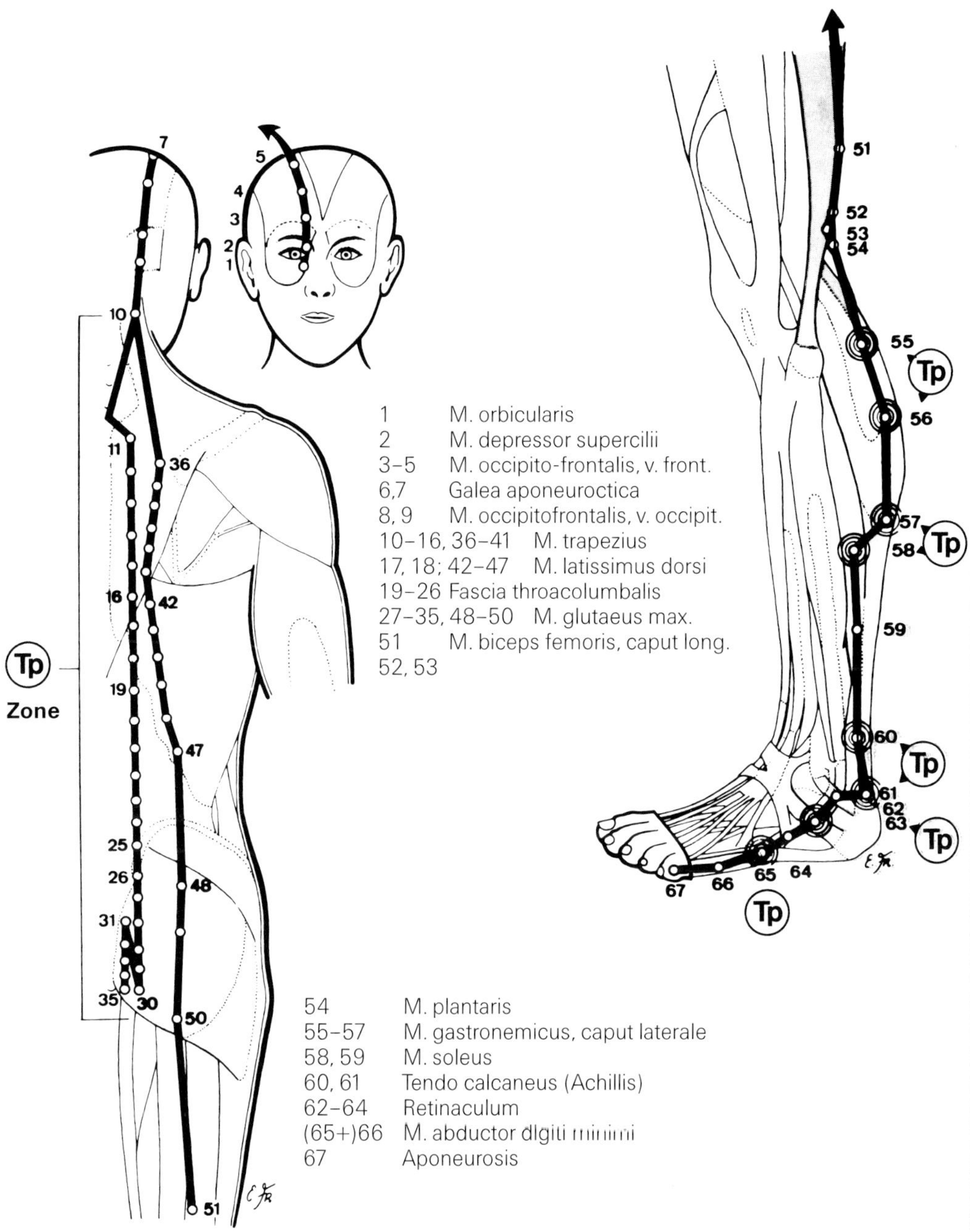

21 Blasen-Meridian: muskuläre Bezüge und Triggerpunkte (Tp)

Nieren-Meridian (N)

Verlauf

Der Meridian entspringt in der Fußsohlenmitte, zieht hinter dem Malleolus medialis an der inneren Wadenseite über den inneren Oberschenkel proximalwärts zum Rumpf, wo er einen Querfinger neben der Mittellinie aufsteigt und in Höhe des 5. Interkostalraumes nach lateral ausweichend sich zum Sternalende der Klavikula erstreckt.

Wichtige Punkte

N2: In einer Vertiefung distal und kaudal von Os naviculare.
N3: Eine Daumenbreite unter der Spitze des Malleolus medialis.
N5: Im Mittelpunkt der Verbindungslinie zwischen der Spitze des Malleolus medialis und der Achillessehne (genau gegenüber von B60).
N6: Hinter und unterhalb des Malleolus medialis.
N10: Bei gebeugtem Knie, am medialen Ende der Kniegelenksbeugefalte, zwischen den Sehnen des M. sartorius und M. semitendinosus.
N27: Am Unterrand der Klavikula, am sternalen Ende.

Nieren-Meridian

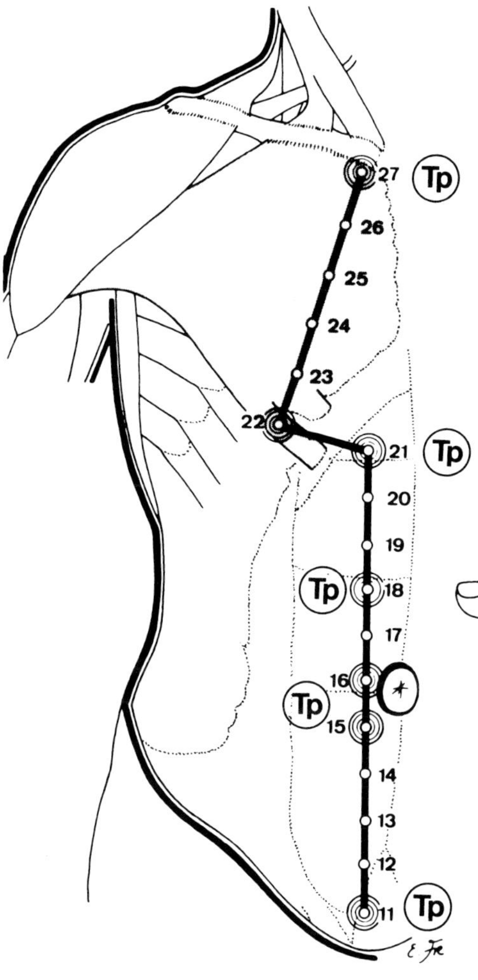

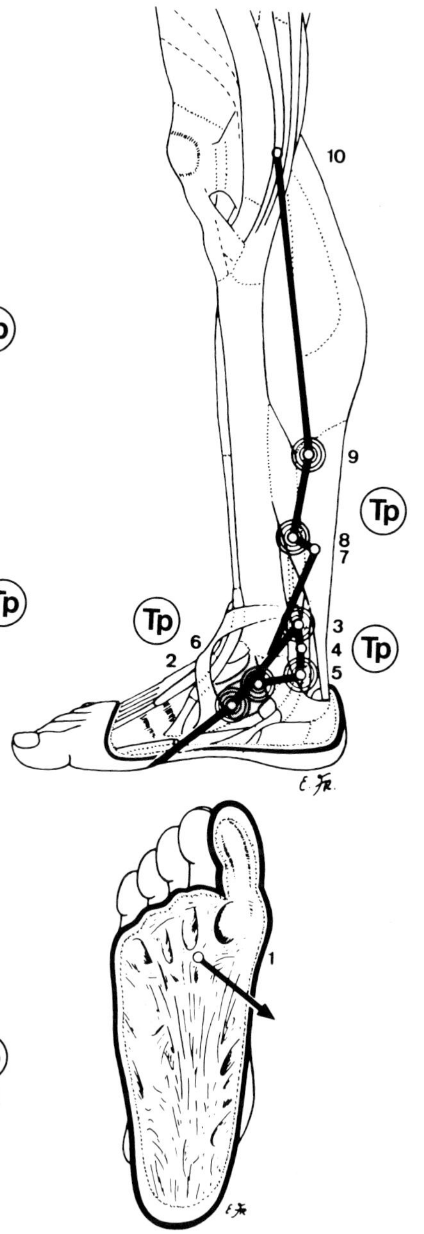

1	Aponeurosis plantaris
3, 4, 5	Vagina tendinis M. flex. digit. longi
2,6	Ligamentum deltoideum
7, 9	Tendo M. gastrocnemii
8	M. soleus
10	M. gracilis
11	M. pyramidalis, Lig. fundiforme penis
2–21	Vagina M. recti abdominis, Lamina anterior
2–27	M. pectoralis major

22 Nieren-Meridian: muskuläre Bezüge und Triggerpunkte (Tp)

Kreislauf- und Sexual-Meridian (KS)

Verlauf

Der Meridian verläuft von einem Punkt im 4. Interkostalraum und 1 Querfinger neben der Mamilla beginnend über die Oberarmvorderseite, die Ellbogenbeuge und dem volaren Unterarm bis zum Zentrum der Mittelfingerspitze.

Wichtige Punkte

KS3: Ulnar der Bizepssehne in der Ellbogenquerfalte.
KS5: 4 Querfinger proximal der distalen Handgelenksquerfalte, zwischen den Sehnen des M. flexor carpi radialis und des M. palmaris longus.
KS6: 1 Querfinger unter KS5.
KS7: Im Mittelpunkt der Handgelenksquerfalte, zwischen den Sehnen des M. flexor carpi radialis und des M. palmaris longus.
KS8: An der Handinnenfläche zwischen dem Os metacarpale III und IV.

Kreislauf-Sexualität-Meridian

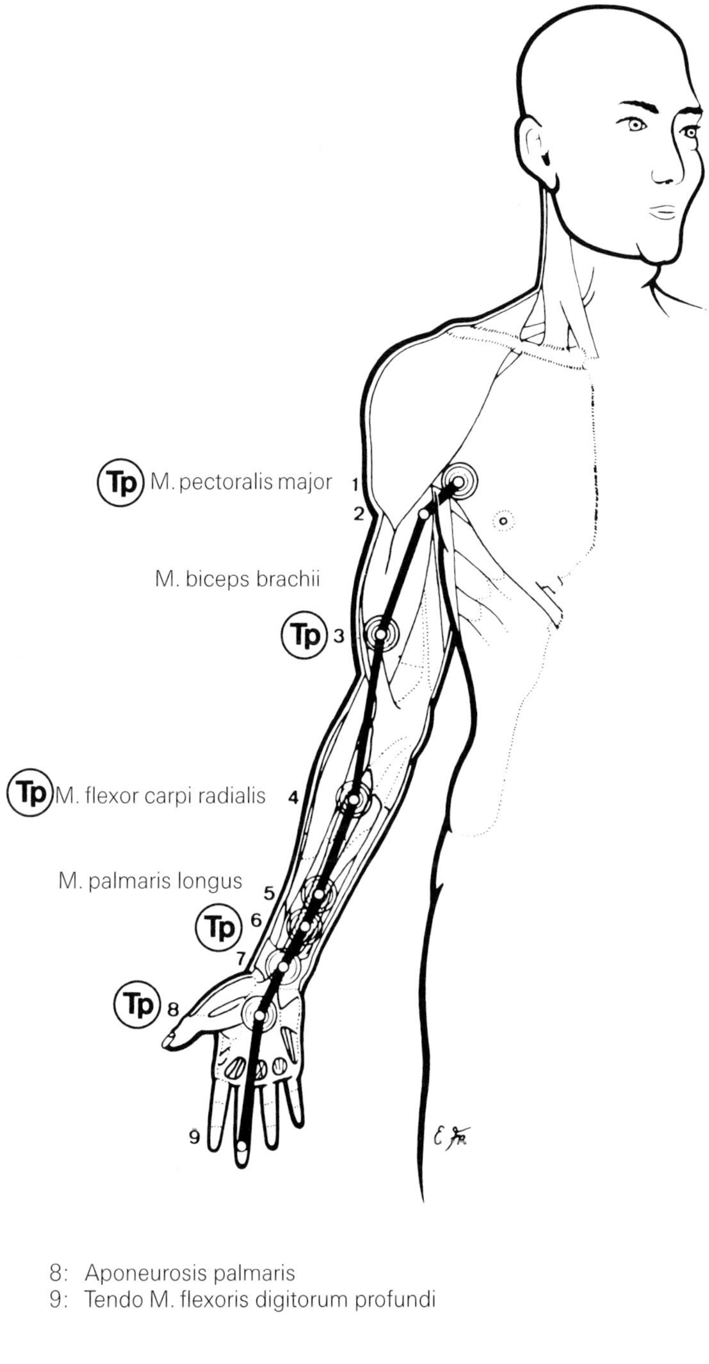

8: Aponeurosis palmaris
9: Tendo M. flexoris digitorum profundi

23 Kreislauf-Sexualität-Meridian: muskuläre Bezüge und Triggerpunkte (Tp)

Meridian des dreifachen Erwärmers (3E)

Verlauf

Er beginnt am äußeren Nagelwinkel des Ringfingers, zieht von dort über den Handrücken und die Unterarmdorsalseite zur Oberarmrückseite, weiter über die dorsalen Schulterpartien bis hinter das Ohr, um dieses rückwärts herum nach vorne zur Höhe der Incisura tragica superior und endet am lateralen Augenbrauenende.

Wichtige Punkte

3E2: Zwischen 4. und 5. Finger knapp proximal der Interdigitalfalte.
3E3: Auf dem Handrücken, zwischen 4. und 5. Os metacarpale, 1 Querfinger proximal von 3E 2.
3E5: 3 Querfinger kranial von der Handgelenksquerfalte, zwischen Ulna und Radius.
3E6: 4 Querfinger kranial von der Handgelenksquerfalte, zwischen Ulna und Radius.
3E10: Oberhalb des Olekranon, in einem Grübchen bei gebeugtem Ellbogen.
3E14: Am hinteren unteren Rand des Akromion (in einer Vertiefung bei abduziertem Arm).
3E15: Im Mittelpunkt der Verbindungslinie zwischen Akromion und Proc. spinosus von C7, eine Daumenbreite unter dem Trapeziusrand.
3E16: Dorsal und kaudal vom Proc. mastoideus, am Hinterrand des M. sternocleidomastoideus.
3E17: In einem Grübchen ventral, kaudal vom Proc. mastoideus.
3E21: Am lateralen Rand der Augenbraue.
3E23: In einer Vertiefung am lateralen Rand der Augenbraue.

Drei-Erwärmer-Meridian

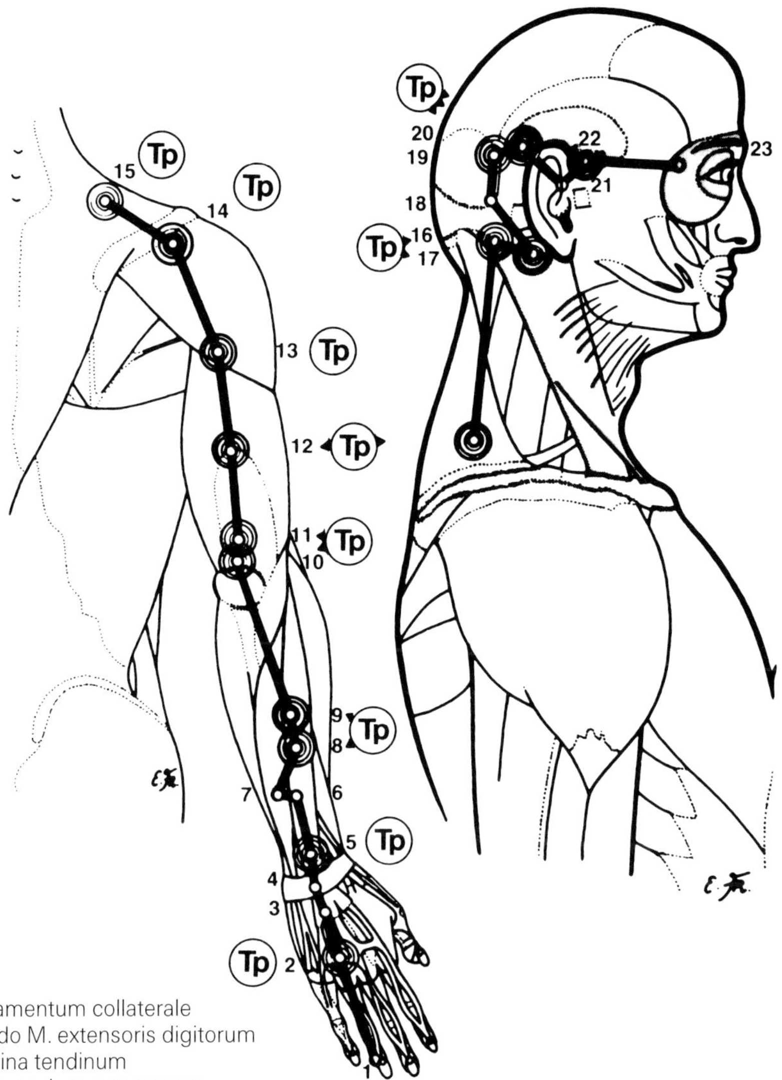

1	Ligamentum collaterale
2	Tendo M. extensoris digitorum
3	Vagina tendinum
4	Retinaculum extensorum
5, 6	M. extensor digitorum
7	M. extensor carpi ulnaris
8, 9	M. extensor digitorum
10–12	M. tricipitis brachii
13, 14	M. deltoideus
15	M. trapezius
16, 17	M. sternocleidomastoideus
18, 19	M. occipito-frontalis, venter occipitalis
20, 22	M. temporalis
21	M. helicis minor
23	M. orbicularis oculi

24 Drei-Erwärmer-Meridian: muskuläre Bezüge und Triggerpunkte (Tp)

Gallenblasen-Meridian (G)

Verlauf

Er beginnt am lateralen Orbitalwinkel und verbindet dann die seitlichen äußeren Anteile des Kopfes mit den lateralen Rumpf- und Beinregionen. Er endet am lateralen Nagelwinkel der 4. Zehe.

Wichtige Punkte

G2: In einem Grübchen vor und unter dem Tragus.
G3: Am oberen Rand des Arcus zygomaticus.
G8: 2 Querfinger kranial der Ohrmuschelspitze.
G14: 1 ½ Querfinger kranial der Augenbrauenmitte.
G20: In gleicher Höhe wie der Unterrand des Proc. mastoideus, in einer Vertiefung lateral des Trapeziusansatzes am Okziput.
G21: Im Mittelpunkt zwischen Proc. spinosus von C7 und Akromion, am höchsten Punkt der Schulter.
G30: Hinter dem Trochanter major, in einer Mulde im trochanternahen Drittel einer Verbindungslinie zwischen Trochanter major und einer Stelle, die 3 Querfinger über dem Hiatus canalis sacralis liegt.
G33: Kranial vom Epicondylus lateralis, in einer kleinen Vertiefung.
G34: Vor und unter dem Fibulaköpfchen, in einem dort tastbaren Grübchen.
G39: 4 Querfinger oberhalb des Malleolus lateralis, am Hinterrand der Fibula.
G40: Unter und vor dem äußeren Knöchel, in einem Grübchen.
G43: Zwischen 4. und 5. Zehe, hinter der »Schwimmhaut«.

Gallenblasen-Meridian

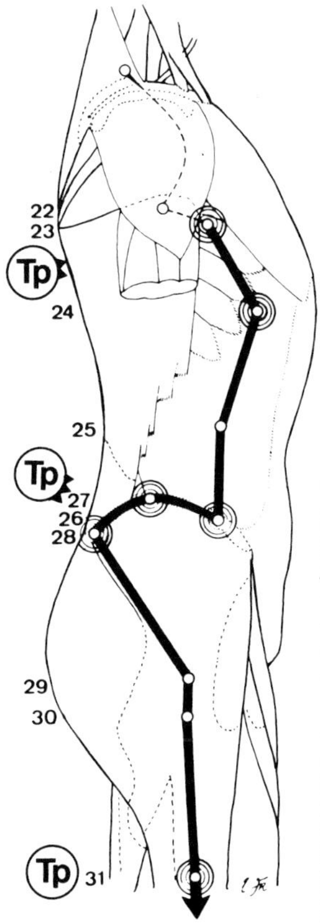

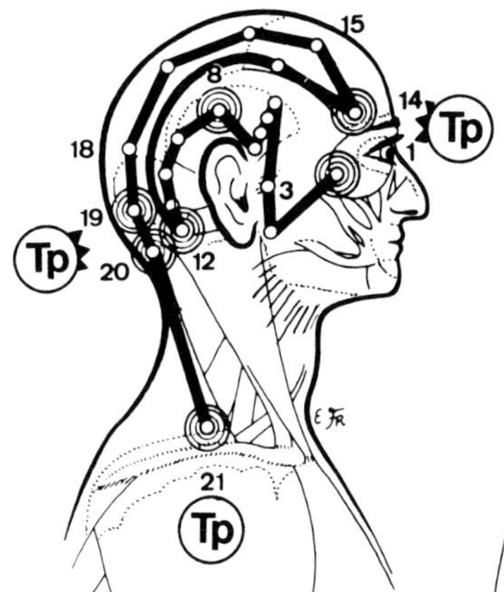

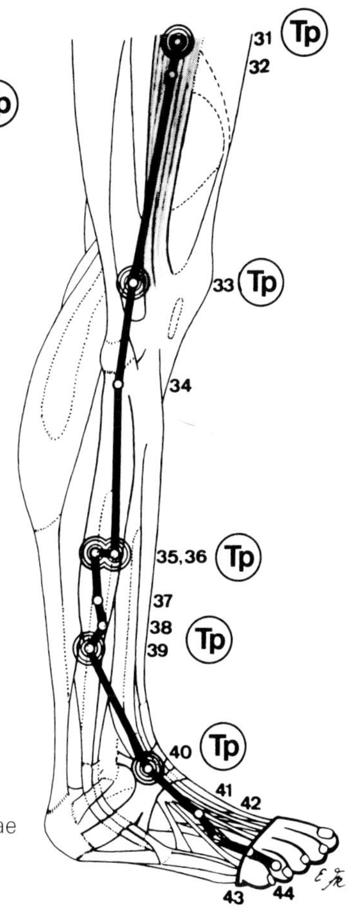

1	M. orbicularis oculi
2	M. digastricus
3	M. auricularis anterior
4–9	M. temporalis
10, 11, 19	M. occipito-frontalis, venter occipitalis
12	M. auricularis posterior
13–15	M. occipito-frontalis, venter frontalis
16–18	Galea aponeurotica
20, 21	M. trapezius
22	M. latissimus dorsi
23	M. serratus ant., pars inf.
24, 25	M. obliquus ext. abdominis
26–28	Spina iliaca superior
29–32	Tractus iliotibialis fasciae latae

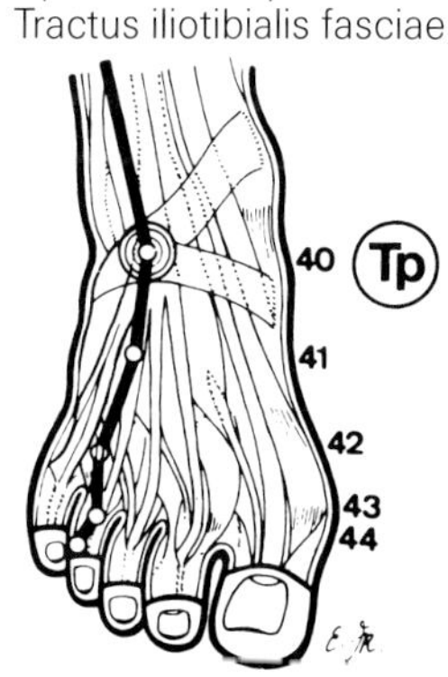

40	Retinaculum Mm. extensorum inferius
41	Tendo M. extensoris digitorum longi
42	Tendo M. extensoris hallucis brevis
43	(wie 41)
44	Aponeurosis dorsalis digitorum

33	Lig. collaterale laterale
34–39	M. peronaeus longus

25 Gallenblasen-Meridian: muskuläre Bezüge und Triggerpunkte (Tp)

Leber-Meridian (Le)

Verlauf

Sein Ausgangspunkt liegt am medialen Nagelrand der Großzehe. Er zieht über den inneren Fußrand, die innere Unter- und Oberschenkelregion, das seitliche Abdomen und endet im 6. Interkostalraum kaudal der Mamilla.

Wichtige Punkte

Le1: Am lateralen Nagelrand, am Großzehenendglied.
Le2: In der Haut zwischen der 1. und 2. Zehe.
Le3: In der Vertiefung zwischen 1. und 2. Os metatarsale.
Le5: 5 ½ Querfinger proximal des medialen Knöchels am medialen Tibiarand.
Le6: Neben der Tibia, genau in der Mitte zwischen medialem Knöchel und Tibiakopf.
Le8: Am medialen Ende der Kniebeugefalte, hinter dem distalen Femurende.

Leber-Meridian

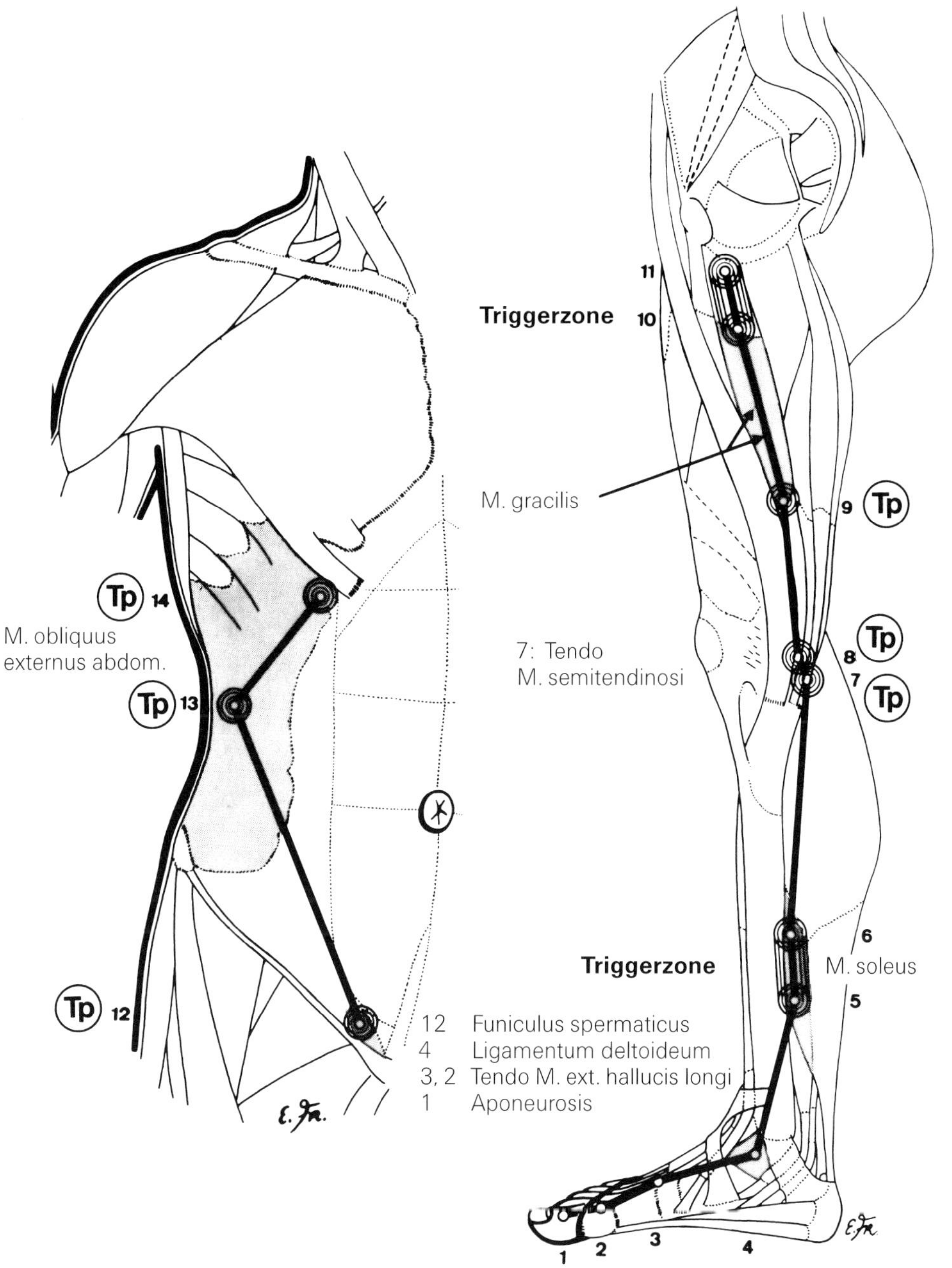

26 Leber-Meridian: muskuläre Bezüge und Triggerpunkte (Tp)

Lungen-Meridian (Lu)

Verlauf

Der Meridian zieht vom lateralen Klavikulaende zum Arm, über den M. biceps, die Ellbogenbeuge und den radialen Unterarm bis zum Daumen und endet am Nagelwinkel der Daumenaußenseite.

Wichtige Punkte

Lu5: In der Ellbogenbeugefalte, radial der Bizepssehne.
Lu6: 1 Querfinger proximal des Mittelpunktes einer Linie zwischen Handgelenks- und Ellbogenbeugefalte, an der lateralen Radiuskante.
Lu7: Am Proc. styloideus, 2 Querfinger proximal der Handgelenksquerfalte.
Lu9: In einem Grübchen radial der Arteria radialis, an der distalen Handgelenksquerfalte.
Lu10: In der Mitte des Os metacarpale I auf dem Muskelbauch.

Lungen-Meridian

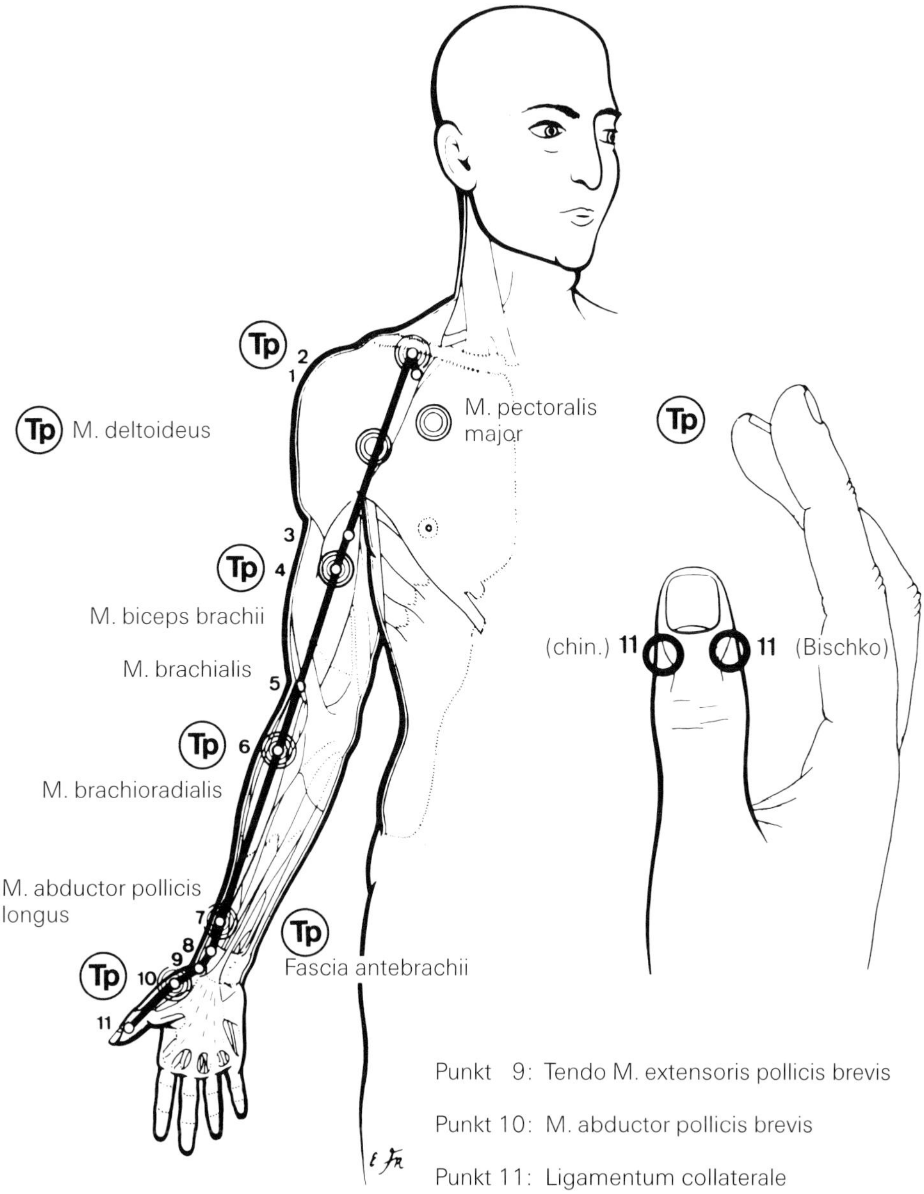

Punkt 9: Tendo M. extensoris pollicis brevis

Punkt 10: M. abductor pollicis brevis

Punkt 11: Ligamentum collaterale

27 Lungen-Meridian: muskuläre Bezüge und Triggerpunkte (Tp)

Dickdarm-Meridian (Di)

Verlauf

Der Ausgangspunkt liegt am radialen Nagelwinkel des Zeigefingers. Der Meridian zieht dann dorsal des Lungen-Meridians vorbei am radialen Ende der Ellbogenquerfalte, über die Oberarmaußenseite zur Schulter, seitlich über Hals und Unterkiefer und beschließt seinen Verlauf in der Nasolabialfalte.

Wichtige Punkte

Di2: Distal und radial des Fingergrundgelenkes, in einem kleinen Grübchen.
Di3: Am Zeigefinger, in einer Vertiefung proximal vom Metakarpalköpfchen.
Di4: Preßt man Daumen und Zeigefinger aneinander, bildet sich zwischen beiden ein Muskelbauch, an dessen höchstem Punkt **Di4** liegt.
Di5: An der radialen Seite der Handrückenquerfalte in einem Grübchen neben der Sehne des M. extensor carpi radialis longus.
Di10: Drei Querfinger distal des radialen Endes der Ellbogenbeugefalte, auf dem M. brachioradialis.
Di11: Am radialen Ende der Ellbogenbeugefalte.
Di15: Am lateralen vorderen Schulterrand, 3 Querfinger unter dem Acromion, im Knochenspalt.
Di16: In einem Grübchen zwischen Acromion und Spina scapulae.
D20: In der Nasolabialfalte, seitlich des Nasenflügels.

Dickdarm-Meridian

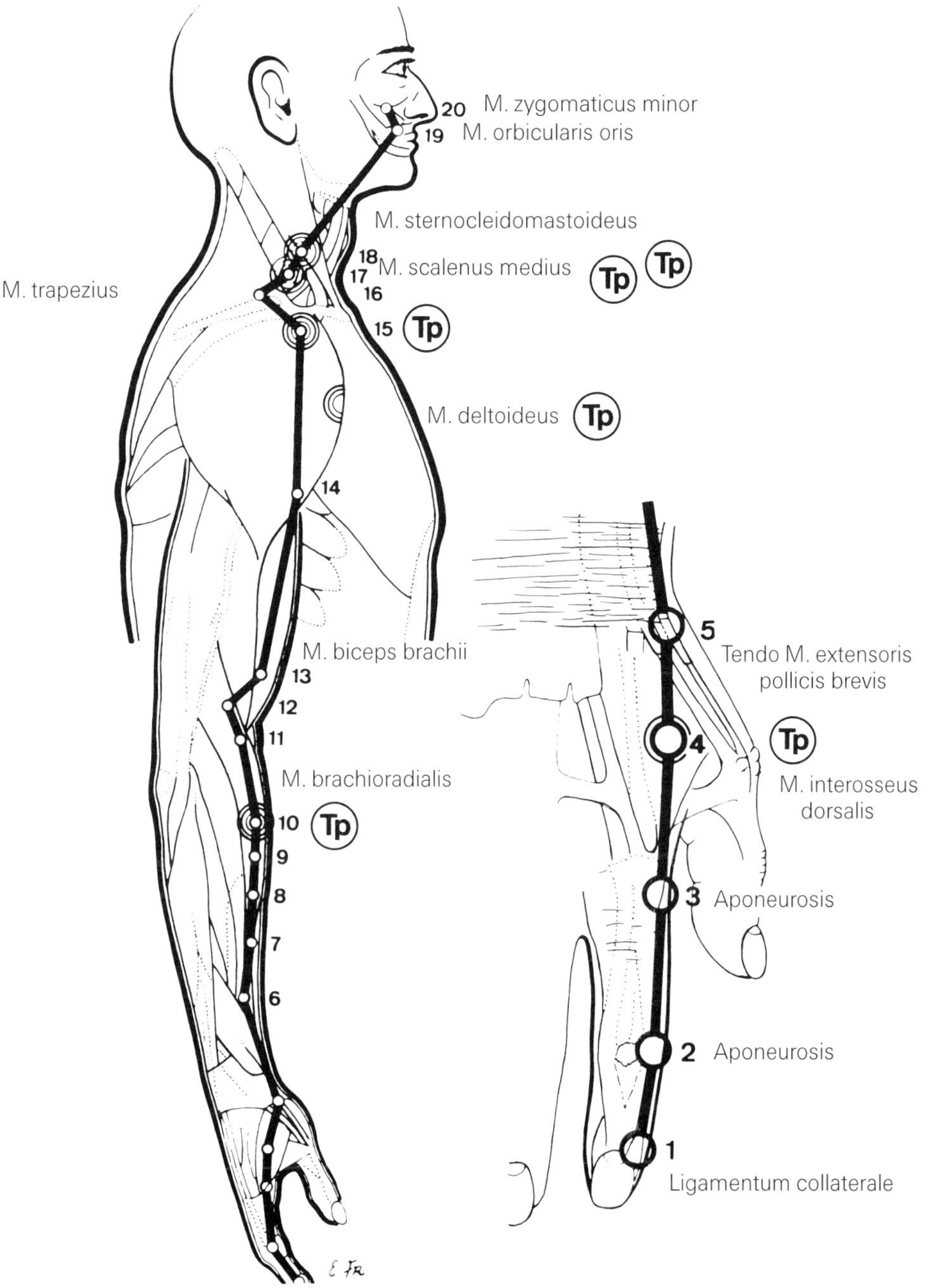

28 Dickdarm-Meridian: muskuläre Bezüge und Triggerpunkte (Tp)

Magen-Meridian (M)

Verlauf

Er beginnt lateral am Kopf, im oberen Schläfenabschnitt, verbindet in Kurvenform einige Punkte im Kiefer-Wangen-Bereich, zieht seitlich vorne über den Hals, dann über die vorderen lateralen Rumpfpartien, die Leistengegend und den Oberschenkel, via Wadenbeinköpfchen und Peronäusregion zum Endpunkt an der fibularen Seite des Nagelwinkels der 2. Zehe.

Wichtige Punkte

M6: Senkrecht kaudal der Pupille, im Schnittpunkt mit Horizontaler vom Nasenflügelunterrand.
M7: Knapp 1 Querfinger lateral des Mundwinkels.
M8: In einer Vertiefung vor dem Unterkieferwinkel.
M9: Am Vorderrand des M. sternocleidomastoideus, seitlich vom Adamsapfel.
M10: Querfinger tiefer, am Muskelrand.
M21: 3 Querfinger lateral der Mittellinie, in Höhe der Mitte zwischen Nabel und Sternum.
M24: $1\frac{1}{2}$ Querfinger kranial und 3 Querfinger seitlich des Nabels.
M25: 3 Querfinger lateral des Nabels.
M29: Handbreit kaudal, 3 Querfinger seitlich des Nabels.
M30: 3 Querfinger lateral der Symphyse, am Oberrand des Schambeins.
M31: Auf der vorderen Mittellinie des Oberschenkels, eine Handbreit distal der Leistenbeuge.
M35: Bei gebeugtem Kniegelenk lateral des Ligamentum patellae, in der Mitte einer Mulde.
M36: 4 Querfinger distal von M35 und 1 Querfinger lateral der Tibiakante.
M37; 4 Querfinger kaudal von M36.
M38: Eine Daumenbreite über dem Mittelpunkt der Verbindungslinie zwischen Tuberositas tibiae und Sprunggelenksquerfalte, neben der Tibiakante.
M39: Auf dem Mittelpunkt einer Linie zwischen Tuberositas tibiae und Sprunggelenksquerfalte, dicht neben der Tibiakante.
M41: In der Mitte der Sprunggelenksquerfalte, zwischen den Sehnen des M. extensor hallucis longus und des M. extensor digitorum longus.
M44: Zwischen 2. und 3. Zehe am Fußrücken, proximal der Interdigitalfalte.
M45: An der fibularen Seite des 2. Zehennagels.

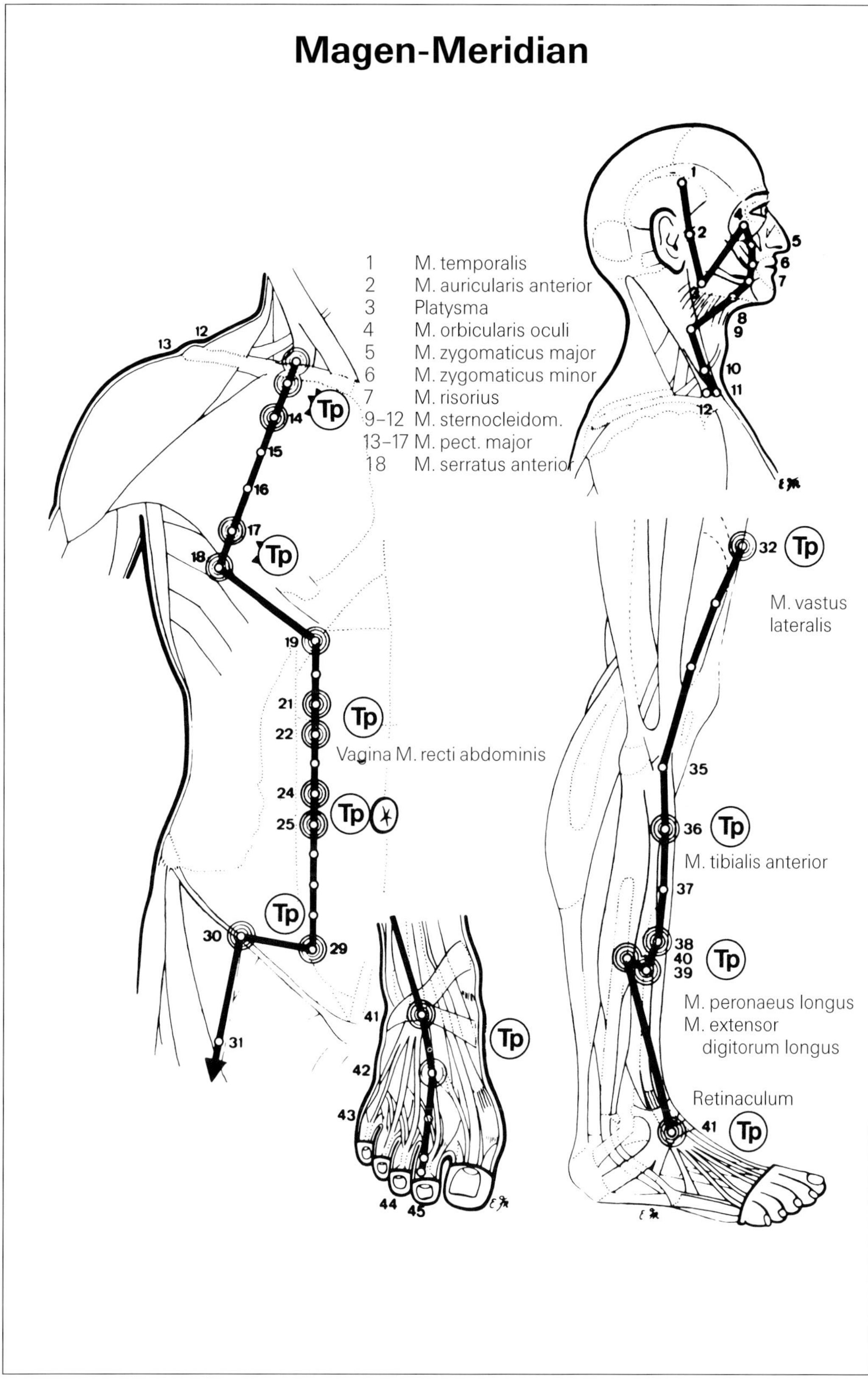

29 Magen-Meridian: muskuläre Bezüge und Triggerpunkte (Tp)

Der Milz-Pankreas-Meridian (MP)

Verlauf

Der Meridian entspringt an der fibularen Großzehenseite am Nagelwinkel, zieht über die inneren Fuß- und Unterschenkelpartien, den inneren Oberschenkel zum Rumpf, an dessen vorderen seitlichen Partien kranialwärts, überquert den großen Brustmuskel und endet abschließend kaudalwärts laufend in Höhe des 6. Interkostalraumes auf der mittleren Axillarlinie.

Wichtige Punkte

MP2: An der Medialseite der Großzehe, am proximalen Ende der Grundphalanx.
MP5: Im Mittelpunkt der Verbindungslinie des inneren Knöchels mit dem Kahnbeinvorsprung, in einer kleinen Vertiefung.
MP6: 4 Querfinger proximal der inneren Knöchelspitze, am hinteren Tibiarand.
MP9: Distal und dorsal des medialen Tibiacondylus, in einem Grübchen, in Höhe der Tuberositas tibiae (zu G34 durchstechen).
MP18: Im 4. Interkostalraum, etwas medial der vorderen Axillarlinie.
MP21: Im 6. Interkostalraum, auf der medialen Axillarlinie.

Milz-Pankreas-Meridian

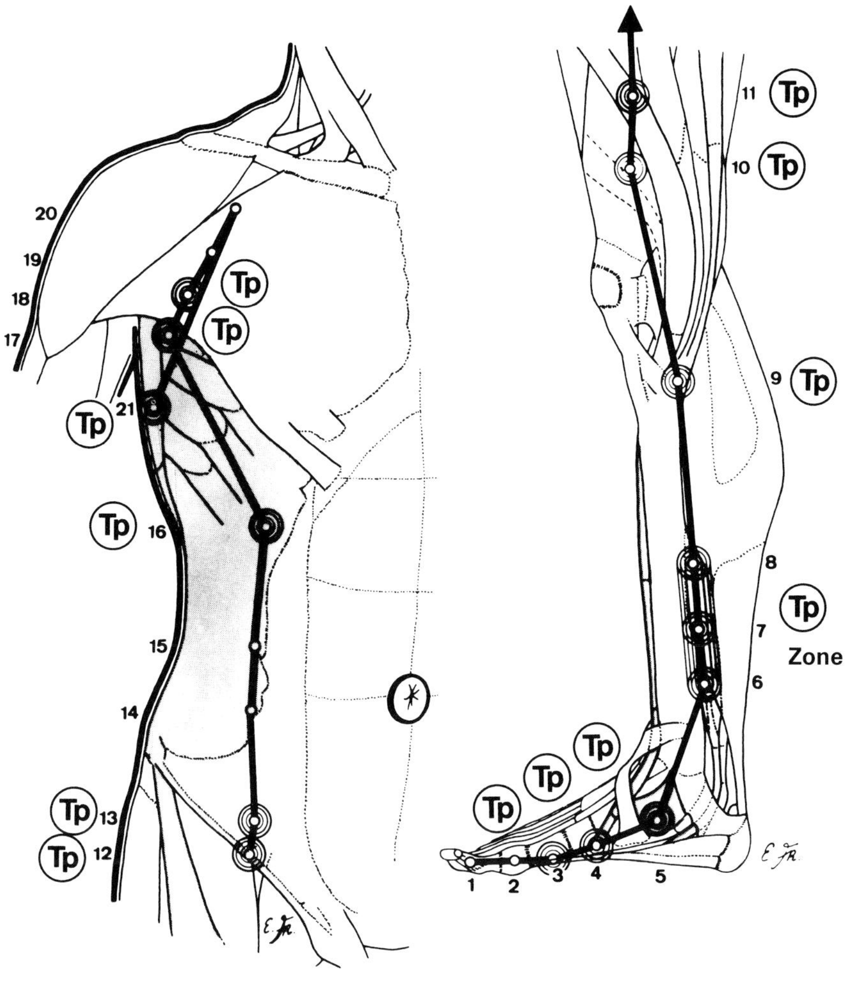

1	Ligamentum collaterale	12	Ligamentum inguinale
2	Aponeurosis dorsalis digitorum	13	Aponeurosis M. obliqui abdominis externi
3	M. abductor hallucis	14 }	
4	Tendo M. tibialis anterioris	15 }	M. obliquus externus abdominis
5	Ligamentum deltoideum	16 }	
6	M. flexor digitorum longus	17	M. serratus anterior
7	M. soleus	18 }	
8	M. soleus	19 }	M. pectoralis major
9	Pes anserinus, Tendo M. semitendinosi	20 }	
10	M. vastus medialis	21	M. latissimus dorsi
11	M. sartorius		

30 Milz-Pankreas-Meridian: muskuläre Bezüge und Triggerpunkte (Tg)

Mittellinien-Meridian

Konzeptionsgefäß (KG)

Verlauf

Es erstreckt sich von der Damm-Mitte entlang der vorderen Medianlinie bis knapp kaudal der Unterlippe.

Wichtige Punkte

KG3: Handbreit unter dem Nabel.
KG4: 4 Querfinger kaudal des Nabels.
KG6: 2 Querfinger unter dem Nabel.
KG12: In der Mitte zwischen Nabel und Sternum.
KG14: 1 ½ Querfinger kaudal vom Xiphoid.
KG15: An der Xiphoidspitze.
KG17: In Höhe des 4. Interkostalraumes.
KG20: Zwischen Manubrium und Corpus sterni.
KG24: In der Mitte der mentolabialen Rinne.

Lenkergefäß (LG)

Verlauf

Der Meridian erstreckt sich von der Steißbeinspitze über die Dornfortsatzreihe, die Mittellinie des Kopfes und den Nasenrücken bis zur Mitte des Oberlippenrandes.

Wichtige Punkte

LG2: In der Mitte des Hiatus can. sacralis.
LG3: Unter dem Dornfortsatz des 4. Lendenwirbels.
LG4: Unter dem Proc. spinosus von L2.
LG5: Unter dem Dornfortsatz des 1. Lendenwirbels.
LG8: Unter dem Proc. spinosus von Th. 7.
LG12: Unter dem Dornfortsatz des 1. Brustwirbels.
LG13: Zwischen dem Dornfortsatz von C7 und D1.
LG13a: Auf der Dornfortsatzspitze von C7.
LG15: In einem Grübchen unter der Protuberantia occ. ext.
LG16: 2 Querfinger über LG 15.
LG19: Entspricht der kleinen Fontanelle.
LG21: Entspricht der großen Fontanelle.

Punkte außerhalb der Meridiane (PaM) und neue Punkte (NP)

Die zusätzliche Nadelung folgender Punkte hat sich bei Störungen des Bewegungsapparates bewährt:

PaM64: 3 Querfinger lateral vom Proc. spinosus Th10.
PaM74: 5 Querfinger lateral des 4. Lendenwirbeldorns.
PaM75: In einer Vertiefung unter dem 5. Lendenwirbeldorn.
PaM97: 1 ½ Querfinger distal der Mitte der Handwurzelquerfalte.
PaM107: Dies sind vier Punkte zwischen den Metakarpalköpfchen der Fingergrundgelenke.
PaM108: Zwischen 2. und 3. Metakarpale, knapp proximal des Fingergrundgelenkes.

PaM109: Zwischen 3. und 4. Os metacarpale, im oberen Winkel.
PaM137: Dabei handelt es sich um 8 Einstichstellen, die jeweils auf dem Fußrücken zwischen den benachbarten Metatarsalköpfchen liegen.
PaM145: 2 Punkte, die beiderseits des Ligamentum patellae in einer Mulde liegen, die bei gebeugtem Knie entsteht (der laterale Punkt entspricht dem M35).
PaM152: 1 Querfinger distal von G34.
PaM153: Distal vom Hinterrand des Fibulaköpfchens, in einer kleinen Vertiefung, gegenüber von G34.
PaM155: Am lateralen Ende der Kniegelenksbeugefalte.
NP58: 1 Querfinger kaudal des Mittelpunktes der Verbindungslinie Trochanter major - Steißbeinspitze.
NP67: Handbreit unter dem radialen Ende der Ellbogenbeugefalte, 1 Querfinger ulnarwärts vom Dickdarm-Meridian.
NP69: Knapp handbreit ventrokaudal des Akromion-Klavikula-Gelenkes.
NP74: Dies sind zwei 2 Punkte; sie liegen jeweils ca. 5 Querfinger über dem vorderen und hinteren Ende der Axillarfalte.

Die Lasertherapie

Anstelle der Akupunkturnadel kann als therapeutisches Medium monochromes Licht geringer Intensität in Form eines Laserstrahles eingesetzt werden (Laser bedeutet: Light Amplification by Stimulated Emission of Radiation). Ausgangsmaterial zur Gewinnung eines therapeutisch wirksamen Lasers ist ein Neon-Helium-Gas, das in einem Hochspannungsteil über Spiegelsysteme die erwähnte Lichtverstärkung in Form eines gebündelten monochromen Strahls (Wellenlänge 632,8 nm – monochromes rotes Licht) erzeugt. Sogenannte Softlaser emittieren 2 bis 50 mW, Midlaser 10 bis 100 W Leistung.

Grundlagen

Das Therapieprinzip beruht grundsätzlich auf der Wechselwirkung lebender Systeme und elektromagnetischer Strahlung, der auch das Licht zugerechnet werden muß. Licht ist die Grundlage jeder Form des Lebens, primäre Energiequelle und Urform der Informationsübertragung. Aber nicht nur äußere Strahlung, die vordergründig mit dem Lichtbegriff verbunden wird, ist hier zu berücksichtigen. Mindestens ebenso wichtig sind in biologischen Systemen jene ultraschwachen Lichtstrahlungen, die von lebenden Zellen produziert werden (Photonen).

Photonen kohärenter Laserstrahlen interferieren im biologischen Milieu energetisch mit jenen organischen Großmolekülen, die auf einem gleichen Energieniveau liegen, wobei die Bandbreite der wirksamen Frequenzen relativ groß ist.

Der Helium-Neon-Laser hat praktisch die gleiche Wellenlänge wie jene Biophotonen, die im Bereich der Grundregulation eine wichtige Rolle spielen, und greift somit am »Ursprung des Regulationsgeschehens« ein. Da offene biologische Systeme schon auf Reize geringster Intensität reagieren, reicht die Leistung eines Softlasers zur Regulationsauslösung völlig aus.

Nach heutigen Erkenntnissen agiert morphogenetisch wirksames Licht im Bereich der interzellulären Information. Die Aufdeckung entsprechender Details bleibt noch der weiteren wissenschaftlichen Forschung vorbehalten. Vorläufige Ergebnisse lassen annehmen, daß die elektrobiologische Situation der Zellmembranen, damit verbundene Energieabläufe, aber auch Enzymreaktionen und immunologische Prozesse tangiert werden. Phagozyten emittieren beispielsweise während der Immunabwehr Photonen. Oxydasen der Phagozytenmembranen aktivieren dabei Singulett-Sauerstoff, der bei seinem Übergang in den Grundzustand Photonen mit der Wellenlänge 634 nm abgibt.

Unübersehbare Parallelen ergeben sich somit nicht nur zum Helium-Neon-Laser mit seiner Wellenlänge von 633 nm, sondern auch zu den Mechanismen der therapeutischen Lokalanästhesie, bei der entsprechende Untersuchungen (*Klima,* 1981) eine Aktivierung von Cytochrom-Oxydasen durch Lokalanästhetika und konsekutive Photonenemissionen der Phagozyten erkennen ließen. Auch die Sauerstoff-Ozon-Therapie, die über schon erwähnte Singulett-Sauerstoffreaktionen Photonenemissionen gleicher Wellenlänge produziert, zeigt, daß hier wohl ein gemeinsames Regulations- und Wirkungsprinzip auf photobiophysikalischer Ebene gegeben ist.

Neben der Aktivierung von Phagozyten und Immunsystem, der damit einhergehender Beeinflussung von Entzündungsreaktionen und Beschleunigung von Abheilungszuständen konnten weitere wesentliche Laserwirkungen verifiziert werden. Therapeutisch wichtig ist in erster Linie die Schwellenwertänderung der Nozizeptoren, die den Laser zur unmittelbaren Schmerztherapie geeignet macht. Der ebenfalls bei Laseranwendung beobachtete, langsamere Ablauf von Reflexen läßt des weiteren darauf schließen, daß das neurale Leitungsgeschehen beeinflußt wird; im Zusammenhang damit führt die Änderung des Afferenzstromes eventuell zu einer zusätzlichen Hinterhornentlastung.

Grundlage der Lasertherapie ist somit die Vorstellung des kohärenten Lichtstrahls als intensive elektromagnetische Energiekonzentration, die über informationelle Impulse im Biophotonenbereich ihre Wirkung entfaltet. Genaugenommen handelt es sich hier um einen Wissensbereich, der lediglich dem Physiker geläufig ist. Künftig muß sich jedoch auch die Medizin mit diesen Problemen stärker auseinanderzusetzen, zumal diese die Basis unseres medizinischen Weltbildes ist.

Anwendung

Einsatzbereich

Die ursprünglich als Ersatz für die Akupunkturnadel angenommene und fast ausschließlich über das Punkt- und Meridiansystem angewendete Lasertherapie hat zwischenzeitlich ihren Einsatzbereich erweitert. Die unmittelbare schmerzstillende Eigenschaft des Lasers erlaubt eine erfolgreiche Direkttherapie am Locus dolendi und korreliert dabei mit vielen Applikationsmöglichkeiten, die im Kapitel über die therapeutische Anwendung der Lokalanästhetika bereits vorgestellt wurden *(s. S. 73–75 ff)*. Schmerzende Gelenke, Insertionstendinopathien, Triggerpunkte, ligamentäre Reizzustände und verbundene Syndrome sind somit sowohl gemäß der Akupunkturlehre, als auch direkt über struktur- und aktualitätsbezogene Anwendungen mit dem Laserstrahl behandelbar.

Eine Beantwortung der Frage nach Unterschieden in der Effizienz zwischen Nadelapplikation und Lasertherapie einerseits und therapeutischer Lokalanästhesie andererseits würde größere Vergleichsuntersuchungen erforderlich machen. Erste Eindrücke der Autoren, die jedoch noch nicht im wissenschaftlichen Sinne verifiziert werden konnten, scheinen die Überlegenheit der therapeutischen Lokalanästhesie zu bestätigen. Vor allem bei ausgeprägten akuten und stark schmerzenden Krankheitsbildern empfiehlt sich daher ein primärer Einsatz der Lokalanästhetika. Nicht zu heftige chronische Beschwerden sind wohl der Hauptanwendungsbereich der Lasertherapie.

Technik

Die Behandlungstechnik ist einfach. Zur Verwendung geeignet sind alle handelsüblichen Geräte, die einen Neon-Helium-Laserstrahl mit einer Leistung im mW-Bereich (2–50 mW) liefern. Die Einwirkzeit pro Behandlungspunkt sollte durchschnittlich 15 bis 20 Sekunden betragen.

Der große Vorteil der Methode liegt vor allem in der absoluten Schmerzfreiheit. Dies sollte speziell bei der Behandlung von Kindern, aber auch bei der gar nicht so seltenen Nadelscheu von Erwachsenen berücksichtigt werden.

Manuelle Medizin

Einleitung

Begriffsbestimmung

Dieser Sammelbegriff subsummiert alle mechanischen Behandlungsformen, die sich nur der Hände als therapeutisches Agens bedienen; dies ist sicherlich die ursprünglichste Art medizinischer Hilfe. Schon der Wortstamm des Begriffes »Behandlung« stellt die Hand in den Mittelpunkt und drückt damit aus, daß Hand und Heilen untrennbar verbunden sind.

Die wohl bekannteste manuelle Therapieart ist die Massage, die neben verschiedenen thermischen Verfahren zu den ältesten Therapieformen zählt. Alle Aufzeichnungen über medizinische Probleme, ob altägyptisches, chinesisches, japanisches, römisches oder griechisches Schrifttum, enthalten entsprechende Hinweise.

Der Begriff »Manuelle Medizin« an sich, wie er heute im ärztlichen Sprachgebrauch üblich ist, bezieht sich allerdings auf jene Unterform des Einsatzes der ärztlichen Hand zu diagnostischen und therapeutischen Zwecken, die sich im Hinblick auf die Osteopathie entwickelt hat. Zugrunde liegen überlieferte und Jahrtausende alte Handgriffe zur Therapie von Gelenks- sowie Wirbelsäulenleiden und bestimmten funktionellen Organstörungen. Unabhängig von der terminologischen Auslegung wird, unserer gewählten Thematik entsprechend, der Gesamtkomplex der Manuellen Medizin in den folgenden Abschnitten unter reflextherapeutischen Aspekten abgehandelt. Aus didaktischen Gründen erfolgt eine Einteilung in klassische Massage, Spezialmassagen und osteopathische Techniken.

Therapeutische Reizqualitäten

Allen manuellen Therapiearten gemeinsam ist die Anwendung von Druck- und Dehnungsreizen auf Haut, Subkutis sowie Muskulatur und die Ausnützung der verbundenen Regulationsnormalisierung in Reflexzonen und ihren pathogenen Startstrukturen.

Sowohl die Körperoberfläche als auch die gesamte Muskulatur sind in ihrem Funktionsverhalten auf Druck und Dehnungsreize eingestellt, da jeder Kontakt mit fester Materie, ja selbst die allgegenwärtige Schwerkraft, Druck- oder Dehnungsreize auslösen. Mithin werden bei jeder Manuellen Therapie dem Organismus nur bekannte Reizqualitäten zugeführt und diese wiederum über verschiedene Applikationsformen gezielt an die behandlungsbedürftigen Strukturen herangebracht.

Manuelle Therapieformen bedienen sich physiologischer Reizqualitäten.

Voraussetzungen

Patientenlagerung

Einflüsse der erwähnten mechanischen Qualitäten auf den Bewegungsapparat ergeben sich bereits aus der Lagerung des Patienten. Deshalb kommt ihr im Rahmen der manuellen Techniken ein nicht unbedeutender Stellenwert zu.

Behandlungstisch

Sowohl die Beschaffenheit der Unterlage (hart, weich, elastisch, federnd) als auch ihre Verstellbarkeit in Einzelabschnitten zur entspannten Positionierung des Patienten können die Durchführbarkeit manueller Therapieformen mitbestimmen.

Eine große Auswahl industriell gefertigter Massage- und Behandlungstische wird dazu angeboten. Ihre Brauchbarkeit bestimmen gewisse Konstruktionsmerkmale, von denen folgende unbedingt gegeben sein sollten:
Die Liegefläche muß ausreichend dimensioniert sein. Eine Größe von 200 cm x 70 cm erfüllt alle Ansprüche. Vor allem schmälere Liegen sind ungeeignet, da speziell bei älteren Patienten das Umdrehen auf schmalen Behandlungstischen Unsicherheit, Angst vor dem Hinunterfallen und mithin Verkrampfungen auslöst.

Kriterium Höhenverstellbarkeit

Die Höhenverstellbarkeit im Bereich von 50 bis 90 cm ist ein weiteres wichtiges Kriterium. Da gerade die Behandlungshöhe sehr oft variiert werden muß, empfehlen sich Tische mit hydraulischer oder elektrischer Höhenverstellung.

Weiterhin sollte das Kopfteil auf- und abschwenkbar gestaltet und genau in der Mitte eine Aussparung für das Gesicht aufweisen, da sonst keine Neutralhaltung des Kopfes eingestellt werden kann.

Polsterung und Überzugsmaterial der Liegefläche entsprechen bei allen bekannten Modellen den Anforderungen auf druckfreie Patientenlagerung sowie leichte Reinhaltung und bedürfen daher keiner näheren Beschreibung.

Einige der erwähnten Konstruktionsdetails dienen nicht nur zur optimalen Patientenlagerung, sondern stellen darüber hinaus auch eine wesentliche Voraussetzung für ein kraftökonomisches Arbeiten des Therapeuten dar. Ein unpraktischer, ergonomischen Prinzipien widersprechender Behandlungstisch bedeutet für den Therapeuten große Anstrengung und Wirbelsäulenbelastung.

Halsstützen

Bei radikulären Störungen der Zervikalregion oder wenn dort (entzündlich aktivierte) Gelenke Beschwerden verursachen und die Patienten ängstlich bestimmte Kopfbewegungen vermeiden, sollte man besonders die Lagerung während der nächtlichen Schlafperiode absichern. In diesem Zeitabschnitt fällt durch den Schlaf die protektive Wirkung der Hals- und Nackenmuskulatur weg und die Halswirbelsäule kann dem Gewicht des Kopfes folgend, in reizverstärkende Stellungen gelangen. Dies sollte durch das Anlegen einer elastischen Halsstütze verhindert werden.

Gut geeignet dazu sind die im Handel erhältlichen Schaumstoffkrawatten. Es ist nur darauf zu achten, daß die Halsstütze nicht zu breit gewählt wird, da jedes Hochdrücken des Kinns und die damit verbundene Retroflexion der Halswirbelsäule, die dabei hauptsächlich in den Kopfgelenken erfolgt, wiederum negative Auswirkungen nach sich ziehen würde *(Abb. 31)*.

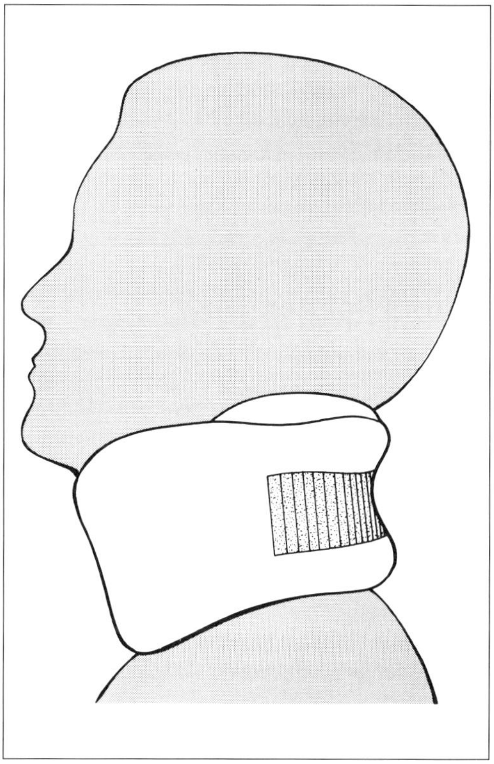

31 Ruhigstellung der Halswirbelsäuel mittels Schaumstoffkrawatte (Halskrause)

An dieser Stelle ist darauf zu verweisen, daß auch die allgemeinen Liegegewohnheiten des Patienten und entsprechende Korrekturanweisungen im Erkrankungsfalle von Bedeutung sein können.

Ist dem Patienten bei Akutstörungen des Bewegungsapparates und hier vor allem bei Erkrankungen der Wirbelsäule zwecks Entlastung der Schmerzregion Bettruhe verordnet, kann eine antalgische Liegeposition das Reizgeschehen und die resultierenden Schmerzen vermindern. Somit erscheint es durchaus berechtigt, bestimmte Ruhigstellungsverfahren als passive reflextherapeutische Maßnahmen (im Sinne der Verminderung schmerzaufbauender Afferenzmuster) zu betrachten.

Antalgische Lagerung

Bei akuten lumbalen Wurzelsyndromen, also jenen Krankheitszuständen, bei denen die Betroffenen schmerzreflektorisch ausgelöste Entlastungshaltungen, sogenannte Haltungsprovisorien, aufweisen, bewährt

Stufenlagerung

sich sehr oft eine sogenannte Stufenlagerung. Dazu werden in Rückenlage des Patienten seine in Knie- und Hüftgelenken rechtwinklig gebeugten Beine mit den Unterschenkeln so auf mehrere gestapelte, feste Kissen plaziert, daß die Lumbalregion in leichte Kyphosierung kommt und sich dabei gewissermaßen eine zarte Autoextension ergibt, die in Verbindung mit der leichten Kyphosierung den Raum um die Radix erweitert und zur Druckentlastung beiträgt *(Abb. 32)*.

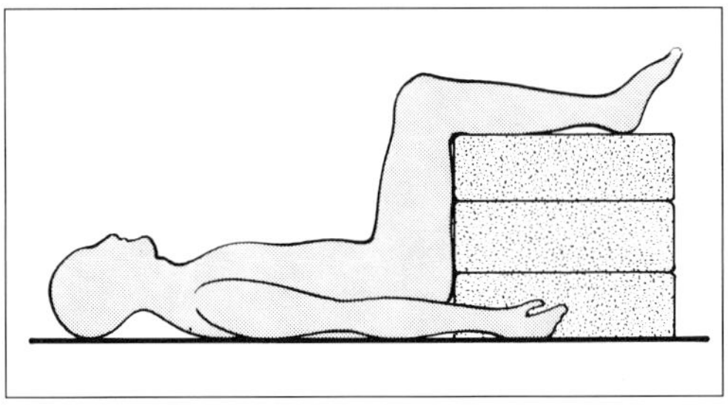

32 Stufenlagerung bei akuten Lumbalsyndromen

Bett und Polster

Abgesehen von den geschilderten Maßnahmen ist der Patient bezüglich des Schlafritus in prophylaktischer Hinsicht zu beraten, da sowohl eine falsche Bettengestaltung als auch bestimmte Schlafpositionen reizauslösend wirken können.

Matratzen

Wirbelsäulenempfindliche Patienten sollten darauf achten, daß die Matratze eine ebene Oberfläche besitzt und das Material weder zu weich, zu gefedert, noch zu hart ist. Hier ist eine Roßhaarfüllung zu empfehlen, allerdings nur dann, wenn die Matratze von Hand und nicht maschinell gestopft wurde. Nur so läßt sich bei dreiteiligen Ausführungen eine gleichmäßige Füllung erzielen. Beim täglichen Gebrauch sind solche Matratzen allerdings etwas umständlich zu handhaben, da die Einzelteile täglich gewendet und untereinander getauscht werden müssen, um ein ungleichmäßiges Zusammenliegen zu verhindern.

Unproblematisch und körperfreundlich sind Latexmatratzen mit Schafwoll- und/oder Roßhaarauflagen mit einer dem Körpergewicht entsprechenden Festigkeit, die an druckexponierten Partien des Körpers nachgeben.

Lattenroste

Als Matratzenunterlage sind Federeinsätze völlig ungeeignet. Einfache hölzerne Lattenroste sind hier angezeigt. Im Handel angebotene, abschnittweise verstellbare Lattenrostkonstruktionen empfehlen sich aufgrund der hohen Kosten nur in Ausnahmefällen, wenn Körperbau oder Erkrankung eine individuelle Einstellbarkeit verlangen. Zu nennen sind beispielsweise extreme Rundrückenbildung, Versteifung großer Gelenke oder Varikose.

Kopfkissen

Weiterhin sind nicht zu große, federgefüllte Kopfpolster am günstigsten. Die Dimensionen stimmen dann, wenn das Kissen bei Seitenlage den

Raum zwischen Schulter und Hals gerade ausfüllt und dabei den Kopf in Neutralstellung abstützen kann.

Senioren-probleme

Während normalerweise ein Kissen ausreicht, um den Kopf bequem zu lagern, kann es bei älteren Leuten mit Rundrücken notwendig sein, auch mehrere Polster zu unterlegen, um Retroflexionsstellungen der Halswirbelsäule und damit verbundene Durchblutungsstörungen im Vertebralis-Basilaris-Gefäßgebiet zu verhindern. Beim älteren Menschen entlastet darüber hinaus ein höheres Liegen die Atmung.

Die Schlafhaltung

Keine Bauchlage

Die beim Schlafen gewohnheitsmäßig bevorzugt eingenommene Stellung variiert von Mensch zu Mensch, ebenso wie die Häufigkeit des nächtlichen Stellungswechsels. Ärztliche Korrekturanweisungen sind daher nur dann erforderlich, wenn rezidivierende morgendliche Kopf- und Nackenschmerzen angegeben werden und die Patientenbefragung ergibt, daß eine Bauchschlafhaltung zur Gewohnheit geworden ist. Die Bauchlage führt zu einer Rotationsendstellung der Halswirbelsäulengelenke, die bei längerem Andauern genauso reizauslösend wirken kann wie die schon erwähnte Retroflexion.

Die klassische Massage

Wegen ihres gut steuerbaren Einflusses insbesondere auf den Muskeltonus haben die verschiedenen Massagegriffe ihren festen Platz in reflextherapeutischen Programmen. Die ausgeübten Zug- und Druckkräfte lösen dabei einen Komplex reflektorischer Aktionen aus, die von Exterozeptoren der Haut und den Propriozeptoren der Sehnen, Bänder, Gelenkkapseln und Muskeln ausgehen und letztlich über zentripetale Stimuli sogar das Zentralnervensystem in das Reflexgeschehen einbeziehen.

Wirkungen der Massage

- Regulierung des Muskeltonus
- Schmerzlinderung
- Steigerung der örtlichen Durchblutung
- Verbessserung von Trophik und Turgor
- Reflektorische Wirkung auf innere Organe
- Vegetative Stabilisierung
- Psychische Entspannung

Ausgangslage

Art und Stärke der reflektorischen Beantwortung sind durch die Griffwahl, die Intensität und Dauer der Massage zu steuern, aber auch von der aktuellen körperlichen Ausgangssituation geprägt. So wurde schon erwähnt, daß Massagen im ausgeruhten Zustand zusätzliche Entspannung bringen, nach vorhergehender Gymnastik oder anderen aktivierenden Tätigkeiten hingegen eher tonisierend und leistungssteigernd wirken. Diese Erkenntnisse müssen beim Einbau der Massage in kombinierte Behandlungsprogramme berücksichtigt werden. Bei Verspannungszuständen sollten somit nur detonisierende, beruhigende Griffarten, bei Erschlaffung und Tonusmangel aktivierende tonussteigernde Techniken eingesetzt werden sollen. Zu den Wirkungen einzelner Massagegriffe *vgl. Tabelle 6.*

Tabelle 6 **Wirkung verschiedener Massagegriffe**

Massageart	tonisierend	tonolytisch
Streichung (Effleurage)	–	+
Reibung (Friktion)	+	–
Klopfung (Tapotement)	+++	–
Knetung (Pétrissage); kräftig	++	–
zart	–	++
Erschütterung (Vibration)	–	+++

Einleitende Palpation

Um aktualitätsgerecht behandeln zu können, sollte jeder Massage ein diagnostisches Explorieren vorausgehen. Haut, Subkutis und Muskulatur müssen inspektorisch und palpatorisch auf Verschieblichkeit, Turgor, Tonussituation und Schmerzbereitschaft überprüft werden.

Wichtig ist dabei, daß einfühlend und zart palpiert wird, da nur so verläßliche Anhaltspunkte zu erhalten sind. Jedes harte Zugreifen löst reflektorische Abläufe im Sinne der Tonussteigerung aus und verfälscht das diagnostische Ausgangsbild.
Darüber hinaus reagieren Patienten auf hart ausgeführte und vielleicht sogar schmerzauslösende Palpationen auch psychisch negativ.

Der bei allen manuellen Therapien notwendige positive Kontakt und das Vertrauen zum Behandler hängen entscheidend vom ersten Eindruck ab und werden daher bereits bei der diagnostischen Vorarbeit vermittelt. Das Aufrechterhalten der Vertrauensbasis und eine bejahende Einstellung des Patienten zur laufenden Behandlung sind wichtige Voraussetzungen für gute Behandlungsresultate. Auch aufgrund dieser Überlegungen ist die Behandlungstechnik so zu dosieren, daß unangenehme Schmerzreaktionen während und nach der Behandlung unterbleiben.

▶ Der Kraftaufwand des Behandlers ist kein Maßstab für die Qualität der Massage.

Massagegriffe

Im folgenden soll eine kursorische Übersicht das Prinzip der einzelnen Massagegriffe vermitteln.
Im Rahmen reflextherapeutischer Aspekte stehen dabei vor allem Teilmassagen einzelner Regionen zur Überlegung. Ganzmassagen gehören überwiegend in die Domäne der prophylaktischen Massage und der Sportlerbetreuung.

Streichung (Effleurage)

Die Streichung (Effleurage) *(Abb. 33)* bildet fast immer Anfang und Abschluß der Behandlungseinheit. Ihre Ausführung kann ein- oder beidhändig, der Körperregion angepaßt, mit flach aufgelegten Händen erfolgen. Die Streichrichtung kann zentripetal und/oder zentrifugal ausgerichtet sein.

Liegen an den Extremitäten Ödeme vor, muß der proximale Abschnitt vor dem distalen mit zentripetaler Grifführung ausgestrichen werden.

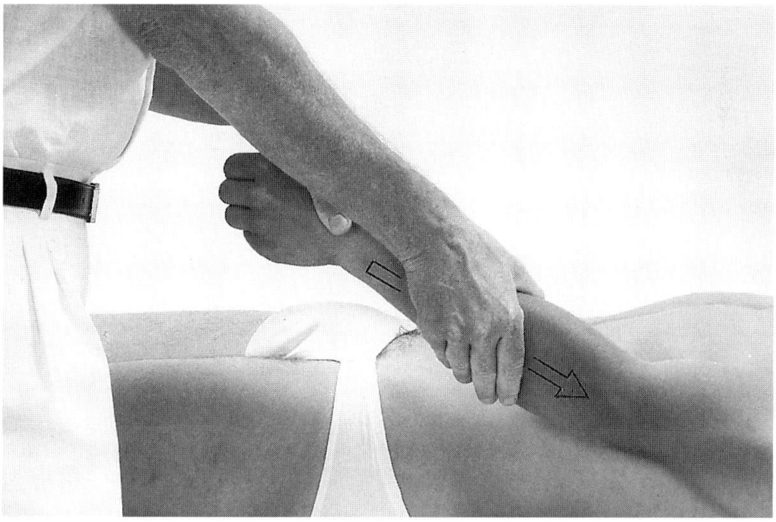

a

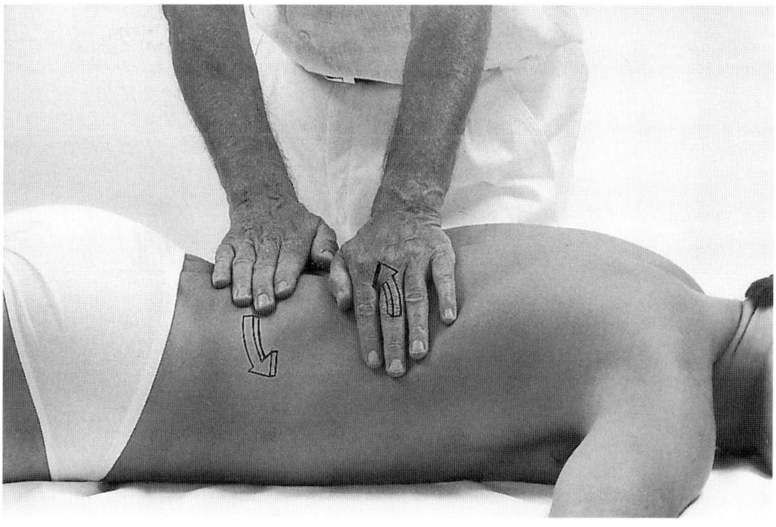

33 Streichung (Effleurage)
a Extremitätengriff
b Technik am Rumpf

Reibung (Friktion)

Bei der Reibung (Friktion) *(Abb. 34)* steht der hyperämisierende Effekt im Vordergrund. Die Grifftechnik ist den Streichungen verwandt, wirkt aber intensiver. Die Finger werden etwas gespreizt und gebeugt (Kammgriff), tiefer durch das Gewebe über breitere Körperflächen (etwa den ganzen Rücken) gezogen. Die Reibung kann auch mit halbgeballter Faust (Hobelgriff) über die Mittelgelenke, in geradliniger oder kreisförmiger Ausführung, mit stärkerem Andruck vorgenommen werden.

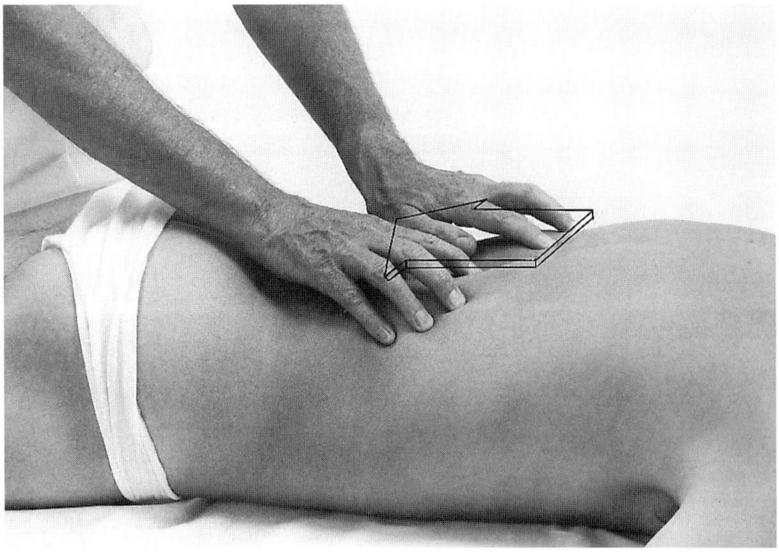

a

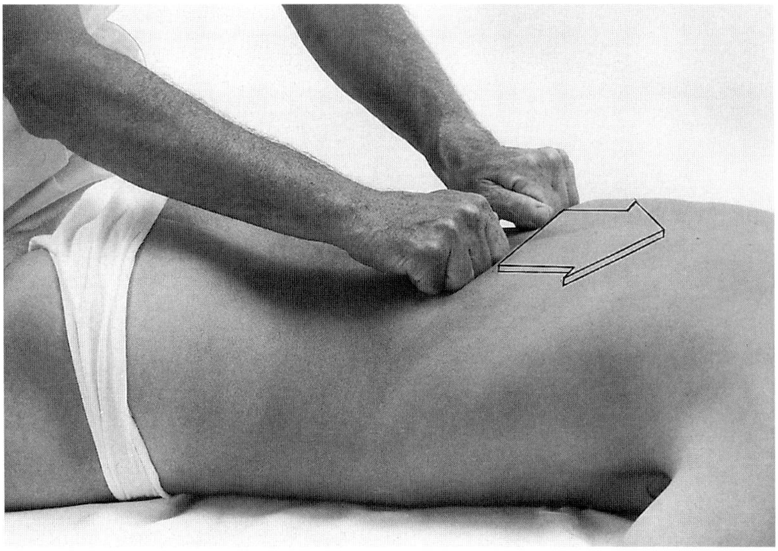

b

34 Reibung (Friktion)
a Kammgriff
b Hobelgriff

Klopfung (Tapotement)

Unter dem Sammelbegriff »Klopfung (Tapotement)« *(Abb. 35)* vereinen sich verschiedene Techniken wie Hakungen mit der Ulnarkante, Peitschungen mit gespreizten Fingern, Klatschungen mit der flachen Hand oder Pochungen mit geschlossener Faust über die Mittelphalangen.

Allen gemeinsam ist die ausgeprägte Reizwirkung und der tonisierende Effekt.

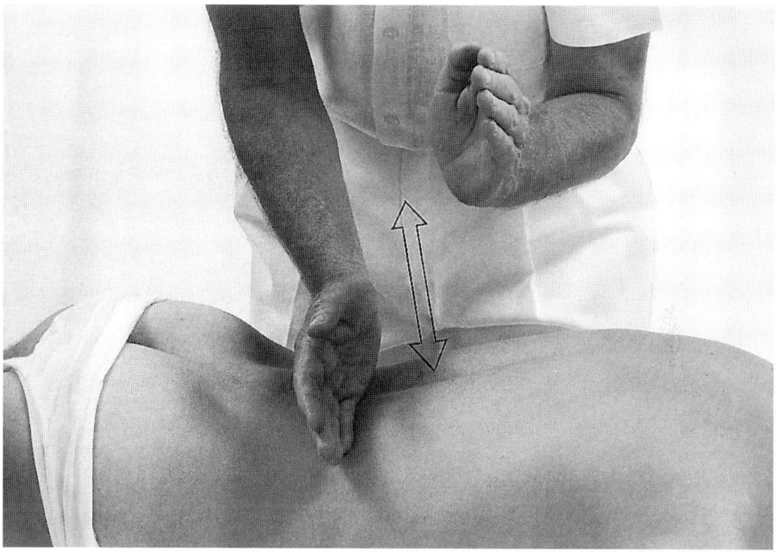

a

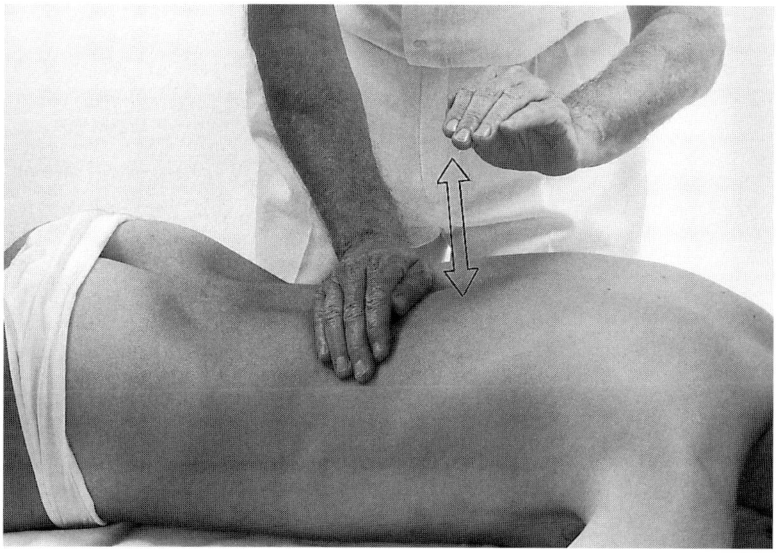

b

35 Klopfung (Tapotement)
a Handkantentechnik
b Klatschung mit der flachen Hand

Knetung (Pétrissage)

Die Knetung (Pétrissage) *(Abb. 36)* stellt den wesentlichsten Abschnitt jeder Behandlungseinheit dar. Je nach Stärke, Druck und Zugrichtung sowie Frequenz läßt sich die Wirkung von myotonolytisch bis zum starken tonischen Reiz variieren.

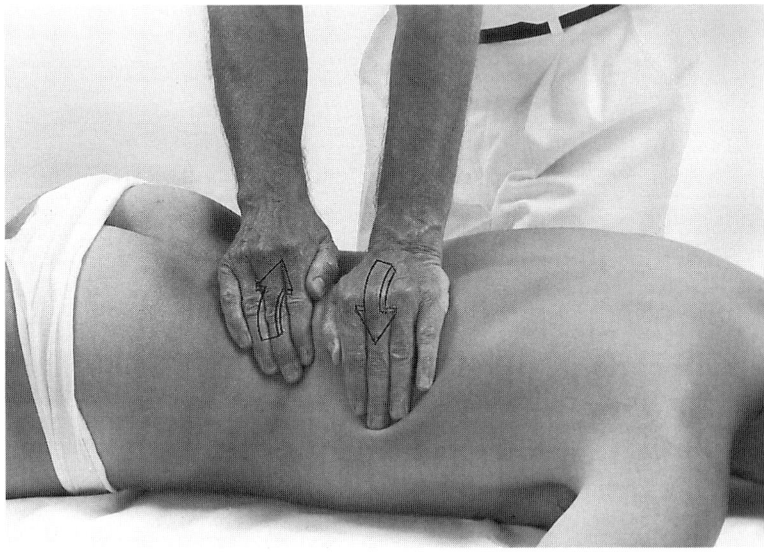

a

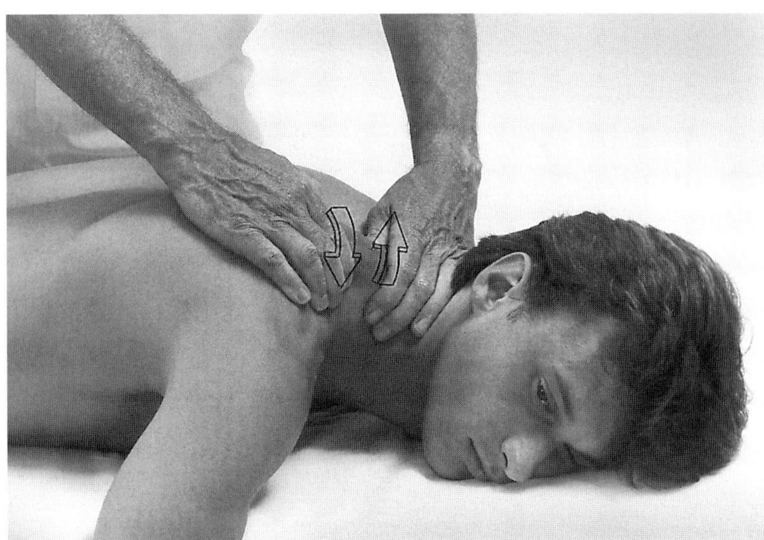

b

36 Knetung (Petrissage)
a Technik an der Rückenmuskulatur
b Trapeziusbehandlung

Gerne verwendet wird die sogenannte Zweihandknetung, bei der mit offenem Griff Muskeln oder Muskelgruppen erfaßt, abgehoben und in gegenläufiger Bewegung beider Hände rhythmisch durchgeknetet werden.

Walkungen

Eine andere Form der Zweihandtechnik besteht in Walkungen. Sie dienen der Lockerung größerer Muskelgruppen im Extremitätenbereich und erfolgen quer zur Längsachse der Behandlungsregion durch ein gegenläufiges Bewegen der die Muskeln umfassenden Hände.

Zirkelungen

Besonders wirkungsvoll sind des weiteren die sogenannten Zirkelungen. Hier wird mit dem dritten und vierten Finger einer oder beider Hände und leicht aufgelegten Fingerkuppen ein aus den Schultergelenken kommender, nicht zu starker, kreisender Druck auf Einzelmuskeln ausgeübt, der eine gute tonolytische Wirkung erzielt.

Erschütterung (Vibration)

Die Erschütterung (Vibration) *(Abb. 37)* ist die bedeutendste tonolytische Technik. Ihre Wirkung resultiert aus senkrecht zur Muskelfaserrichtung angebrachten Impulsen mit einer Frequenz von acht bis zehn sinusförmigen Vibrationsbewegungen pro Sekunde. Neben der Fingerspitzentechnik für Kleinareale besteht auch die Möglichkeit, mit voll aufgelegter flacher Hand große Muskelpartien vibrierend zu detonisieren.

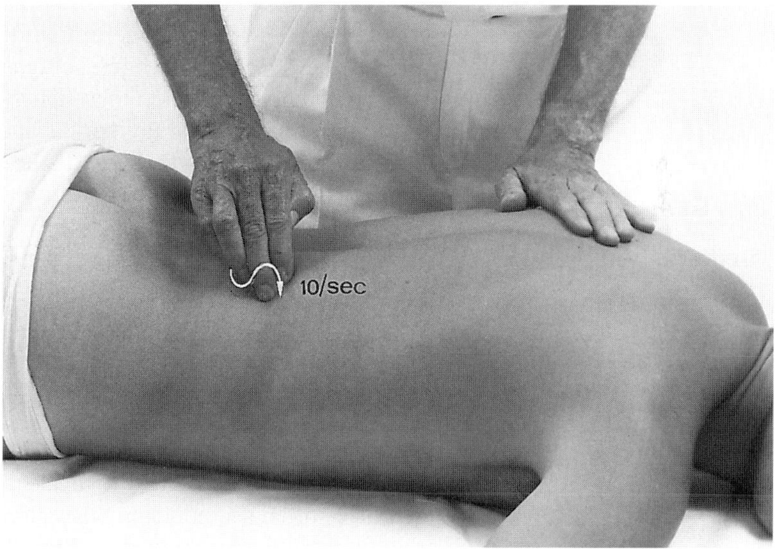

37 Erschütterung (Vibration). Vibration mit einer Pulsfrequenz von 8–10/sec. Tonolyse verspannter Muskeln.

Zu beachten ist dabei, daß der tonolytische Effekt eine gewisse Anlaufzeit braucht und demzufolge die Vibrationstechnik pro Region einen Zeitaufwand von mindestens fünf bis zehn Minuten erfordert.

Aus technischer Sicht gehören die Vibrationstechniken zu den schwierigsten Griffen. Sie setzen ein hohes Einfühlungsvermögen und eine entsprechende Begabung des Behandlers voraus.

Indikationen und Kontraindikationen

Indikationen

Die Indikationsstellung zur klassischen Massage erfolgt im Zuge der struktur- und aktualitätsbedachten Programmgestaltung der für den Einzelfall notwendigen Reflextherapie.

Kontraindikationen

Kontraindikationen sind
- entzündliche Prozesse,
- Gefäßerkrankungen (Phlebitiden),
- Blutungsgefahr,
- dekompensierte Vitien,
- frische Traumen,
- das akute Sudeck-Syndrom,
- Hautkrankheiten,
- Mechanoallergien.

Spezialmassagen

Der Sammelbegriff »Spezialmassagen« bezeichnet eine Reihe verschiedener Massagetechniken, deren hauptsächlicher gemeinsamer Nenner in der therapeutischen Ausnützung segmentalreflektorischer Abläufe liegt.

Nervenpunktmassage

So beschrieb *Cornelius* schon um die Jahrhundertwende therapeutische Reibungen an 2000 von ihm als »Nervenpunkte« bezeichneten Stellen, die sich durch einen typischen Tastbefund und die Auslösung von Ausstrahlungen bei Druckreiz auszeichnen sollten. Die Bezeichnung »Nervenpunktmassage« entspricht allerdings sicherlich nicht den Gegebenheiten. Vermutlich liegen den Punkten Veränderungen im Sinne der schon beschriebenen pseudoradikulären Pathomechanismen zugrunde, oder es finden sich Analogien zum Triggerpunktgeschehen.

Muskelzonenmassage

Kohlrausch beschreibt bereits vor einigen Jahrzehnten die sogenannte Muskelzonenmassage, die mittels Vibrationstechniken über zonal verspannter Muskulatur die reflektorischen Wechselwirkungen zwischen Organen und Myotomen (z.B. Adnexe - Lumbosakralregion oder Gallenblase - Schulterzonen) therapeutisch einsetzte.

Segmentmassage

Einen Schritt weiter gingen *Gläser* und *Dalicho,* die im Unterschied zu *Kohlrausch* nicht nur das myotonale Reflexgeschehen, sondern ebenso die in anderen gestörten segmentalen Strukturen ablaufenden reflektorischen Veränderungen durch Massage zu beeinflussen versuchten. Folgerichtig bezeichneten sie die von ihnen dazu angegebenen Techniken als »Segmentmassage«.

Periostmassage

Noch tiefer in die Strukturen greift die Periostmassage nach *Vogler,* die mit punktförmig angesetztem kreisendem Fingerdruck auf bestimmte Periostzonen segmentalreflektorische Normalisierungsabläufe anregen will.

Lymphdrainage-Massage

Eine nur zum Teil als Reflextherapie, hauptsächlich hingegen als mechanisch interpretierbare Spezialmassage betrachtbare Therapieform wurde vor ca. 40 Jahren von *Vodder* unter der Bezeichnung »Lymphdrainage-Massage« eingeführt. Dabei wird mit kreisförmig pumpenden Griffen, mit an- und abschwellendem Druck (0 bis 30 bis 0 Torr) und einer Frequenz von 30 bis 60 pro Minute über das Lymph- und Venensystem eine Gewebsdrainage angestrebt.

Die mitlaufende reflektorische Komponente betrifft das Vegetativum, das im Sinne parasympathikotoner Reaktionen aktiviert wird. Der Indikationsbereich dieser Spezialmassage umfaßt daher vorwiegend alle durch Stauungen geprägten Störungen (z.B. posttraumatische, postoperative, chronisch entzündlich aufgebaute Entgleisungen der Trophik).

Fußreflexzonen-massage

Eine seit einigen Jahren propagierte Massageform nutzt streng begrenzte Fußzonen zur reflektorischen Beeinflussung zugehöriger Körperareale.

Der amerikanische Arzt *W. Fitzgerald* entwickelte hierzu eine Theorie, die den menschlichen Körper in zehn vertikale Zonen unterteilt. Später wurde noch eine zusätzliche Teilung durch drei horizontale Rumpflinien vorgenommen. Die senkrechten Zonen ziehen von kranial nach kaudal und teilen auch die Füße von der Ferse bis zu den Zehen in je fünf längs verlaufende Abschnitte. Die querverlaufenden Körperzonen entsprechen im Fußbereich ebenfalls drei quer verlaufenden Abschnitten.

Die anatomische Rumpf-, Kopf- und Extremitätenoptik kann so rasterentsprechend auf die Füße projiziert werden.

Nach Inspektion und Palpation werden die geweblich veränderten und/ oder als schmerzhaft empfindlich erkannten Areale der anatomischen Topik zugeordnet und mit rhythmischen, langsam tiefer dringenden Druckimpulsen behandelt, die hauptsächlich mit dem Daumen ausgeführt werden.

Die durchschnittlich notwendige Behandlungsdauer sieht zehn bis zwölf Massagen vor, am besten zweimal wöchentlich. Klinische Effizienzverifizierungen werden nicht vorgelegt.

Die Bindegewebsmassage

Da die Bindegewebsmassage in reflextherapeutischer Hinsicht eine Sonderstellung einnimmt, wird sie im folgenden recht ausführlich dargestellt.

Vor rund 50 Jahren entdeckte die Krankengymnastin *E. Dicke* anläßlich einer eigenen schweren Erkrankung die überraschende Wirkung an sich selbst ausgeführter ziehender Massagestriche in verquollenen schmerzenden Zonen der Kreuzgegend auf die bestehende Claudicatio. Aus dieser Eigenbeobachtung entwickelte sie zuerst alleine, nach klinischen Prüfungen von *Teirich, Leube* und *Kohlrausch* mit diesen zusammen eine systematisierte Behandlungsführung dieser Art, die unter dem Namen »Bindegewebsmassage« bekannt und geschätzt ist.

Reflektorische Wechselbeziehungen

Wie schon in den Abschnitten zum Schmerzproblem erwähnt wurde, spielen sich im Bindegewebe unmittelbar erfolgende trophische Reaktionen als Beantwortung nozizeptiver Reize ab, die bei länger dauernden Störungen zu bleibenden Verquellungen des Gewebes führen. Diese Veränderungen entwickeln sich im Laufe der Zeit zu sekundären Reizzonen, aufgrund derer das gesamte segmentalreflektorische Wechselspiel immer pathogener wird.

Das ubiquitäre Bindegewebe

Wie Primärstörungen aus Strukturen des Bewegungsapparates oder aus Organen reflektorisch in den subkutanen segmentalen Bindegewebszonen ihre Markierungen setzen, kann der Therapeut über die Beseitigung dieser Verquellungszonen auf die Primärstörung einwirken. Auf diesen Gesetzmäßigkeiten beruht das Wirkungsprinzip der Bindegewebsmassage. Unter Einbeziehung weiterer neurophysiologischer Erkenntnisse über Reiz und Regulation bzw. Bahnung und Speicherung sowie den schon lange bekannten Forschungsergebnissen von *Head* und *Mackenzie* wurden Behandlungsführung und Massagemuster für eine ganze Reihe von Erkrankungen erarbeitet.

▶ Bindegewebsmassagen sind reflextherapeutisch hervorragend wirksam. Sie werden viel zu selten verordnet!

Besonderheiten der Technik

Die diagnostische und therapeutische Technik der Bindegewebsmassage beruht auf der Verschieblichkeit von Haut und Subkutis gegen ihre Unterlage. Die manuelle Umsetzung der Zug- und Schiebekräfte erfolgt fast ausschließlich mit 3. und 4. Finger *(Abb. 38)*. Je nach Winkelstellung und Führung der Finger, ob flacher oder steiler gegen das Hautniveau aufgesetzt, ergibt sich eine oberflächlichere oder tiefere Gewebsbeeinflussung.

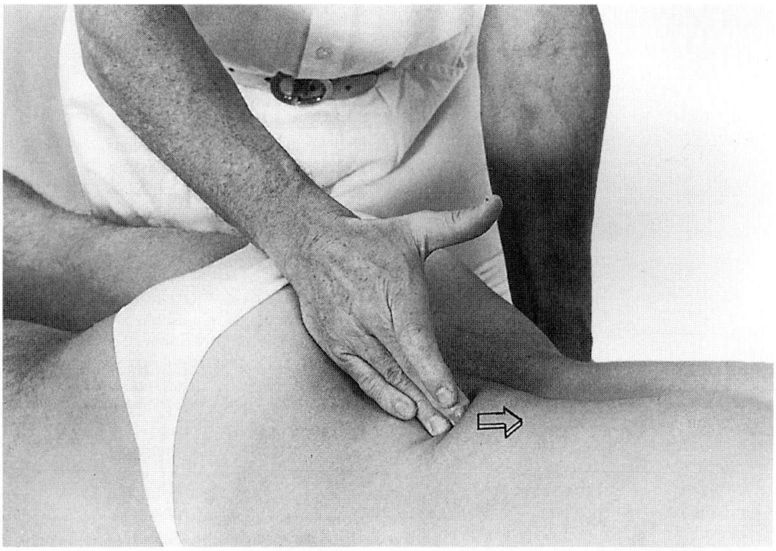

38 Typische Handhaltung zur Bindegewebsmassage

Kaudokranialer Aufbau

Jede Behandlung beginnt in den oberflächlichen Schichten und wird dann in tieferen fortgesetzt. Weiterhin wird die Massage stets kaudokranial gerichtet entwickelt, wobei als Ausgangspunkt die Lumbosakralregion dient. Ein wichtiges Argument hierfür ist, daß in dieser Region nur wenige segmentale Organprojektionen liegen und somit anfängliche therapeutisch ausgelöste Irritationen nicht so belastend empfunden werden. Darüber hinaus bereitet ein langsam kranialwärts geführter Massageaufbau über neurale segmentüberschreitende Querverbindungen und die Vertikalorientierung des Vegetativums die höheren Etagen sozusagen auf die Behandlungsreize vor.

Zwei weitere Grundsätze der Bindegewebsmassage lauten somit:

- Nie zu starke Reize setzen.

- Nie primär ein gestörtes Segment massieren.

Bei der Behandlungsentwicklung von kaudal her ergibt sich des weiteren aus dem Bauprinzip des Vegetativums eine gleichmäßigere Reizverteilung auf Sympathikus und Parasympathikus, die sich in einer Anregung verbundener Funktionen auswirkt.
Als Folge der Parasympathikusaktivierung notieren die Patienten:

- allgemeine Entspannung,
- Schlaflust,
- Polyurie,
- Stuhldrang.

Sympathikuszeichen sind:
- Hyperhidrosis,
- Piloarrektion,
- Mydriasis.

Ein ausgewogenes Auftreten dieser Sensationen signalisiert die richtige Dosierung und den korrekten Behandlungsaufbau der Bindegewebsmassage.

Aufbau und Strichführung

Der Behandlungsaufbau beginnt mit dem sogenannten diagnostischen Strich, der in der Rückenmitte knapp neben der Wirbelsäule zuerst auf einer, dann auf der anderen Seite vom Kreuzbein bis zur Höhe von C7 geführt wird. Er informiert über die segmentale Lokalisation der Verquellungen, die durch ein »Steckenbleiben« des ziehenden Fingers und die Angaben des Patienten über eine schneidendscharfe Schmerzauslösung in den Zonen charakterisiert sind. Im allgemeinen wird am sitzenden Patienten massiert und nur bei absoluter Bettlägerigkeit in Seitenlage vorgegangen.

Kleiner Aufbau

Dieser erste sogenannte Kleine Aufbau *(Abb. 39)* besteht aus:

- Strichführungen nach lateral über das Becken,
- kurzen hakenartigen Strichen beiderseits der Lendenwirbelsäule,
- fächerförmigen Strichen zwischen Beckenkamm und 5. Lendenwirbel,
- einer rhombusartigen Figur zwischen 5. Lendenwirbel, oberem Ende der Analfalte und dem Iliosakralgelenk,
- ausziehenden Strichen entlang der unteren Thoraxapertur,
- Ausgleichsstrichen über den Schlüsselbeinen und auf dem Pektoralismuskel.

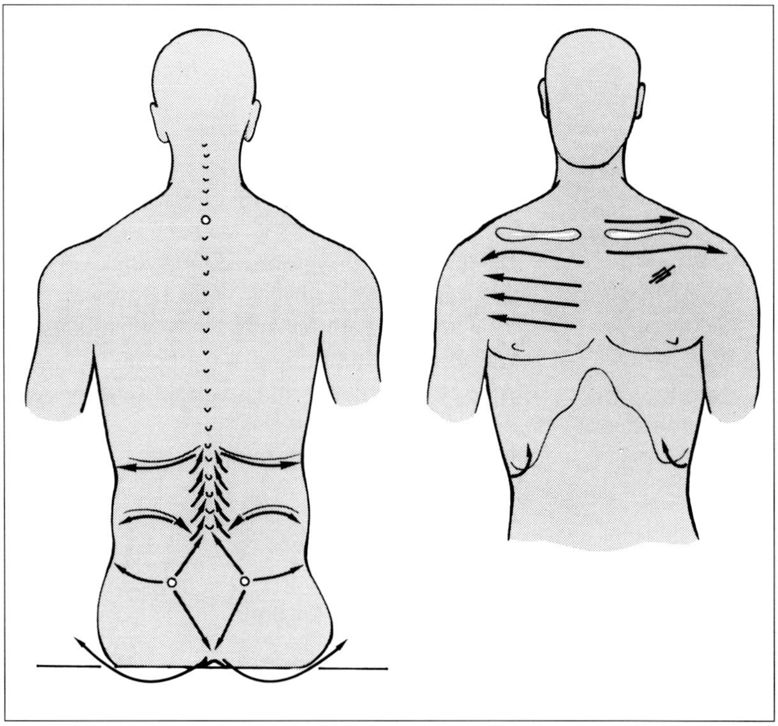

39 Kleiner Aufbau

Zweite Aufbaustufe

In die weitere Aufbaufolge werden die fünf untersten Interkostalräume einbezogen. Jeweils von lateral, aus der vorderen Axillarlinie kommend, werden die Bindegewebsstriche bis zu den Brustwirbeln 12 bis 7 geführt. Abschließend werden wiederum paravertebrale Anhakungen und die Pektoralisausgleichsstriche angebracht *(Abb. 40).*

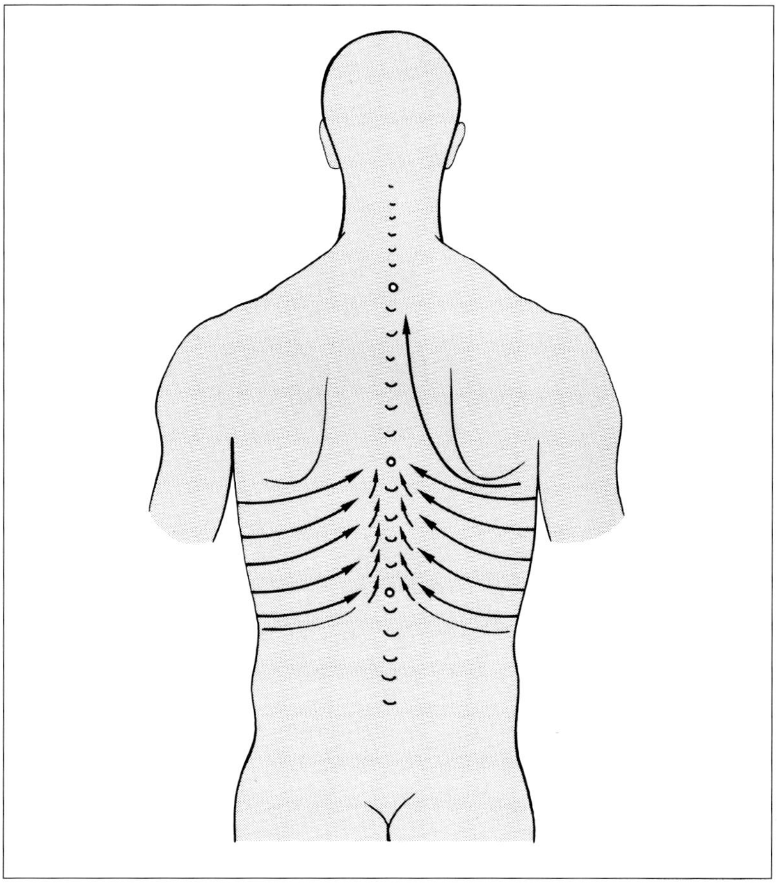

40 Zweite Aufbaustufe

Bei anschließenden Sitzungen werden zusätzliche Strichführungen notwendig. Besonders wichtig ist der

- »große Ausgleichsstrich«.

Er beginnt in der ventralen Axillarlinie im 6. und 7. Interkostalraum und zieht flächig um die Skapularspitze herum bis zum 7. Halswirbel.

Dritte Aufbaustufe

Das nächste Aufbaugebiet erfaßt Schulter und Achselregion *(Abb. 41):*

- Anhakungen vom 7. Brustwirbel bis zum 7. Halswirbel,
- Diagonalzüge von der Wirbelsäule zum inneren Skapularrand,
- ein tiefer Zug entlang des inneren Skapularrandes,
- Striche entlang des seitlichen Skapularrandes von der Spitze in Richtung Schultergelenk und längs der Spina scapulae nach außen.

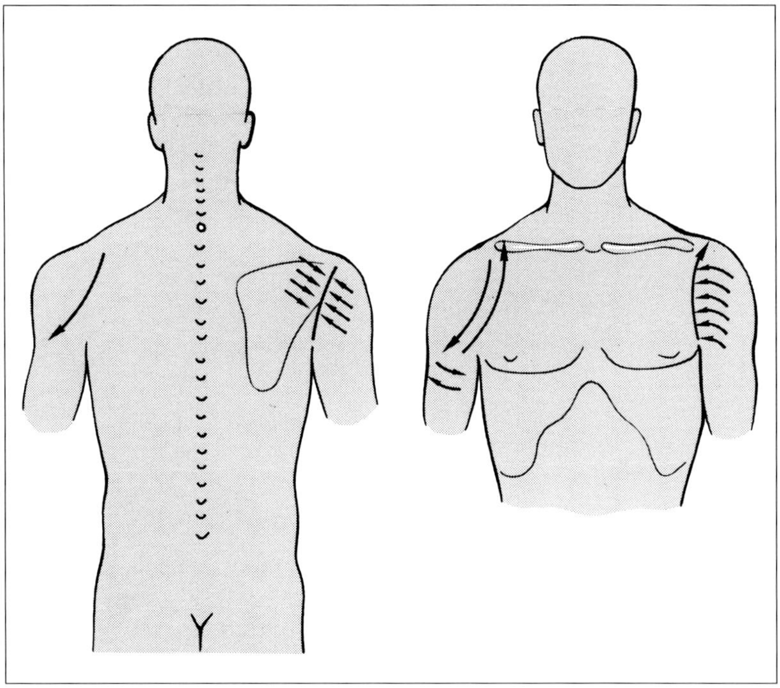

41 Dritte Aufbaustufe

Nach einigen Behandlungen kommen als zusätzliche Strichführungen in Frage:

- interskapuläre Querstriche,
- eine flächige Fächerung quer über die Skapula,
- Dehngriffe an vorderer und hinterer Axillarfalte,
- Ausziehen des ventralen Randes des M. trapezius,
- Längsstriche und Anhakungen von kaudal nach kranial im Sternalbereich.

Dann wird die Nackenregion in den Behandlungsaufbau einbezogen:

- strahlenförmige Striche um den 7. Halswirbeldorn,
- paravertebrale Züge bis zum Hinterhaupt,
- ebensolche Anhakungen,
- Ausziehen des dorsalen Randes des M. sternocleidomastoideus bis zum Ansatz am Warzenfortsatz.

Alle Einzelbehandlungen enden mit den Ausgleichsstrichen über der Pektoralisregion.

Wie rasch die Aufbaufolge entwickelt werden kann, hängt ganz vom Reaktionsverhalten des Patienten ab. Die Behandlungsfrequenz (täglich bis einmal wöchentlich) richtet sich nach diesem Kriterium sowie nach Akuität oder Chronizität der Beschwerden.

Im Durchschnitt benötigen Erkrankungen des Bewegungsapparates zwölf bis 15 Behandlungen, davon drei bis fünf für den Grundaufbau. Während für Wirbelsäulenerkrankungen oder Organstörungen meist die gesamte Aufbauentwicklung am günstigsten ist, können bei Störungen im Bereich der unteren Extremitäten diese gleich nach dem Grundaufbau behandelt werden. Beschwerden der oberen Extremitäten verlangen meist den geschilderten Gesamtaufbau.

Die *Abbildungen 42, 43, 44, 45* zeigen die Strichführung zur Extremitätenbehandlung.

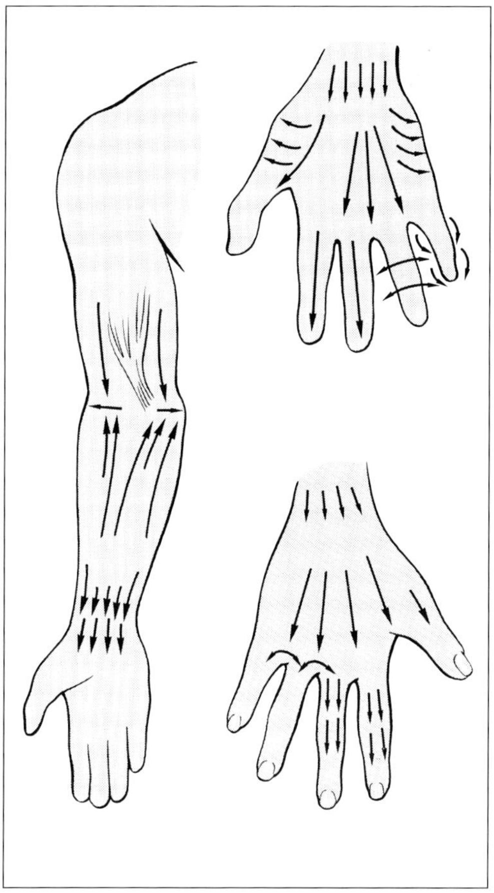

42 Behandlungsführung an der oberen Extremität

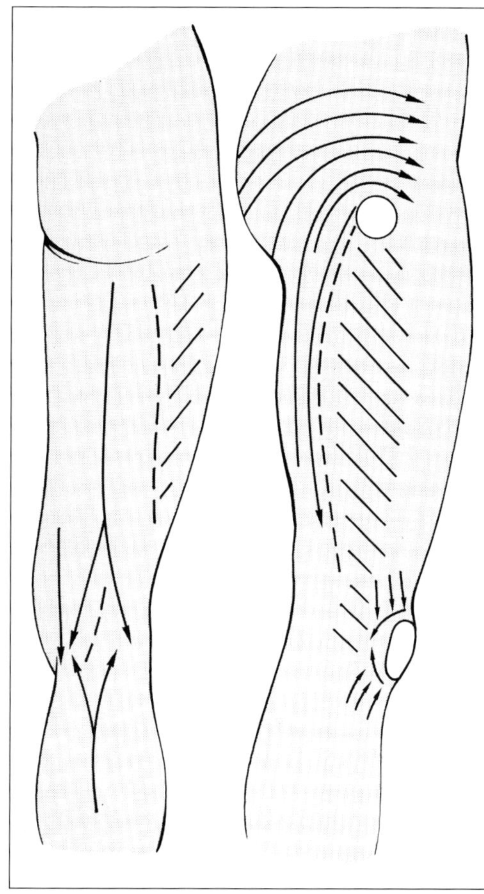

43 Behandlungsführung an Oberschenkel und Gesäß

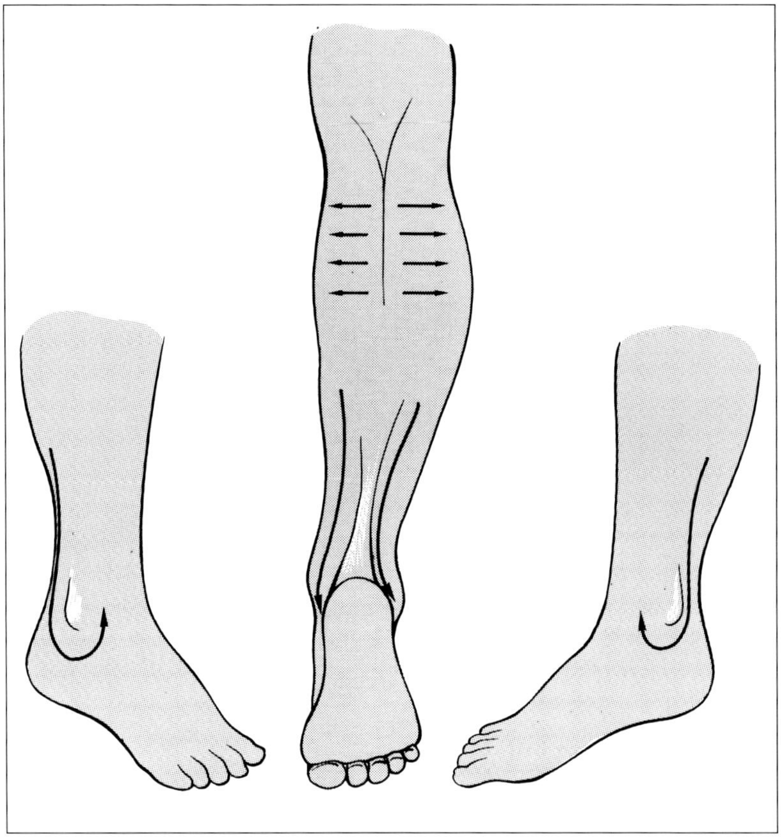

44 Unterschenkelbehandlung

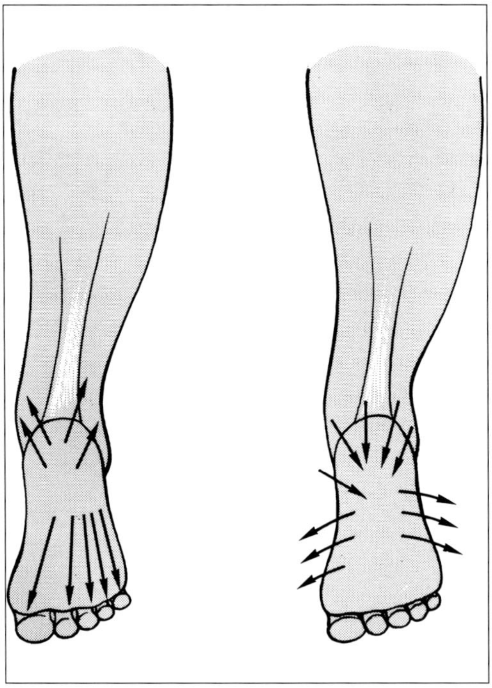

45 Fußbehandlung

Indikationen und Kontraindikationen

Indikationen

In folgenden Fällen kann die Bindegewebsmassage erfolgreich angewendet werden:

- Nachbehandlungen im Zuge orthopädischer Operationen,
- posttraumatische Störungen, Kontrakturen,
- Sudeck-Syndrom,
- Arthrosis deformans (Koxarthrose, Gonarthrose),
- Reizgelenke (nach Abklingen der akut exsudativ-entzündlichen Phase),
- Polyarthritis (im nicht floriden Stadium),
- Periarthropathia humeroscapularis,
- frozen shoulder,
- Epikondylitiden,
- statische Fußbeschwerden,
- Überlastungsmyalgien,
- pseudoradikuläre Syndrome,
- Lumbal- und Zervikalsyndrome,
- postischialgische Durchblutungsstörungen,
- funktionelle Organstörungen.

Kontraindikationen

Als Kontraindikationen gelten:

- bösartige tumoröse Leiden,
- Gelenksbeschwerden mit akut entzündlich exsudativen Phasen,
- Infektionserkrankungen,
- Hautleiden,
- Psychosen.

Obwohl prinzipiell alle Menschen Bindegewebsmassagen vertragen, treten gelegentlich Phasen der Unverträglichkeit auf, die unter Berücksichtigung der Entwicklung der Reaktionslage abgewartet werden müssen.

Osteopathische/chirotherapeutische Techniken

Historische Entwicklung

Heilende Handgriffe zur Behandlung der Erkrankungen des Bewegungsapparates sind seit Jahrtausenden bekannt. Schriftliche Aufzeichnungen, hauptsächlich aber mündliche Überlieferungen haben die verschiedenen Methoden und Techniken dieses ursprünglich als Mechanotherapie angesehenen Verfahrens bis in die jüngere Vergangenheit getragen. Vor etwa hundert Jahren begannen dann solche manuellen Behandlungsarten auch in der akademischen Medizin Fuß zu fassen.

»Osteopathy«

Andrew Taylor Still, ein Arzt aus dem Mittleren Westen Amerikas, gründete – nach Selbstversuchen und zwanzigjährigen intensiven anatomischen Studien des Bewegungsapparates – im Jahre 1894 in Kirksville (USA) »The American School of Osteopathy«. Die Lehre begann sich rasch auszubreiten, und schon kurze Zeit später wurden vom amerikanischen Senat acht osteopathische Universitäten anerkannt. Heute ist in den Vereinigten Staaten der osteopathische Doktorgrad (D.O.), dem der konventionellen Universitäten (M.D.) gleichgestellt. Einem Absolventen osteopathischer Universitäten stehen alle medizinischen Sparten offen.

Chiropraktik

Daneben entwickelte sich in den USA eine paramedizinische Abart der Handgriffstherapie, die unter dem Namen »Chiropraktik« schnell einen hohen Bekanntheitsgrad erreichte. *D.P. Palmer,* ein Gemischtwarenhändler aus Illinois, begründete nach einem Besuch bei *Still* diese Methode und gab sie nur an seinen Sohn weiter, der allerdings schon 1903, hauptsächlich aus kommerziellen Überlegungen, »The Palmer School of Chiropractic« ins Leben rief. Die Chiropraktik lehrte weiter sektiererhaft. Ihren medizinisch unhaltbaren Vorstellungen von der Einrenkung subluxierter Wirbel und der Tatsache, daß sich diese Methode vor der Osteopathie in Europa festsetzen konnte, ist es zuzuschreiben, daß hier Handgrifftherapien aus akademischer Sicht nur langsam Anerkennung fanden.

Europa

1953 wurde in der BRD eine ärztliche Gesellschaft gegründet, die sich FAC (Forschungs- und Arbeitsgemeinschaft für Chirotherapie) nannte, und 1955 entstand, von *Sell* ins Leben gerufen, in Neutrauchburg die Deutsche Gesellschaft für Manuelle Medizin e. V. Beide Gesellschaften vereinigten sich 1958 zu einer übergeordneten Organisation. Gemeinsam mit der ebenfalls in den fünfziger Jahren gegründeten Österreichischen und Schweizer Ärztegesellschaft für Manuelle Medizin und in Zusammenarbeit mit ähnlichen Organisationen vor allem der nordischen Länder gelang es, die Materie unter Einbindung neurophysiologischer Grundlagenerkenntnisse langsam in die sogenannte Schulmedizin zu integrieren.

In Graz (Österreich) wurde 1973 erstmals im deutschsprachigen Raum ein Lehrauftrag für Manuelle Medizin im Rahmen der Neurologischen Klinik vergeben. In Deutschland folgte bald die Universität Münster nach. Hier kam es zur Eingliederung in die Orthopädische Klinik.

Akademische Anerkennung

Die volle akademische Integration gelang dann *Tilscher* (1982) und *Eder* (1984) mit entsprechenden Habilitationen und der Venia legendi für konservative Orthopädie unter besonderer Berücksichtigung der Manuellen Medizin bzw. für Vertebrologie und Arthrologie.

Wirkungsprinzip

Chirotherapie ist reine Reflextherapie

Bei der Handgrifftherapie werden durch therapeutische Handgriffe Reize gesetzt, die, von Rezeptoren des Bewegungsapparates perzipiert, schmerzbeeinflussend wirken. Dies ermöglicht eine gemeinsame Betrachtungsweise mit anderen, nicht medikamentösen, als »Reflextherapie« bezeichneten Therapieformen. Somit sei nochmals nachdrücklich festgehalten, daß das Wesen therapeutischer Handgriffe am Bewegungsapparat nicht im »Zurechtrücken dislozierter Strukturen« oder im »Einrichten verschobener Wirbel« liegt. Es werden vielmehr rein reflektorisch ausgelöste Normalisierungsmechanismen angeregt deren, Hauptkomponenten die muskuläre Tonusabsenkung und der Abbau der überschießenden Sympathikusaktivierung durch Unterbrechung der nozizeptiven Reaktionsabläufe sind.

Um diese Mechanismen in Gang zu setzen, bedient sich die Manuelle Medizin verschiedener osteopathischer Techniken:

- Weichteiltechniken, der
- Mobilisationen und der
- Manipulationen.

Jede dieser Methoden ist durch umrissene Charakteristika geprägt und schon terminologisch auf bestimmte Aufgabenbereiche abgestimmt.

Weichteiltechniken

Osteopathische Weichteiltechniken ähneln sehr den bereits beschriebenen Massageformen. Ihre Anwendung dient vor allem zur Vorbereitung des gestörten Bewegungsapparates auf anschließende Mobilisationen und/oder Manipulationen. Das Hauptziel im engeren Sinne ist die muskuläre Tonusabsenkung verspannter Muskelgruppen.

Die einfachste Anwendungsart besteht in einem langsam stärker werdenden Fingerdruck auf festgestellte Muskelhärten. Das als Inhibition bekannte Vorgehen sieht eine einminütige digitale Kompression des Muskels vor, wobei in der ersten Halbzeit der Druck verstärkt und dann langsam wieder zurückgenommen wird.

Myofasziale Techniken

Ähnliche, meist quer zum Muskelfaserverlauf ausgerichtete Druckimpulse, die so lange appliziert werden, bis die Muskelspannung deutlich nachgibt, werden unter dem Terminus myofasziale Techniken derzeit verstärkt eingesetzt.

Mobilisationen

Definition

Mobilisationen versuchen, mittels passiver Bewegungen in die eingeschränkte Richtung unter Nutzung des willkürlichen und unwillkürlichen Bewegungsraumes die Normalbeweglichkeit gestörter Gelenke wiederherzustellen.

- traktorisch
- parallelverschiebend
- Forcierung der Endbeweglichkeit

Das Prinzip aller Mobilisationstechniken besteht in der Fixierung des einen Gelenkpartners oder -anteiles und der mobilisierenden Bewegung des anderen.

Am schonendsten ist ein Behandlungsbeginn im Bereich des unwillkürlichen Bewegungsraumes oder joint play (*Menell* 1964). Dazu werden die Gelenkflächen entweder durch Längszug (traktorisch) voneinander getrennt oder parallel (translatorisch) zueinander bewegt *(Abb. 46)*. In Abhängigkeit von der anatomischen Ausgangssituation lassen sich die beiden Möglichkeiten des Arbeitens im unwillkürlichen Bewegungsraum grifftechnisch auch kombinieren und so in ihrer mobilisierenden Effizienz verstärken.

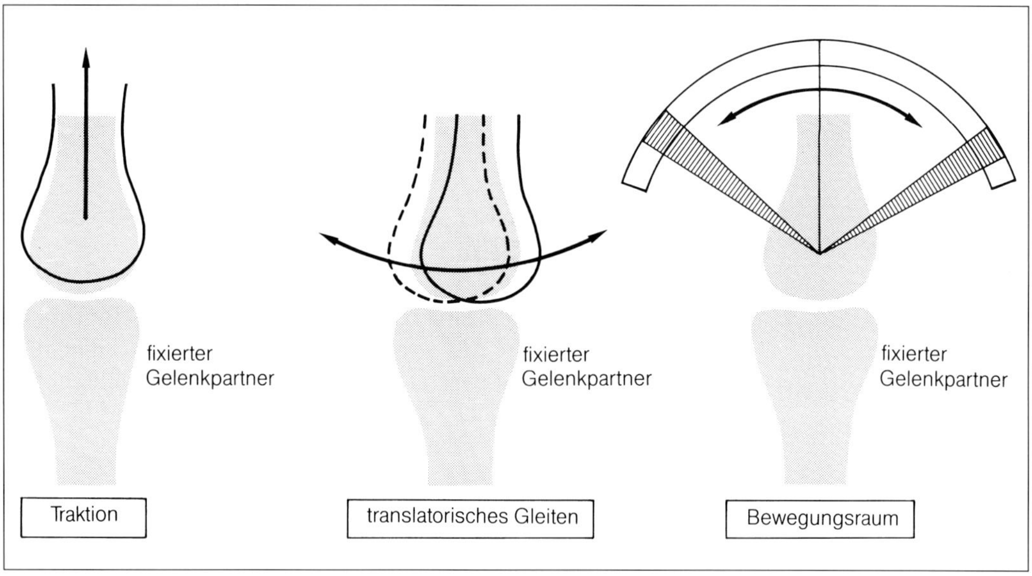

46 Schematische Darstellung von Gelenkmechanik und joint play

Willkürlicher Bewegungsraum

In allen Regionen der Wirbelsäule und an allen peripheren Gelenken lassen sich Mobilisationstechniken im Bereich des eingeschränkten willkürlichen Bewegungsraumes der Gelenke ausführen und jene Bewegungsrichtungen benützen, die den normalen regionalen und segmentalen Gelenkmechanismen entsprechen. Ziel dieser Technik ist das Erreichen des normalen Bewegungsausmaßes mit dem »Endgefühl«, worunter man ein weiches Ausklingen einer passiven Bewegung versteht *(Abb. 46, 47)*.

Je nach Bewegungseinschränkung kommen Ante- oder Retroflexions- bzw. Rotationsmobilisationen und für Wirbelsäulenbehandlungen auch Seitneigungsimpulse in Frage.

Wichtig ist es, die Mobilisationen nicht zu früh abzubrechen und die langsam rhythmisch angebrachten Mobilisationsbewegungen so lange zu wiederholen, bis eine deutlich merkbare Verbesserung der gestörten Gelenkfunktion erreicht wird.

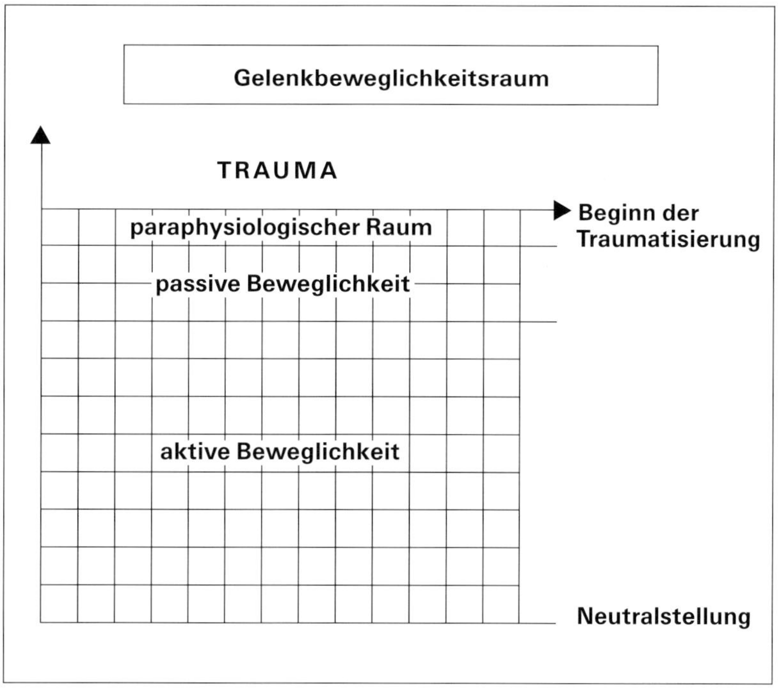

47 Gelenkbeweglichkeitsraum

Neuromuskuläre Techniken (NMT)

Vorgehen

Eine besondere Variante der Mobilisationstechniken wird als »postisometrische Relaxation« oder »Isometrics« bezeichnet. Im Unterschied zu den Methoden von *Kabat u. Mitarb.,* bei welchen nach isometrischer Maximalaktivierung des Muskels unter den Aspekten des *Sherrington*-I-Reflexes eine Dehnung erfolgt, wird hier eine sechs bis zehn Sekunden anhaltende, geringfügige Muskelaktivierung gegen Widerstand verlangt. In der Entspannungsphase wird der Muskel ebenfalls ohne große Kraftanwendung, manchmal nur unter Auswirkung der Schwerkraft, bis zu einem Punkt gedehnt, an dem neuerlich Widerstand und/oder Schmerzen auftreten. Aus dieser neugewonnenen Ausgangsstellung werden die gleichen Behandlungsschritte so oft wiederholt, bis die Bewegungseinschränkung beseitigt oder der muskuläre Hartspann nicht mehr nachweisbar ist.

Fazilitation

Das angegebene Behandlungsverfahren läßt sich darüber hinaus durch die Einbindung der Atmung und über optokinetische Bahnungen fazilitieren; Inspiration und Atemanhalten sowie die Blickausrichtung zur Widerstandsseite erhöhen die Spannung, Exspiration und Blickwendung zur Mobilisationsrichtung fördern die Relaxation.

Selbstbehandlungen

Für den reflextherapeutischen Behandlungsplan haben die Isometrics auch insofern eine besondere Bedeutung, als für eine Reihe von Bewegungsstörungen und Verspannungen Selbstbehandlungstechniken entwickelt werden konnten, die ärztliche Behandlungsintervalle hilfreich überbrücken *(Abb. 48).*

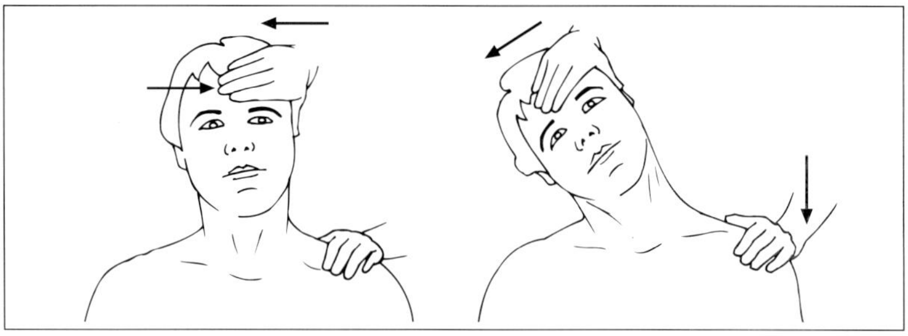

48 Prinzip der postisometrischenRelaxationsbehandlung (PIR)

Manipulationen

Definition

Manipulationen sind Behandlungstechniken, die mit geringer Kraft Impulse hoher Geschwindigkeit und kleiner Amplitude vermitteln.

Entstörungsmechanismen

Die passive Bewegung eines Gelenkes über seinen physiologischen Bewegungsraum hinaus erschließt vor dem Erreichen der traumatischen Grenze einen schmalen therapeutisch nutzbaren Bereich, den paraphysiologischen Bewegungsraum. Exakt innerhalb dieses geringen Spielraumes agiert die osteopathische Manipulation, die ihre Effizienz durch das bekannte Knackgeräusch signalisiert. Nach heutiger Ansicht löst der den paraphysiologischen Bewegungsraum erreichende Manipulationsimpuls über die Änderung der Afferenzmuster aus Gelenk-, Muskel- und Sehnenrezeptoren Pathomechanismen auf, die hauptsächlich via Gammasystem und muskuläre Tonussituation die Hypomobilität (Blockierung) des Gelenks verursacht haben. Im Endeffekt erlaubt auch die Lösung des regionär mitlaufenden muskulären Hartspanns wieder eine Normalbeweglichkeit des Gelenkes und läßt so die Nozizeption abklingen.

›Die Verriegelung‹

Voraussetzung für einen vollen Erfolg ist die tatsächlich auf das gestörte Gelenk gezielte Manipulation. Um im Bereich der Wirbelsäule ungestörte Nachbarsegmente vor einer Mitbehandlung abzusichern, müssen diese durch entsprechende Verriegelungstechniken oder manuelle Fixierung geschützt werden.

Reizintensität

Die Reizintensität von Manipulationstechniken ist deutlich stärker als die der anderen osteopathischen Methoden. Eine Dosierung erscheint dennoch möglich, wenn berücksichtigt wird, daß traktorische Techniken nicht so reizstark wirken wie solche in forcierter Rotation und Seitneigungseinstellung.

Dieser Sachverhalt ist speziell bei manuellen Behandlungen der doch sehr vulnerablen Halswirbelsäule stets zu berücksichtigen. Aufgrund entsprechender Überlegungen beginnen besonders in dieser Region die weitaus schonender applizierbaren Isometrics eine therapeutische Führungsrolle einzunehmen.

Behandlungskriterien

Folgende Vorgaben sind in jedem Einzelfalle einzuhalten:
- Der Patient muß ganz entspannt sein; dies kann zusätzlich durch die Atmung gefördert werden.
- Der Behandlungsansatz erfolgt über die Einstellung des gestörten Bewegungssegmentes in optimaler Vorspannung am Ende des physiologischen Bewegungsraumes, bei sorgfältiger Verriegelung der Nachbarsegmente.
- Die Manipulationsrichtung muß der schmerzfreien Bewegungsrichtung des Gelenks entsprechen.
- Der Manipulationsimpuls selbst darf ebenfalls nicht schmerzen.
- Mißlungene Manipulationen sollen nicht unmittelbar mit gleicher Technik wiederholt werden.

Memorandum zur Verhütung von Zwischenfällen

Aufgrund zunehmender Berichte über Manipulationszwischenfälle wird hier an ein Memorandum erinnert, das von der Deutschen Gesellschaft für Manuelle Medizin anläßlich des 6. Internationalen Kongresses für Manuelle Medizin in Baden-Baden 1979 herausgegeben wurde. Im folgenden werden wesentliche Passagen zitiert.

Zehn Merksätze

Zehn Merksätze zur Verhütung von Zwischenfällen durch gezielte Handgrifftherapie an der Halswirbelsäule:

1. Todesfälle durch Handgrifftherapie sind nur an der Halswirbelsäule nachgewiesen. Sie betreffen in erster Linie die A. vertebralis. Es kann zu Thrombosen kommen, die die Durchblutung der hinteren Schädelgrube unterbrechen. Diese Schädigungsmöglichkeit ist selten. Sie muß aber immer bedacht werden.

2. Schon anamnestische und klinische Daten können die Gefahr signalisieren:
   Synkopale Ohnmachten, Schwindelattacken und heftige Kopf-Nacken-Schmerzen bei extremen HWS-Bewegungen können auf Insuffizienzen im A.-vertebralis-basilaris-Strombereich hinweisen.

3. Allgemeine klinische Tests zur Erkennung von gefährlichen Situationen im Vertebralis-Basilaris-Strombereich sind:
   - *Hautantscher* Versuch,
   - *De Kleijnscher* Hängeversuch *(Abb. 49)*
   - *Underberger* Tretversuch.

4. Bei der manualmedizinischen Untersuchung findet sich bei einer Nacken-Kopf-Schmerzsymptomatik, die von der A. vertebralis ausgeht, trotz ähnlicher Klinik nicht das gewohnte Bild einer »Blockierung«. Entweder fehlen mechanisches Bewegungsdefizit und endständige Federungsempfindlichkeit oder die motorisch-neurophysiologischen Zeichen der Nozireaktion.

5. Keine gezielte Manipulation ohne exakte Verriegelung bzw. »Tiefen-Kontakt«!

6. Der Manipulationsstoß darf nur erfolgen, wenn vorher am Ende der passiven Beweglichkeit »Druckpunkt« genommen wurde und der Patient dabei keinerlei Verstärkung von Schmerzen und Symptomen zu erkennen gibt.

7. Nur vom Durchreißen, dem Manipulieren ohne »Druckpunktnehmen«, gehen die z.T. tödlichen Gefahren der Handgrifftherapie aus.

8. Die notwendige exakte Beherrschung der Handgrifftechniken ist nur durch länger dauernde Unterweisung in Kursen und/oder in klinischer Weiterbildung erlernbar.

9. Aufzeichnungen über klinisches Bild und angewandte Handgrifftechnik sind bei Manipulationen an der HWS dringend zu empfehlen.

10. Nur wenn eine hinreichende Ausbildung, eine exakte Diagnostik und eine präzise Handgrifftechnik nachgewiesen werden kann, kann bei einem eventuellen Zwischenfall die »Unvorhersehbarkeit« attestiert werden.«

Diagnostische Tests für den Vertebralis-Basilaris-Gefäßbereich

Reklinationsprobe

Bei der Reklinationsprobe sitzt der Patient. Der Untersucher steht hinter dem Patienten und bewegt passiv den Kopf des Patienten langsam in eine Endstellung aus Reklination, Seitneigung und Rotation.

Diese Probe wird nach beiden Seiten ausgeführt. Man beginnt nach der Seite, auf der keine Symptomatik zu erwarten ist. Kommt es zu Symptomen, so kann die A. vertebralis der Seite, nach der hin die Bewegung erfolgte, in ihrem Kaliber eingeengt sein, denn die gegenseitige Arterie, die normalerweise die Durchblutung im Basilaris-Strombereich gewährleistet, wird durch die HWS-Einstellung gedrosselt.

De Kleijnsche Hängeprobe

Bei der *De Kleijn*schen Hängeprobe liegt der Patient so auf dem Rücken daß der Kopf maximal rekliniert werden kann. Der Untersucher sitzt am Kopfende des Patienten und hält den Kopf in beiden Händen. Er führt diesen dann passiv in eine endständige »Hängelage«, die wiederum aus Reklination, Seitneigung und Rotation besteht. Der Kopf muß dabei sicher gehalten und geführt werden, damit sofort wieder die Mittellage eingestellt werden kann, wenn eine verdächtige Symptomatik einsetzen sollte.

Die Autoren selbst schätzen diese Tests nicht, da sie ihrer Meinung nach das Gesetz des nil nocere unberücksichtigt lassen, wenn eine auch nur kurzzeitige iatrogene Durchblutungsstörung im Vertebralis-Basilaris-Gefäßbezirk provoziert wird.

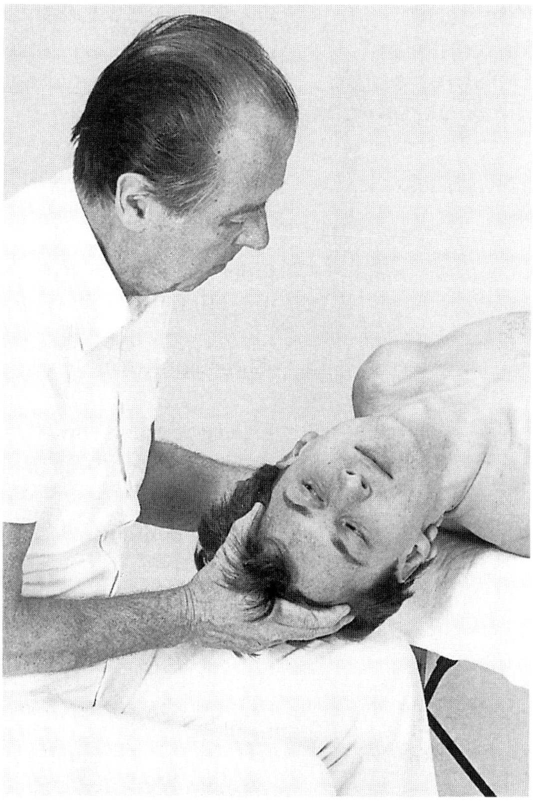

49 De Kleijnscher Hängeversuch. Treten bei Retroflexion und Rotation der HWS Schwindel und Unbehagen auf, besteht der Verdacht auf Störungen im Vertebralis-Basilaris-Strombereich.

Hautantsche Probe

Die *Hautantsche* Probe erfolgt am sitzenden Patienten. Er hält beide Arme gestreckt auf gleicher Höhe vor sich. Die Hände sind in Supinationsstellung (Handflächen nach oben) gewendet. Vor Beginn der Kopfbewegung werden die Augen geschlossen. Kommt es während oder in unmittelbarem Anschluß an die passive Kopfbewegung zu einer Seitwärtsbewegung oder gar zu einem Absinken des Armes mit Pronation der Hand, so spricht dies eher für eine propriozeptiv ausgelöste Reaktion bei Funktionsstörungen der Kopfgelenke.

Underberger Tretversuch

Beim *Underberger* Tretversuch handelt es sich um einen weiterentwickelten *Romberg*-Versuch.

Der Patient steht mit geschlossenen Augen und vorgehaltenen Armen und wird gebeten, auf der Stelle zu treten. Dabei muß der Fuß bei jedem Schritt deutlich den Boden verlassen. Während des Tretens bewegt der Patient den Kopf langsam in die endständige Rotations-Reklinations-Stellung.

Bei diesem sehr empfindlichen Test taumelt der Patient zur Seite, wenn die Steuerung des Gleichgewichts durch Fehlafferenzen aus dem Rezeptorenfeld des Kopfgelenkbereiches sowie zentral und vom Innenohr her beeinträchtigt wird. In jedem Fall sollte der Untersucher direkt hinter dem Patienten stehen, damit er sofort zufassen kann, wenn der Patient unsicher wird und zu taumeln beginnt.

Klinische Hinweise auf Gefahren durch die A. vertebralis

Die Symptomatik einer Irritation, Läsion oder Stenose einer A. vertebralis ähnelt zwar dem klinischen Bild, das durch eine Blockierung im Kopfgelenkbereich entsteht, unterscheidet sich aber durch einige eindeutige Charakteristika davon. Die A.-vertebralis-Läsion kann mit echten Bewußtlosigkeiten, mit Hinfallen und eventuell mit Krampfäquivalenten einhergehen. Bei Blockierungen treten zwar Schwindelzustände mit diversen Sensationen, aber niemals Bewußtlosigkeiten auf.

Jeder Patient, der über »synkopale Ohnmachten«, über Taumeligkeiten mit Hinfallen oder Zusammensacken (drop attacks) berichtet, ist somit von vornherein von Manipulationen im Bereich der HWS auszuschließen.

Das Lebensalter des Patienten kann nicht prinzipiell als Indiz für oder gegen eine bedrohliche Rolle der A. vertebralis angesehen werden. Die Kasuistik der Zwischenfälle ergibt vielmehr, daß sich die meisten Todesfälle bei Patienten im Alter von 30 bis 50 Jahren ereigneten.

Manipulationen bei älteren Patienten sind generell nur sehr vorsichtig anzuwenden, besonders, wenn Zeichen einer allgemeinen Gefäßsklerose vorliegen und ein labiler Hochdruck besteht.

Kontraindikationen

Zu nennen sind:

- Das Fehlen von Blockierungen
- Zwischenfälle bei früheren Manipulationen
- Blockierungen bei gravierenden pathologischen Veränderungen
- hochakute Schmerzsyndrome mit schmerzreflektorischer Vollverspannung
- Wurzelkompressionssyndrome mit dieser Symptomatik
- »feuchte Blockierungen« (Synovitis)
- Hypermobilität/Instabilität des Behandlungssegmentes
- psychogene Behandlungssucht

Behandlung nach Unfallfolgen

Nach Unfällen, die die Halswirbelsäule betroffen haben, sollte man auch dann, wenn mit Sicherheit nur funktionelle Störungen vorliegen, mit der Handgrifftherapie einige Wochen warten, bis die akute Symptomatik abgeklungen ist.

Wenn dagegen strukturelle Läsionen an Knochen und Weichteilen oder Blutungen vorliegen, sollte eine Handgrifftherapie erst dann ins Auge gefaßt werden, wenn der strukturelle Ausheilungsprozeß absolut sicher abgeschlossen ist. Eine Phase von sechs bis acht Wochen nach dem Unfall ist hier als Mindestmaß anzusetzen.

Zur Häufigkeit von Zwischenfällen liegen eine Reihe von Berechnungen und Berichten vor, die im folgenden vorgestellt werden.

Zwischenfallsbilanz der Manuellen Therapie

Dvorak und *Orelli* sammelten die Berichte von 203 manualmedizinisch ausgebildeten Ärzten in der Schweiz, die in 33 Jahren insgesamt 2268000 Manipulationen ausgeführt hatten, davon alleine an der Halswirbelsäule 1535000.

Insgesamt wurden 1408 Komplikationen gemeldet, davon 1255 bei Behandlungen der HWS, wobei wiederum 1218 Fälle von kurzzeitigem Schwindel die Hauptkomplikationsrate stellten. Lediglich bei vier Patienten kam es zu neurologischen Ausfällen, das ist eine schwerere neurologische Komplikation bei 383 750 HWS-Behandlungen.

Gutmann befragte 55 manualtherapeutisch tätige Ärzte in der BRD über ihre diesbezügliche Komplikationsrate und ermittelte bei einer durchschnittlich zwölfjährigen Ausübung der Handgrifftherapie, daß bei 37 der Befragten keine Komplikationen aufgetreten waren, 18 berichteten über Zwischenfälle.

Hochgerechnet auf 450 000 Behandlungen dieser Gruppe, einschließlich jener, die zwischenfallsfrei manipulierten, ergibt sich die Aussage, daß bei einer Million manueller Behandlungen der HWS mit zwei schweren, 15 mittelschweren und acht leichten Komplikationen gerechnet werden muß.

Wolff berichtete, daß nach Hochrechnungen bei zwei Millionen manuellen Behandlungen pro Jahr unter Erfassung der in der Literatur angeführten Zwischenfallszahlen und dem Einkalkulieren einer gleichhohen Dunkelziffer mit einer Komplikation bei einer Million Behandlungen zu rechnen sein dürfte.

Nach *Tilscher* traten in 25 Jahren bei 61782 manuellen Behandlungen keine ernsteren Komplikationen auf.

Eder berichtet über einen Zeitraum von 28 Jahren Manualtherapie mit 168000 Behandlungen, die ohne ernstere Zwischenfälle verliefen.

Die Manipulationsbehandlung darf somit angesichts der Zwischenfallsrate als durchaus komplikationsarm betrachtet werden. Wie jedes therapeutische Vorgehen verlangt auch diese Methode exaktes Erlernen, fleißiges Üben und Beachten der bekannten Kautelen.

Eine detaillierte Darstellung der Manuellen Therapie würde den Rahmen dieser Monographie sprengen. Hier sei auf das von den Autoren verfaßte Buch »Chirotherapie – vom Befund zur Behandlung« verwiesen.

Viszerale Osteopathie

Bereits seit mehr als hundert Jahren haben amerikanische Osteopathen ohne neurophysiologischen Hintergrund, aber mittels exakter körperlicher Untersuchungen und subtiler neuer Palpationstechniken versucht, neben dem Bewegungsapparat auch tastbare Organe hinsichtlich Druckempfindlichkeit sowie aktiver und passiver Motilität zu beurteilen und Störungen in holistischer Sicht zu interpretieren.

Reflektorische Vernetzungen

Veränderungen der Beweglichkeit, gleich ob im Plus- oder Minusbereich, manifestieren sich nicht nur in den Strukturen des Bewegungsapparates. Auch alle anderen Systeme des Organismus können nur dann normal funktionieren, wenn ihre Eigenbeweglichkeit aktiv und passiv ungestört abläuft. Diesbezügliche Abnormitäten und verbundene Syndrome beruhen auf reflektorischen Vernetzungen, die schon bei der Vorstellung des segmentalreflektorischen Komplexes (SRK) angeklungen sind und eine horizontale sowie eine vertikale Orientierung (ZNS) aufweisen. Die damit hauptsächlich angesprochene viszerovertebrale und vertebroviszeral initiierte Symptomatik zeigt dabei Tendenzen, die erweiterte therapeutische Konsequenzen erforderlich machen. Neben dem im Vordergrund stehenden Behandlungsansatz am pathogenetisch führenden System müssen zusätzlich involvierte Sekundärmanifestationen beachtet werden, um eventuell sonst auftretende Autonomisierungen der Symptomatik zu unterbinden.

Sekundärmanifestationen

Dem Vorgehen bei der klassischen Chirotherapie, wo diagnostische Techniken unmittelbar in die erforderliche Therapie überleiten, entspricht das Procedere bei der viszeralen Osteopathie. Mittels Weichteiltechniken versucht sie Motilität und Gleitfähigkeit gestörter Organe zu verbessern und bietet so eine Erweiterung der klassischen Manuellen Medizin. Zu weiterführenden Details vgl. *Kapitel »Reflextherapie viszeraler Störungen« S. 258.*

Einmal mehr ist darauf zu verweisen, daß auch dieser Teilbereich der Manuellen Medizin eine kursmäßige Einschulung erforderlich macht.

Stellenwert der Krankengymnastik

Analyse

Um zufallsgebundene Erfolge oder Mißerfolge einer verordneten Krankengymnastik auszuschließen, muß eine Analyse der bestehenden Störung durchgeführt werden. Daher geht es um
- die struktur- und aktualitätsbedachte diagnostische Aufschlüsselung der bestehenden Erkrankung sowie
- die Beurteilung der kinesiologischen Ausgangslage und das Aufdekken mitverantwortlicher Fehlstereotypien.

Eine ungestörte kinesiologische Ausgangslage setzt neben harmonischer Muskelfunktion bei struktureller Integrität der beteiligten Partner eine störungsfreie Spinalreflektorik und kortikale Steuerung voraus. Eingeschlossen in diese Wechselbeziehungen sind das Limbische System und die Formatio reticularis, sowohl in bezug zum Gammasystem als auch zur Psyche.

Entwicklung der Motorik

Die ursprünglich beim Kleinstkind vorhandenen subkortikalen Primitivreflexbewegungen bilden sich im Laufe der Entwicklung zu kortikal gesteuerten, auf bedingtreflektorischem Weg gebahnten Bewegungsmustern aus. Alle sich stereotyp wiederholenden Bewegungsabläufe des täglichen Lebens gehen darauf zurück und sind für das einzelne Individuum charakteristisch. Andererseits ist diese Verankerung aber doch so locker, daß sie bei Inaktivität gleich welcher Ursache immer zu einer Verkümmerung bzw. zu einem Erlöschen ökonomisch programmierter Bewegungsabläufe führen kann. Krankheit und Umwelteinflüsse sind in der Lage, gesunde motorische Stereotypien über ihre Plastizität hinaus zu belasten, zu verändern und Fehlstereotypien zu erzeugen.

Alle diese Vorgänge sind darüber hinaus dadurch kompliziert, daß die für die Aktivität unseres Bewegungsapparates maßgebliche quergestreifte Muskulatur nicht einheitlich reagiert. Elektrophysiologische Experimente erbrachten den Beweis, daß zwei rivalisierende Muskelgruppen am Werke sind: die überwiegend phasisch reagierenden und die posturalen (oder tonischen) Muskeln.

Posturale und phasische Muskulatur

Die phylogenetisch ältere posturale Muskulatur spricht auf Reize rascher an, aktiviert sich leichter, ermüdet weniger und beantwortet Inaktivität oder Schädigung mit Kontraktion bzw. Verkürzung. Die phasische Muskulatur hingegen ist ausgesprochen fragil, ermüdet rasch, bedarf zur Aktivierung wesentlich stärkerer Reize und reagiert auf Inaktivität mit baldiger Atrophie. Speziell fein abgestimmte, schnelle und geschickte Bewegungen sind auf das Funktionieren der phasischen Muskulatur angewiesen.

Das labile Gleichgewicht der beiden Systeme gehorcht dem Gesetz der reziproken Innervation, und seine Störung begünstigt das tonische System. Ein sich solcherart entwickelnder Circulus vitiosus beginnt mit der Hemmung funktionell antagonistischer phasischer Muskeln nach Aktivierung tonischer Muskelgruppen und führt durch die reziproke Wechselwirkung von Hemmung und Aktivierung bis zur Pseudoparese des phasischen Muskels. Gelenksblockierung, gestörte Spinalreflektorik, segmentäre Tonusänderung und schmerzbedingte Inaktivität der Muskulatur, Ausbildung von Fehlstereotypien, Abschwächung der einen und Kontraktur anderer Muskelgruppen werden so in ihren Wechselbeziehungen durchschaubar.

Krankengymnastische Kriterien

Bezüglich krankengymnastischer Verordnungen ist vor allem auf den Akutalitätsgrad der Erkrankung Rücksicht zu nehmen:
Hochakute Situationen sind grundsätzlich als Kontraindikation zu betrachten.

Im gleichen Maße, wie sich die Schmerzphase beruhigt, kann das Programm parallel dazu von zarten, passiv geführten Bewegungsübungen bis zur vollen aktiven Gymnastik schrittweise aufgebaut werden, wenn es sich an dem wichtigsten Leitsatz der Krankengymnastik orientiert:

▶ Keine Übung darf schmerzen bzw. vorhandene Beschwerden verstärken.

Alle Übungen müssen mindestens einmal täglich ausgeführt werden und sollten darüberhinaus leicht erlernbar sein.

Der krankengymnastische Behandlungsplan ist so anzulegen, daß
- eine Entstörung blockierter Gelenke mittels Mobilisation und Manipulation erfolgt;
- hypermobile Abschnitte des Achsenorgans erkannt und nicht durch Schwung- oder Lockerungsgymnastik weiter belastet werden;
- Kontrakte, verkürzte posturale Muskeln gedehnt werden;
- die phasischen, abgeschwächten Muskeln gekräftigt werden;
- Fehlstereotypien erkannt und durch Haltungs- und Bewegungsübungen zu gesunden motorischen Stereotypien umerzogen werden.

Besonders der letzte Punkt ist für eine rezidivfreie Rehabilitation von entscheidender Bedeutung.

PNF

Die in dieser Richtung überdurchschnittlich wirksame krankengymnastische Methode PNF (propriozeptive neuromuskuläre Fazilitation) ist integraler Anteil des Behandlungsrepertoires voll ausgebildeter Physiotherapeuten(innen). Vielfach zu wenig bekannt, sollte sie in dafür geeigneten Fällen häufiger verordnet werden.

Die Methode geht auf *Kabat et al.* zurück und verwendet Bewegungskombinationen, die primitiven Bewegungsmustern sowie Halte- und Stellreflexen ähneln und somit auf Normalreaktionen des neuromuskulären Systems basieren. Einbezogen sind die Erkenntnisse *Sherringtons* über das Wechselspiel von Agonisten und Antagonisten. Seine Gesetze der sukzessiven Induktion und reziproken Innervation stellen eine wesentliche Grundlage der Fazilitationstechniken dar.

Therapeutische Muster nutzen vor allem diagonale und spirale Bewegungen, die normalen Bewegungsabläufen ähneln und so »bedingtreflektorisch« wieder Normalmuster einschleifen.

Abbau von Fehlstereotypien

Dadurch können Fehlstereotypien, muskuläre Dysbalancen sowie begleitende Irritationen des arthroligamentären Apparates unter Kontrolle gebracht werden.
Rezidivfreiheit ist allerdings nur bei konsequenter Mitarbeit der Betroffenen zu erzielen.

Wichtig ist ein täglich auszuführendes und vom Krankengymnasten individuell abgestimmtes Übungsprogramm. Weiterhin sind ergonomische Gesichtspunkte und die Regelung der gesamten Lebensführung zu beachten.

Krankengymnastik setzt, um entscheidend wirksam zu werden, volles Verständnis und die absolute Bereitschaft des Patienten für eine kontinuierliche Ausführung voraus. Wie bei diätetischen Verordnungen oder der Forderung nach Abstellung schädigender Gewohnheiten gelingt es auch hier schwer, Einsicht zu wecken. Somit ist der Prozentsatz konsequent übender Patienten nur sehr gering einzuschätzen. Das zivilisations- und wohlstandsbegünstigte Individuum begnügt sich mit wenig Bewegung und bevorzugt dabei lustgebundene, wie das Kauen. Dies führt zum Circulus vitiosus von Bewegungsarmut, Adipositas und muskulärer Dysbalance.

Die Medikotherapie

Reflextherapeutische Maßnahmen dienen in erster Linie der Behandlung von Schmerzen des Bewegungsapparates. Schmerzbegleitete funktionelle Organstörungen bilden ein weiteres Indikationsgebiet. Von der Darstellung therapeutischer Maßnahmen wird im folgenden kurz auf den Stellenwert der medikamentösen Behandlung eingegangen, die derzeit immer noch eine nicht in diesem Ausmaß gerechtfertigte Spitzenposition bei dem erwähnten Anwendungsbereichen einnimmt.

Akute Störungen oder schwere Schmerzzustände bei gravierenden pathomorphologischen Veränderungen, wie Tumoren oder entzündlichen Prozessen, sind selbstverständlich medikamentös zu behandeln, in erster Linie, um den Patienten die gegebene Situation zu erleichertern. Weiterhin ist zu bedenken, daß anhaltende Schmerzmechanismen einen protopathischen Effekt auf das bestehende Leiden einnehmen können.

Reflextherapeutische Anwendungen haben in solchen Fällen eine allenfalls adjuvante Bedeutung und können eventuell zur Einsparung von Medikamenten beitragen.

Für die medikamentöse Schmerzbehandlung wurde in den letzten Jahren ein international gebräuchlicher Stufenplan vorgestellt, der dem Schweregrad des Schmerzzustandes entsprechende Medikamentengruppen und Dosierungen vorsieht *(Tab. 7).*

Regeln

Prinzipiell gilt:
- Möglichst orale Applikation des Medikaments.
- Regelmäßige Verabreichung zu festen Tageszeiten.
- Vorgehen nach Stufenplan, in Relation zur Schmerzstärke.

Fehler

Fehler der Schmerztherapie beruhen auf folgenden Kriterien:
- zu spät
- zu wenig
- zu selten
- bei Bedarf

Tabelle 7

Richtlinien zur medikamentösen Therapie von Schmerzzuständen

Substanz	tägliche Dosierung
Leichtere Schmerzzustände:	
Paracetamol	4 x 500 mg
Metamizol	4 x 500 mg
ASS	4 x 500 mg
Indometacin	4 x 50 mg
Diclofenac	3 x 50 mg
Piroxicam	2 x 20 mg
u. a.	
Mittelstarke Schmerzen:	
Dihydrocodein	2 x 60 – 120 mg
Tramadol	3–6 x 50 mg
Starke Schmerzen:	
Morphin	5–6 x 5 – 50 mg
Morphin retard	2–3 x 10 – 100 mg
Buprenorphin	2–4 x 0,2 – 0,6 mg
Knochenmetastasenschmerz: Hier ist die Kombination mit NSAR immer sinnvoll.	

Adjuvante Mittel

Adjuvante Mittel sind

- bei Depression und Angst: Antidepressiva, Neuroleptika,
- bei Obstipation: osmotisch wirkende Laxanzien,
- bei Übelkeit/Erbrechen: Antiemetika (Haloperidol).

Bei banalen und/oder chronischen Beschwerden sind Medikamente nur von adjuvanter Bedeutung vor allem zur Beeinflussung passagerer Schmerzsituationen.

Chronische Beschwerden gerade des Bewegungsapparates lassen sich medikamentös nur sehr unzulänglich in den Griff bekommen. Jede Langzeittherapie birgt ferner die Gefahr der Medikamentenschädigung des Organismus.

Richtlinien zur Behandlungsplanung

Medikotherapie	NSAR in Akutphasen. Cave Cortison
TLA	Erfolgsschlüssel: Strukturdiagnose
Akupunktur	Bei Dominanz muskulärer und vegetativer Symptome
Manuelle Therapie	Unverzichtbar bei Gelenksblockierungen. Cave Instabilitäten
Krankengymnastik	Für volle Rehabilitation unverzichtbar (Faktor M-Compliance!)
Elektrotherapie	Zur adjuvanten Schmerzbehandlung (TENS)
Thermotherapie	Akutphase – Kälte, Chronizität – Wärme
Balneotherapie	Erst in der Rehabilitationsphase
Diät	Gewichtsreduktion, Milieusanierung
Beratung	Rezidivprophylaxe (Beruf, Freizeit, Sport, Bett, Mode, Pille etc.)

III Behandlungsführung bei reflextherapeutischen Indikationen

MM	Methoden Manueller Medizin
TLA	Therapeutische Anwendung lokalanästhetischer Substanzen
AP	Akupunktur
ADJ	Adjuvante Methoden

Einleitung

Auswahl reflextherapeutischer Methoden

Die zur Behandlung der einzelnen Syndrome vorgestellten Reflextherapien wurden aufgrund entsprechender langjähriger eigener Erfahrungen und in Übereinstimmung mit gleichartigen Erfahrungsberichten ausgewählt. In jenen Fällen, in denen mehrere ähnlich wirkende Einzelmethoden aufgezeigt werden, sollte sich die Auswahl an der technischen Beherrschung orientieren. Behandlungsversuche ohne entsprechende Ausbildung liefern in den meisten Fällen nur Enttäuschungen und bergen erhebliche Risiken. Dies gilt vor allem für gewisse chirotherapeutische Techniken sowie für Lokalanästhetikablockaden.

Behandlungsschlüssel

Im Hinblick auf Übersichtlichkeit und optimale Therapieauswahl wird die jeweils wirksamste Methode mit einem (!) versehen. Zusätzliche im Sinne der gezielten Polypragmasie einsetzbare Techniken erhalten eine Zahl zugeordnet, die von 1 bis 4 die abnehmende therapeutische Wertigkeit beim vorliegenden Krankheitsbild ausdrückt.

Folgende Abkürzungen finden Verwendung:
MM: Manuelle Medizin
TLA: Therapeutische Anwendung lokalanästhetischer Substanzen
AP: Akupunktur
ADJ: Adjuvante Methoden

Schmerzsyndrome der Wirbelsäule

Lumboischialgien mit radikulärer Symptomatik

Leitsymptome

Haltungsprovisorium (Schonhaltung.)
Typische Schmerzausstrahlung in das Bein.
Lasègue kleiner als 45 Grad.
Defizitsymptome (Hypalgesie, Reflexausfälle, Kennmuskelparesen).

Therapieschlüssel

- ▶ Bettruhe, NSAR (1).
- ▶ TLA (!).
- ▶ MM: Nicht im Akutstadium.
- ▶ AP: Nach Symptomatik (2).
- ▶ ADJ: Kryotherapie (1), Impulsgalvanisation (3).

TLA

Die TLA ist als Initialbehandlung und zur temporären Schmerzerleichterung geeignet und kann bei allen Formen von Lumbalgien und Lumboischialgien in Form der Quaddeltherapie angewendet werden. Das Quaddelmuster soll der Schmerzmanifestation entsprechen *(s. Abb. 50).*

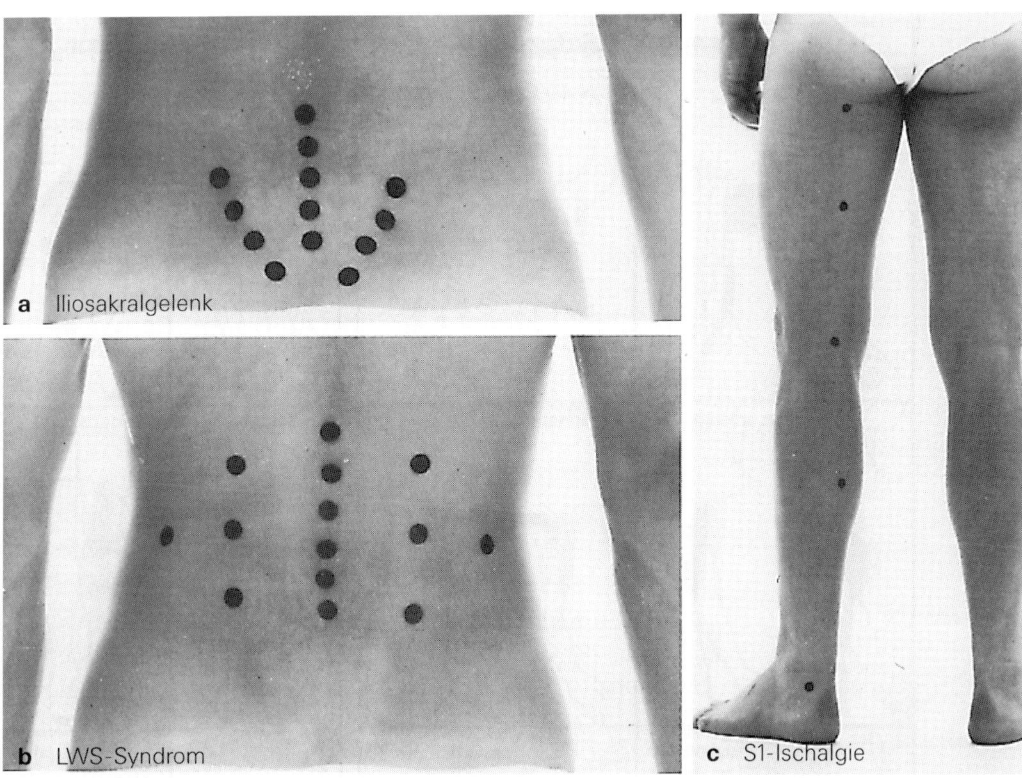

50 Quaddelmuster

Unverzichtbar für einen möglichst raschen und nachhaltigen konservativen Behandlungserfolg bei Akutsituationen ist die therapeutische Lokalanästhesie in Form von Wurzelblockaden bzw. epiduralen Injektionen.

In Frage kommt hier fast ausschließlich die Behandlung der Wurzeln L5 und S1. Die Wurzel L5 ist bei Bandscheibenschäden des vorletzten Diskus, die Wurzel S1 bei Läsionen der untersten Bandscheibe betroffen.

Voraussetzungen für einen erfolgreichen Einsatz der Blockade sind exakte Segmentdiagnostik und das genaue Anspritzen der betroffenen Wurzel. Die Blockade läßt sich am leichtesten am sitzenden Patienten ausführen.

Eine ap-Aufnahme der Lenden-Becken-Hüftregion kann über die Lage der Querfortsätze von L5 orientieren, die als Leitpunkte der Nadelführung gelten. Eine gedankliche Linie, die beide Beckenkämme verbindet, dient ebenfalls als Orientierungshilfe. Ein Querfinger darunter und drei Querfinger neben der Dornfortsatzlinie liegt der Einstichpunkt.

Mit 10 cm langer Nadel, die leicht medialwärts zielt, wird in 6 bis 8 cm Tiefe der Querfortsatz von L5 erreicht. Die Nadel wird dann etwas zurückgezogen und für die Wurzel L5 über bzw. für die Wurzel S1 unter den Proc. transversus vorgeschoben, bis ein segmententsprechendes Ausstrahlungsgefühl auftritt (»wie ein elektrischer Strom«) *(Abb. 51)*. Entgegen den ursprünglichen Empfehlungen von *Reischauer,* 30 bis 40 ml 1%iges Procain zu instilieren, hat es sich gezeigt, daß auch kleine Mengen von etwa 5 ml für eine Blockade der Nervenwurzel ausreichen.

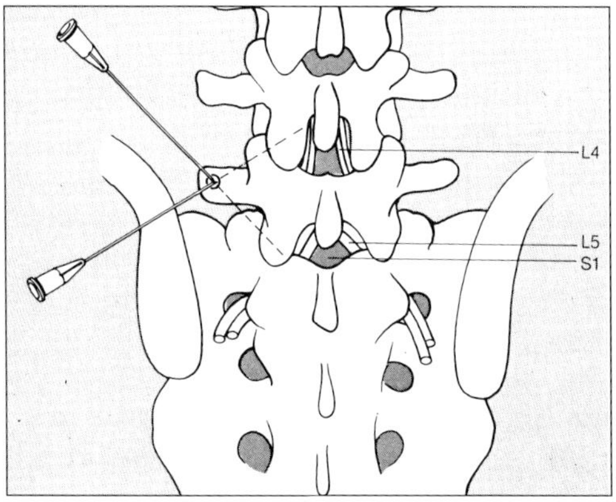

51 Nadelführung zur Nervenwurzelblockade (*›Reischauer‹*-Blockade)

Wurzeln L3, L4

Die Wurzeln L3 und L4 sind mit gleicher Technik behandelbar. Als Leitpunkt dient hier der Querfortsatz von L4. Die nach Wurzelblockaden der untersten lumbalen Wurzeln häufig zu beobachtende temporäre motorische Schwäche des Beines ist völlig harmlos und klingt nach 20 bis 30 Minuten ab. Der Patient sollte allerdings darauf hingewiesen werden, um Stürze beim Gehen zu verhindern.

Diese sind auch vermeidbar, wenn das Bein beim Aufstehen und Gehen unmittelbar nach der Blockade im Knie durchgestreckt gehalten wird.

In seltenen Fällen, bei weit ausladenden Wurzeltaschen, kann es geschehen, daß bei unterlassenem Aspirationsversuch eine endodurale Applikation erfolgt. Die resultierende Lumbalanästhesie führt für eine Dauer von ein bis zwei Stunden zur absoluten Gehunfähigkeit.

Ein direktes Anstechen der Wurzel ist zu vermeiden, da sonst längere Reizerscheinungen auftreten können. Deshalb sollte schon beim Vorschieben der Nadel unter dem Querfortsatz laufend infiltriert werden, damit die Injektionslösung vor der Nadelspitze das Wurzelgebiet erreicht und die signalisierende Ausstrahlung auslöst.

Ein eventuell auftretender Nadelkollaps kommt bei Wurzelblockaden etwas häufiger vor als bei den bereits vorgestellten anderen Techniken der therapeutischen Lokalanästhesie, ist aber genauso harmlos und durch Trendelenburg-Lagerung schnell behebbar.

Die lumbalen Nervenwurzeln lassen sich auch durch eine epidurale Applikation des Lokalanästhetikums in den Sakralkanal blockieren. Akute Lumbalgien bei Irritation des hinteren Längsbandes sind dadurch besonders gut zu therapieren.

Die Injektion erfolgt in Bauchlage des Patienten. Als Orientierungspunkte für die Einstichhöhe dienen die Cornua sacralia, die beiderseits des obersten Abschnittes der Rima ani zu finden sind. Die meist gut fühlbaren Knochenhöckerchen lassen sich noch leichter palpatorisch erfassen, wenn der Patient seine Beine nach innen rotiert, d. h. seine Fersen in Bauchlage nach außen fallen läßt. Genau in der Mitte zwischen den Cornua sacralia wird die 6 cm Nadel in einem Winkel von 45 Grad zur Horizontalen durch Haut und darunter liegenden Bandapparat durchgestochen, nach Knochenkontakt mit der vorderen Wand des Sakralkanals kurz zurückgezogen, ungefähr parallel zur Richtung der dorsalen Sakralfläche abgesenkt und etwas tiefer in den Sakralkanal eingeführt. Auch bei dieser Methode genügt es, nach ausgeführtem Aspirationsversuch eine Injektionsmenge von maximal 10 ml zu installieren *(Abb. 52)*.

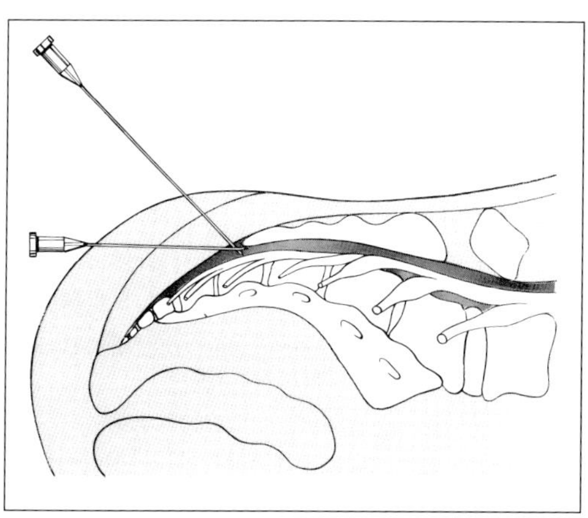

52 Epidurale Injektion. Die Nadel wird über den Hiatus canalis sacralis eingebracht.

MM

Die absolute Bettruhe muß meistens für acht bis zehn Tage eingehalten werden.

Zur Abklärung der Verträglichkeit der häufig schmerzerleichternden Stufenlagerung empfiehlt sich die sogenannte dreidimensionale Traktion *(Abb. 53).*

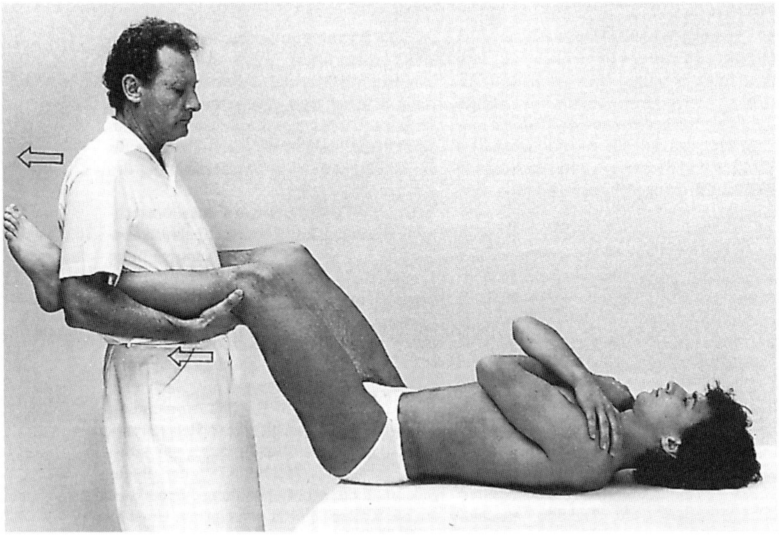

53 Rhythmische Traktion

Dreidimensionale Traktion

Dazu wird der Patient so am unteren Tischende gelagert, daß das Becken am Tischrand endet. Der Behandler tritt zwischen die in Hüft- und Kniegelenken abgewinkelten Beine und fixiert die Unterschenkel zwischen seinen Armen und dem Körper. Mit unter den Kniekehlen gehaltenen Händen übt er durch Rückverlegen des eigenen Körpergewichtes eine Traktion aus. Dabei muß er unter Ausnützung der dreidimensionalen Zugmöglichkeiten jene Richtung finden, die den besten antalgischen Effekt ergibt. Anschließende langsame rhythmische Traktionen wirken meist recht schmerzlindernd. Die antalgische Traktionsrichtung bewährt sich dann ebenfalls für die schon beschriebene Stufenlagerung des Akutpatienten *(s. Abb. 32, S. 126).*

Weitere Techniken aus dem Bereich der Manuellen Medizin sind erst nach dem Abklingen der Akutphase (nachlassende Vollverspannung, Schmerzfreiheit bei Bettruhe, Lasègue größer als 45 Grad) anzuwenden.

AP

Hier stehen folgende Punktkombinationen zur Wahl:

- L5-Symptomatik: G 30, 34, 39, MP 67.
  S1-Symptomatik: G 30, B 52, 54, 57, 60, Dü 3, LG 19.
- Begleitende Lumbalgie: B 23, 25, Dü 3, LG 25.

Im Bereich des verspannten M. erector trunci kann die Locus-dolendi-Akupunktur eingesetzt werden.

ADJ

Die Kryotherapie wirkt oftmals gut analgetisch und kann mehrmals täglich angewendet werden.

Postischialgische Durchblutungsstörung

Leitsymptome

Claudicatioartiges Schmerzbild, das Bein der erkrankten Seite fühlt sich kälter an.

Therapieschlüssel

- TLA: Grenzstrangblockade (!).
- MM: Chirotherapie eventueller Begleitblockierungen (2).
- AP: Durchblutungsprogramme (2).
- ADJ: Bindegewebsmassage (1).

TLA

Im Zuge diskogener Wurzelkompressionen im Bewegungssegment L4, L5 entwickeln sich nicht selten nach Abklingen der akuten radikulären Symptomatik claudicatioartige Restbeschwerden. Entstanden durch die kompressionsbedingte Mitschädigung parasympathischer Fasern und einer damit einhergehenden Sympathikusentzügelung, kann dieses Beschwerdebild hartnäckig allen medikamentösen Behandlungsversuchen trotzen.

Sympathikusblockade

Das Mittel der Wahl ist hier die Sympathikusblockade. Vielfach gelingt es mit einer einzigen Blockade, die gesamten Restbeschwerden aufzulösen.

Der Patient kann dabei sitzen oder auf dem Bauch liegen. Die Nadellänge muß bei dieser Technik mindestens 10 cm betragen.

Drei Querfinger lateral von der Mittellinie in Höhe von L3 liegt der Einstichpunkt. Die Kanülenführung geschieht in einem Winkel von 30 Grad zur Senkrechten, bis zum Kontakt mit dem Querfortsatz. Nach leichtem Zurückziehen wird die Nadel über diesen hinweg in Richtung Wirbelkörper weiter eingeführt. Nach neuerlichem Knochenkontakt, nochmaligem Zurücknehmen der Nadel und flacherem Weiterführen liegt diese dann direkt vor und neben dem Wirbelkörper, in unmittelbarem Bereich des Grenzstranges, der mit einigen ml des Lokalanästhetikums umspült wird. Das nachfolgende Wärmegefühl im homolateralen Bein signalisiert die erfolgreiche Blockade *(Abb. 54)*.

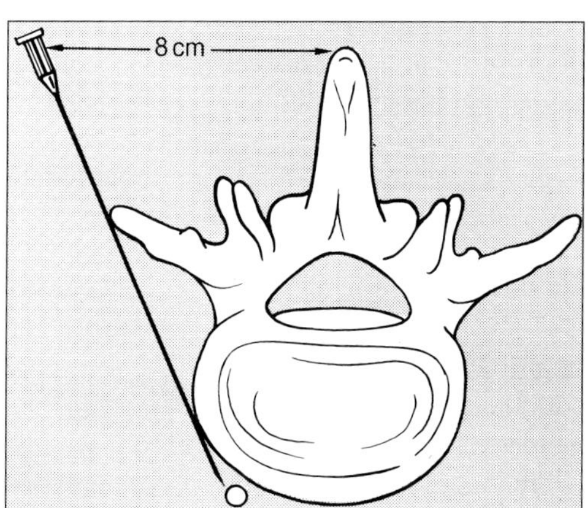

54 Nadelführung zur lumbalen Sympathikusblockade

MM

Eventuell noch bestehende Begleitblockierungen sind nach den im Kapitel »Blockierungsbedingte Lumbalgien« angeführten Techiken zu behandeln.

AP

Bewährt haben sich M36, 40, MP6, B57, 21, G34, Le3.

ADJ

Wie bei der echten Claudicatio intermittens hat sich auch hier die Bindegewebsmassage als wirksam erweisen (kleiner Aufbau, Beinzonen erst später).

Blockierungsbedingte Lumbalgien

Leitsymptome

Chirodiagnostik ist angezeigt (fehlendes Gelenkspiel).

Therapieschlüssel

- ▶ Akutstadium: Reizabbau (NSAR, TLA, Kryotherapie).
- ▶ Chronische bzw. rezidivierende Blockierungen:
- ▶ TLA: Infiltration der Gelenkregion (2).
- ▶ MM: Gezielte Manipulation (!).
- ▶ AP: Nach Symptomatik (3).
- ▶ ADJ: Krankengymnastische Rehabilitation (1).

TLA

Bei nicht gegebener chirotherapeutischer Ausbildung ist es unter Umständen möglich, mittels TLA den pathogenen Circulus vitiosus zwischen Blockierung und Muskelverspannung aufzulösen.

Da die anatomischen Gegebenheiten der kleinen Wirbelgelenke kaum eine sichere intraartikuläre Applikation zulassen, bieten sich a priori die bei den gleichen Indikationen in Frage kommenden, gut wirksamen periartikulären Injektionen an. Dabei ist zu bedenken, daß die zur Vororientierung hinsichtlich der Lage der Wirbelgelenke gebräuchlichen Dornfortsatzspitzen kaudaler liegen als die zu injizierenden Gelenkareale. Der Abstand beträgt nach einer Faustregel:

- in der Halswirbelsäule: 1 bis 1,5 Querfinger,
- vom 1. bis zum 4. Brustwirbel: 2 Querfinger,
- vom 5. bis zum 9. Brustwirbel: 3 Querfinger
- vom 10. bis zum 12. Brustwirbel: 2 Querfinger,
- in der Lendenwirbelsäule: 1 bis 1,5 Querfinger.

Um das Gelenkareal zu treffen, muß die Einstichstelle um den genannten Abstand in kranialer Richtung liegen.

Die Injektionstechnik bietet hier keine Schwierigkeiten.

Im Lumbalbereich liegen die Dornfortsatzspitzen 1 Querfinger kaudaler als die Gelenke. Der Einstich erfolgt also 1 Querfinger kranialer als die zugehörige Dornfortsatzspitze und ca. 2 cm neben der Mittellinie. Die 6 bis 8 cm lange Nadel wird senkrecht bis zum Knochenkontakt eingeführt und die dortige Gelenkregion fächerförmig infiltriert.

MM

Rezidivierende und/oder chronische Verlaufsformen brauchen in erster Linie funktionsverbessernde Techniken der Manuellen Medizin in Form von Mobilisationen und Manipulationen.

Technik und Anwendungszeitpunkt hängen von einer struktur- und aktualitätsbedachten Funktionsuntersuchung ab. Steht die muskuläre Komponente in Form von Verspannungen im Vordergrund, muß dagegen als erstes vorgegangen werden.

Mm. erector spinae und quadratus lumborum

Zur Dehnung der Mm. erector spinae und quadratus lumborum begibt sich der Patient in Seitenlage, Arme und Beine sind leicht angewinkelt. Der Behandler steht vor dem Patient und stützt sich mit den Ellbogen auf Schultern und Beckenkamm ab. Mit den Fingern beider Hände zieht er dann die Erektoren von der Wirbelsäule weg nach lateral (Quermassage) und unterstützt die Dehnung durch einen gleichzeitigen Längszug auf die Rückenstrecker, der dadurch ausgelöst wird, daß die Ellbogen des Behandlers Schultern und Becken synchron nach kranial bzw. kaudal drängen. Dieser Vorgang wird einige Male wiederholt, bis der Spannungszustand der Erektoren nachläßt *(Abb. 55)*.

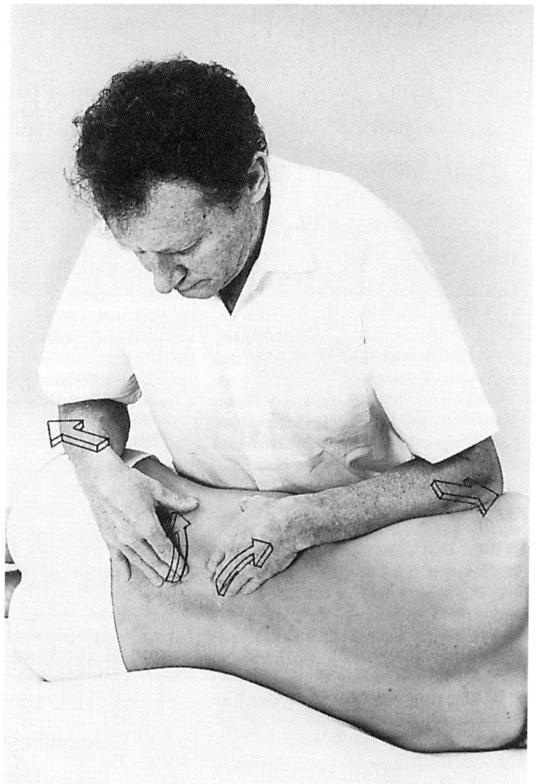

55 Handhaltung zur »Quermassage«, Mobilisation in Seitneigung und postisometrische Relaxation

Um den M. erector spinae zu dehnen, kann man auch bei Rückenlage des Patienten an den angewinkelten Beinen die Knieregion fixieren und ihn dann auffordern, gegen diesen Widerstand isometrisch leicht anzudrücken. Bei diesem Versuch aktivieren sich auch die Erektoren. Nach

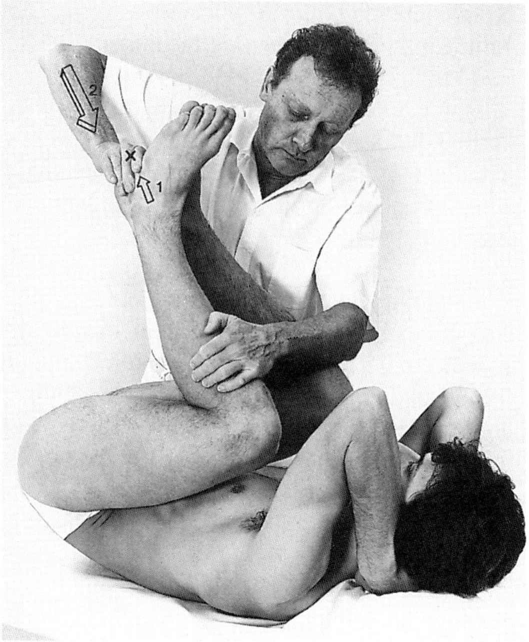

56 Postisometrische Dehnung der Rückenstrecker

einigen Sekunden isometrischer Anspannung werden in der angeschlossenen Relaxationsphase die Rückenmuskeln durch ein kinnwärts gerichtetes Hochdrücken der Beine gedehnt *(Abb. 56)*.

Selbstbehandlung

Zur Selbstbehandlung des Patienten eignet sich eine Übung in Bauchlage. Dabei liegt nur der Oberkörper auf dem Tisch, die Beine hängen herab. Leichtes Anheben des Beckens im Sinne einer Lordosierung der Lendenwirbelsäule und kurzes Halten dieser Stellung bewirken die isometrische Aktion, anschließendes Fallenlassen des Beckens bei entspannten Beinen die Relaxation und Dehnung. Beide Techniken müssen in unmittelbarer Folge einige Male wiederholt werden, um therapeutisch wirksam zu sein.

Initiale traktorische Mobilisation

Die schonendste Behandlung einer segmentalen blockierungsbedingten Gelenkstörung ist eine initiale traktorische Mobilisation.
Dazu liegt der Patient mit rechtwinklig gebeugten Knie- und Hüftgelenken in Seitenlage auf dem Behandlungstisch. Der Behandler beugt sich weit über ihn, ein Unterarm liegt längs der Dornfortsatzreihe. Mit den Fingern erfolgt die Fixierung des kranial liegenden Dornfortsatzes. Die andere Hand umgreift von kaudal das Becken und nimmt Kontakt am kaudalen Dorn des gestörten Bewegungssegmentes. Über rhythmischen Zug an diesem Dorn, unterstützt durch ein Kaudaldrängen des Beckens mittels Oberkörperkontakt an den Oberschenkeln des Patienten, erfolgt die Traktionsmobilisation *(Abb. 57)*.

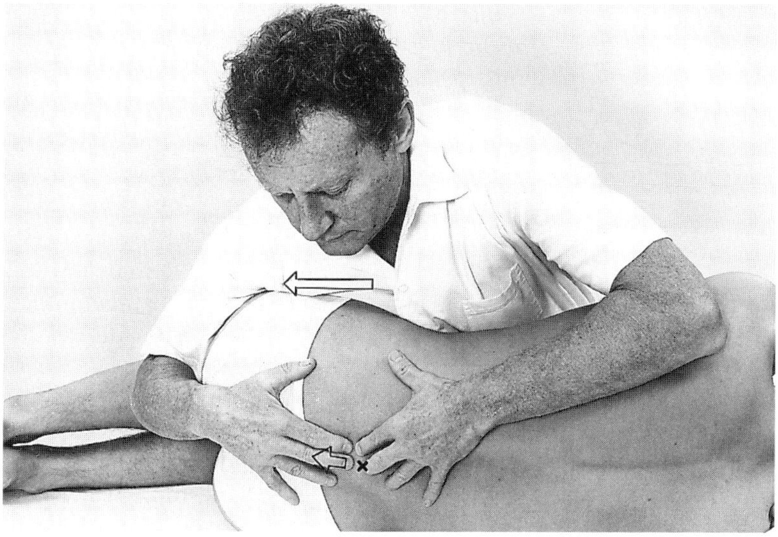

57 Traktionsmobilisation der Lendenwirbelsäule

Ist trotz dieser Maßnahmen noch eine restierende segmentale Anteflexionsstörung vorhanden, läßt sich diese gleich anschließend aus derselben Ausgangsstellung mobilisieren.

Bei gleicher Handhaltung und Fixierung des kranialen und kaudalen Dornfortsatzes werden die angewinkelten Knie durch Körperkontakt des Therapeuten nach kranial gedrängt. Die dadurch bedingte Kyphosierung der Lendenwirbelsäule ist gleichbedeutend mit einer Anteflexionsbewegung im Behandlungssegment *(Abb. 58)*.

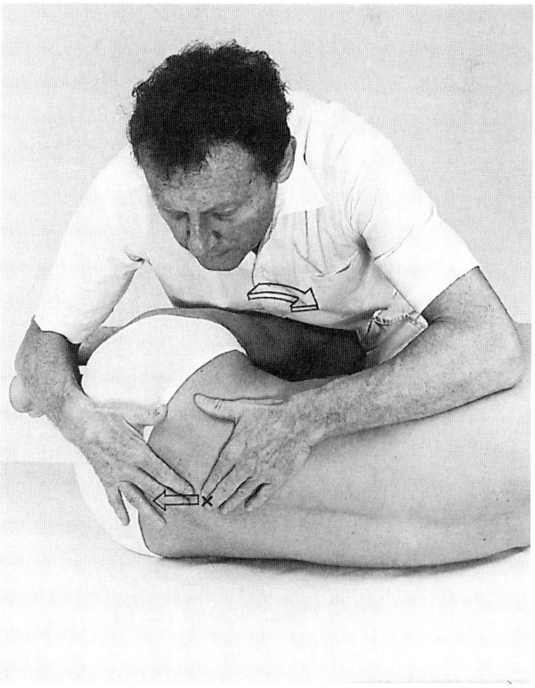

58 Segmentale Mobilisation: Der kraniale Dornfortsatz wird fixiert

Sollte nach der Anteflexionsmobilisation die Blockierung immer noch nicht vollständig behoben sein, so wird die Manipulationsbehandlung angeschlossen.

Zur Manipulation von Wirbelgelenkblockierungen der Lendenwirbelsäule kommt am häufigsten eine Technik in Seitenlage und Neutralhaltung des Patienten zur Ausführung. Dazu liegt der Patient auf der Seite. Die unten liegende Schulter wird vorgezogen, um die Neutralstellung des Rumpfes zu sichern. Das untere Bein wird leicht gebeugt, das obere etwas mehr, so, daß der Fuß auf der unteren Hälfte der Wade des anderen Beines liegt. Diese Einstellung gilt für das Bewegungssegment L5/S1. Für die darüberliegenden Abschnitte L4/5, L3/L4 usw. muß das obenliegende Bein zunehmend vermehrt gebeugt und weiter Richtung Knie am unteren Bein aufgelegt werden. Dies bedingt eine Kyphosierungstendenz der kaudal des Behandlungssegmentes gelegenen Partien, wodurch eine Verriegelung durch Bandstraffung bewirkt wird.

Die Vorspannung im Behandlungssegment erreicht man durch gegenläufig mit beiden Unterarmen auf Schultern und Becken ausgeübten Druck. Der entstehende Rotationseffekt wird durch Beindruck des Behandlers auf das angewinkelte Patientenbein verstärkt.

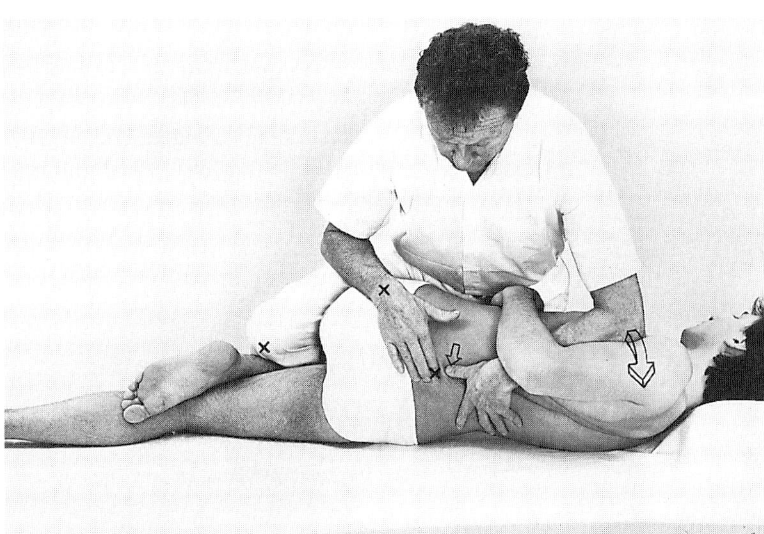

a

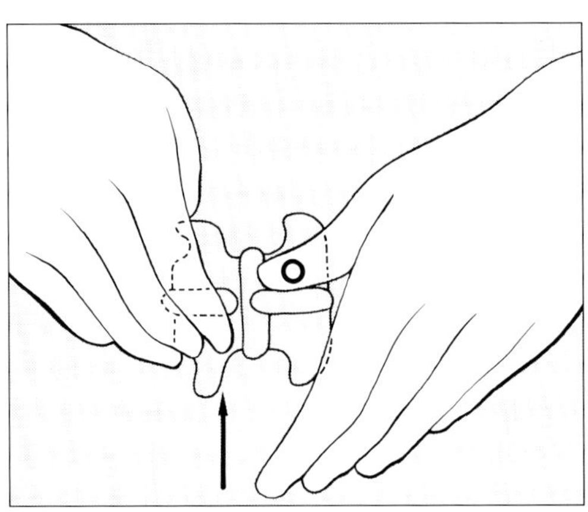

b

59 Verriegelungstechnik
a Prinzip
b Handhaltung zur gezielten Manipulation

Der Daumen der kranial liegenden Hand nimmt nun von oben lateral Kontakt am Dorn des kranialen Wirbels. Somit ist der gesamte, über der oberen Kontakthand befindlichen Wirbelsäulenabschnitt über die Rumpfrotation bis zur Dornfixierung verriegelt. Die Finger der kaudal liegenden Hand ziehen von unten den kaudal gelegenen Dornfortsatz in die Torsionsrichtung, bis auch hier die Vorspannung perfekt ist.

Der Manipulationsimpuls selbst erfolgt über die untere Kontakthand und den Unterarm durch eine rasche und kurze Rotationsverstärkung *(Abb. 59).*

Die Behandlung der oberen Lendenwirbelsäulenabschnitte verlangt eine Impulssetzung über die obere Kontakthand bei Fixierung der kaudaleren Bewegungssegmente.

Rezidive

Bei häufigen Rezidiven durch muskuläre Verspannungen und eingeschränkter Flexions- und Rotationsfähigkeit der Lendenwirbelsäule wird eine Selbstbehandlungsmethode in sitzender Position empfohlen. Der Patient führt mit der Hand am Scheitel Kopf und Rumpf in Seitneigung, Rotation und Anteflexion, bis der Vertex der resultierenden Krümmung sich mit der verspannten Muskelpartie deckt. Dann spannt er unter Einatmung und Blickfazilitation isometrisch gegen den Widerstand der Scheitelhand an, um anschließend unter Ausatmung sowohl Seitneigung als auch Rotation und Anteflexion zu verstärken.

AP

Die Punktewahl orientiert sich an Symptomen und Modalitäten. Zu empfehlen sind folgende Kombinationen:

- B 23, B 47, B 51, G 30, Dü 6.
- Bei Lumbalgien mit Ausstrahlung in das Leistengebiet und eingeschränkter oder schmerzhafter Rumpfrotation und Verkühlungsempfindlichkeit: B 27, B 32, B 51, NP 6, Le 3.

Die Locus-dolendi-Applikation berücksichtigt die festgestellten Triggerpunkte.

ADJ

Bei muskulärer Dysbalance als Ursache für rezidivierende Blockierungen ist eine krankengymnastische Rehabilitation unerläßlich.

Iliosakralgelenkblockierung

Leitsymptome

Eine Sonderstellung bei blockierungsbedingten Lumbalgien nehmen die Iliosakralgelenke ein. Die Abklärung gelingt nur chirodiagnostisch.

Ein zusätzlicher Hinweis ist die Druckempfindlichkeit des Gelenkes und/oder eine pseudoradikuläre Schmerzausstrahlung in die dorsale Oberschenkelregion.

Therapieschlüssel

- TLA: Infiltration der Gelenkregion (1).
- MM: Mobilisation und Manipulation (!).
- AP: Hauptsächlich lokale Punkte (2).
- ADJ: Krankengymnastik (1).

TLA

Aufgrund der nicht einfachen Injektionstechnik gelingt es selten, die Injektionslösung tatsächlich in den Gelenkraum einzubringen.

Problematik

Untersuchungen nach Farbstoffinjektionen *(Tilscher u. Mitarb.)* am Anatomischen Institut der Innsbrucker Universität zeigten, daß eine der beiden gebräuchlichen Techniken nahezu keine Chance bietet, in den Gelenkraum zu kommen; die andere war nur in 14,5 % erfolgreich.

Selbst wenn das Erreichen des Kapselbandapparats mit der Injektionslösung als positives Ergebnis bewertet wird, ergeben sich lediglich 55 %.

Körperbauliche Voraussetzungen beeinflussen den Schwierigkeitsgrad der Injektion in das Iliosakralgelenk. Bei ausgeprägter Lordose, wenn das Sakrum deutlich nach ventral in das Becken gekippt ist, ist das Gelenk schwieriger zu treffen als beim steilstehenden Kreuzbein.

Auch die Nadelwahl wird von solchen Gegebenheiten mitbestimmt. 8 cm lange Kanülen erfüllen meistens ihren Zweck.

Der Einstichpunkt der einen Methode liegt genau in der Mittellinie über dem 5. Lendenwirbel. Die Nadelführung erfolgt unter einem Winkel von 45 Grad zur Frontalebene nach ventral und einem Winkel von 45 Grad zur Transversalebene nach kaudal, bis zum Anschlag am knöchernen Widerstand. Zusätzlich kann man nach Erreichen dieses Punktes unter gleichzeitigem Infiltrieren von 5 ml des Lokalanästhetikums die Nadelspitze fächerförmig etwas hin- und zurückführen und so den Effizienzgrad zumindestens periartikulär verbessern *(Abb. 60)*.

Bei der anderen Methode wird nach Palpation der Crista sacralis media 1 bis 2 Querfinger lateral eingestochen und die Nadel in den durch die Palpation festgestellten Gelenkbereich vorgeschoben.

MM

Nach Abklingen einer Akutsituation ist die Iliosakralgelenkblockierung chirotherapeutisch gut behandelbar.

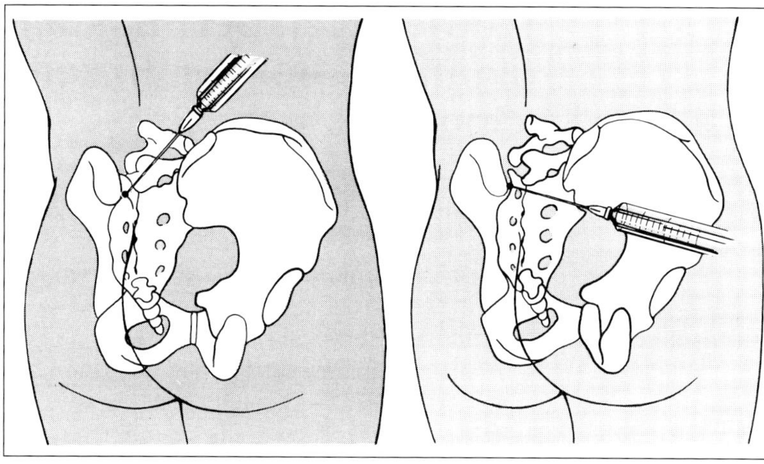

a b

60 Technik der Injektionen in und an das Iliosakralgelenk:
a Methode 1,
b Methode 2

Zur Therapie nimmt der Patient Bauchlage ein. Die nachfolgend beschriebene Technik gilt gleichermaßen für Mobilisation und Manipulation *(Abb. 61)*.

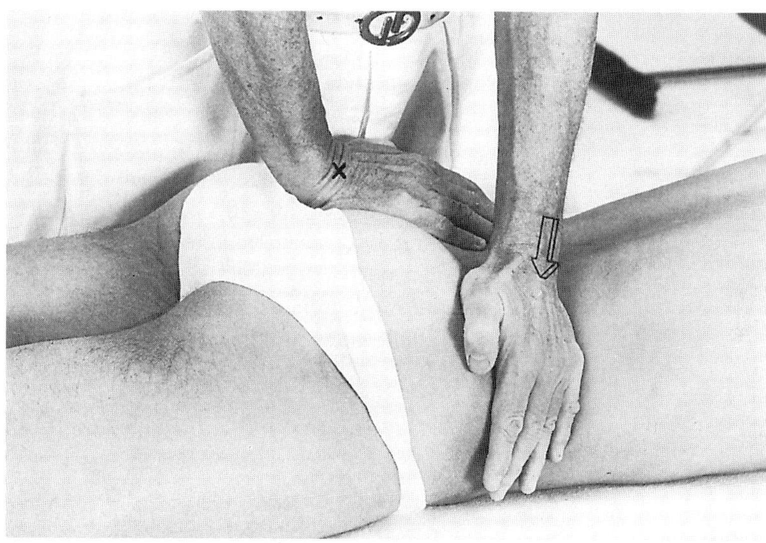

61 Handhaltung zur Mobilisation und Manipulation des Iliosakralgelenks

Der Behandler steht seitlich zum Patient und behandelt das kontralaterale Gelenk. Mit einer Hand wird auf der homolateralen Seite das Sakrum fixiert, auf der kontralateralen Seite mit dem dorsalen Anteil des Beckenkammes Kontakt genommen. Mit dieser Hand erfolgt die rhythmische Mobilisation durch Druckimpulse in ventrolateraler Richtung. Bei ungenügender Effizienz kann nach entsprechender Vorspannung ein kurzer Stoß auf das Ileum nach ventrolateral auch einen Manipulationseffekt erreichen.

AP

Zur ergänzenden Behandlung eignen sich B 27, B 32, B 50, G 30.

ADJ

Nach Muskeltestung und bei entsprechender Dysbalance kann eine krankengymnastische Stabilisierung Rezidiven vorbeugen.

Lumbalgien bei Instabilität, ligamentärer Insuffizienz und Spondylolisthesis

Leitsymptome

Schmerz bei monotoner Haltung und/oder Belastung.
Morgendlicher Anlaufschmerz.
Palpable Dornfortsatzstufe bei Olisthesen.

Therapieschlüssel

- ▶ TLA: Infiltration ligamentärer Insertionen (!).
- ▶ MM: Dehnungsbehandlung verspannter Muskelpartien (2).
- ▶ Locus-dolendi-Akupunktur (1).
- ▶ ADJ: Krankengymnastik (1), Interferenzstrombehandlung (3).

TLA

Die dominierende Therapie für diese Syndrome ist die Infiltration in Form der Injektion an das Ligamentum iliolumbale.

Um eine gute therapeutische Wirkung zu erzielen, müssen Ursprung und Ansatz des Bandes erreicht werden. Die Injektion muß also die Querfortsätze des 5., evtl. auch des 4. Lendenwirbels und die Ansatzstellen an der Crista iliaca erfassen.

In Bauchlage des Patienten wird die dazu benötigte 6 bis 8 cm lange Nadel knapp unter dem Dornfortsatz des 5. Lendenwirbels eingestochen. Sie wird schräg lateral und leicht kranial gerichtet bis zum Knochenkontakt am Querfortsatz eingeführt. Nach der Infiltration dieses ersten Punktes holt man die Nadel etwa zur Hälfte zurück und wählt eine flachere und mehr seitlich ausgerichtete Nadelführung, um so die Beckenkammansätze an der Crista iliaca zu versorgen. Danach muß die Nadel bis knapp unter die Einstichstelle zurückgezogen und der Vorgang auf der anderen Seite spiegelbildlich wiederholt werden.

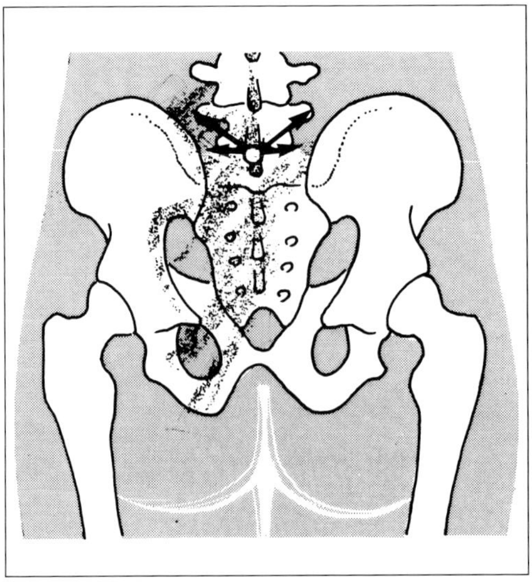

62 Technik der Nadelführung zur Infiltrationsbehandlung der Beckenbänder über einen einzigen Einstichpunkt.

Müssen darüberhinaus noch die sakralen Insertionen der iliosakralen und sakrotuberalen Bänder infiltriert werden, so kann das von der gleichen Einstichstelle aus geschehen, ohne die Kanüle neuerlich einstechen zu müssen. Lediglich die Nadelführung ändert sich gänzlich. Sie zielt nun flacher nach kaudal und lateral zur Mitte des Kreuzbeinrandes erst der einen, dann der anderen Seite.

Mit ca. 10 ml Injektionslösung können so die in Frage kommenden Bandansätze in toto behandelt werden *(Abb. 62).*

Begleitende Reizsituationen der Wirbelbogengelenke oder der Iliosakralgelenke benötigen zusätzliche bereits vorgestellte Infiltrationstechniken.

MM

Aus der Palette manueller Behandlungsmethoden sollten nur solche eingesetzt werden, die unbedingt erforderlich sind, um muskuläre Begleitverspannungen zu lösen, wie etwa die bereits vorgestellten Techniken der Erektoren- und/oder Quadratus-lumborum-Dehnung.

AP

Schmerzbild und Modalitäten werden am häufigsten beeinflußt durch die Punkte B 27, B 32, B 51, MP 6, Le 3.

Darüberhinaus bewährt sich auch hier die Locus-dolendi-Akupunktur.

ADJ

Eine intensive krankengymnastische Betreuung mit dem Ziel der Wiederherstellung eines ausgeglichenen Muskelkorsetts ist hier besonders wichtig.

Interspinosus-Syndrom (M. Baastrup)

Leitsymptome

Schmerzverstärkung bei Ante- und/oder Retroflexion.
Interspinöse Druckschmerzhaftigkeit.

Therapieschlüssel

- ▶ TLA: Topische Infiltrationen (!).
- ▶ MM: Traktorische Techniken (2).
- ▶ AP: Lokalpunkte, Locus-dolendi-Akupunktur (1).
- ▶ ADJ: Krankengymnastik (1).

TLA

Die Therapie der Wahl ist die Infiltration der interspinösen Bänder.

Zeigt sich bei der Palpation der Zwischenraum zwischen zwei benachbarten Dornfortsätzen deutlich druckempfindlich, kann dies auf eine entsprechende Irritation hinweisen. In diesem Falle klärt die interspinöse Infiltration mit einem Lokalanästhetikum, ob das bestehende Schmerzsyndrom über die interspinösen Ligamente aufgebaut wurde oder nicht. Sistieren die Schmerzen nach der Infiltration, kann die Diagnose eines Interspinosussyndroms als abgesichert gelten.

Es empfiehlt sich, sowohl bei der Palpation als auch bei der anschließenden Infiltration den Patient so zu lagern, daß die zu behandelnde Region kyphosiert ist und die Dornfortsätze weitgehend gespreizt werden.

Zur Infiltration eignet sich eine 5-cm-Kanüle, die in einem Winkel von ca. 80 Grad zum Verlauf des kaudalen Dornfortsatzes knapp neben der Spitze des oberen Dorns eingestochen und unter ständiger Infiltration bis zum Knochenkontakt mit dem unteren Proc. spinosus eingeführt wird *(Abb. 63)*.

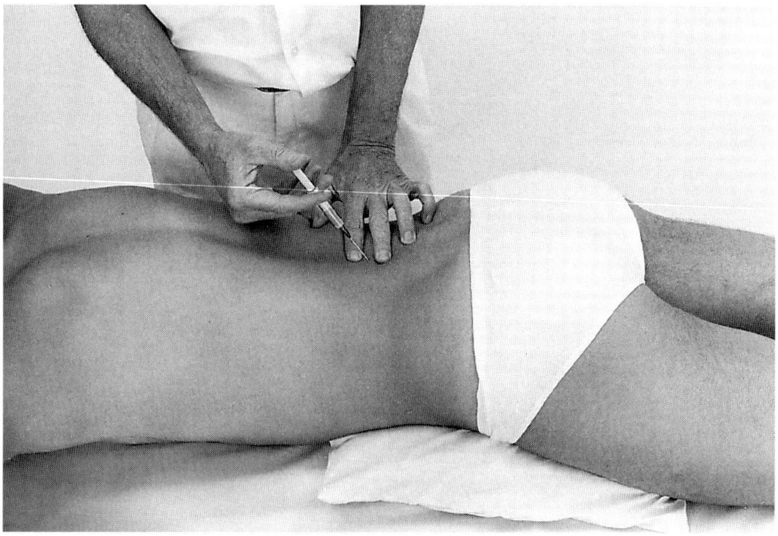

63 Die interspinöse ligamentäre Injektion. Ein Kissen unter dem Becken vermindert die Lordose und entfaltet die Dornfortsätze.

MM

Hier bewährt sich die segmentale Traktionsmobilisation *(s. S. 171).*

AP

Bewährt haben sich B 23, B 25, LG 25, Dü 3 sowie die Locus-dolendi-Akupunktur.

ADJ

Auch bei diesem häufig mit einem Haltungsverfall einhergehendem Schmerzsyndrom ist die krankengymnastische Rehabiliation von entscheidender Bedeutung.

Akutes Osteoporose-Syndrom

Leitsymptome

Deckplatteneinbrüche treten oft mit Akutschmerzen auf, allerdings stets ohne radikuläre Symptomatik (DD: Diskusprolaps), Lokalschmerzen mit Druckschmerzhaftigkeit der Impressionsregion. Beachte: fortgeschrittenes Lebensalter.

Therapieschlüssel

- TLA: Topische Infiltrationen (!).
- MM: Keine Indikation.
- AP: Locus-dolendi-Akupunktur (2).
- NSAR (1), Kryotherapie (1), Impulsgalvanisation (3).

TLA

Zusätzlich zur klassischen Therapie von Akutsituationen (Ruhe, Kryotherapie, NSAR) bewirkt die TLA von Maximalpunkten der bretthart verspannten Erektorenmuskulatur ein rascheres Abklingen der Schmerzspitze.

Die palpatorisch auffälligen Punkte werden zwei Querfinger paravertebral der Dornfortsatzreihe mit dünner Kanüle bei senkrechter Stichführung infiltriert. Im Thorakalbereich darf nicht zu tief eingedrungen werden, um Pleuraverletzungen (Pneumothorax!) zu vermeiden.

AP

Einen ähnlichen Effekt wie die TLA bei gleichen Kriterien erreicht vor allem im Lumbalbereich die Locus-dolendi-Akupunktur.

ADJ

Calcitonin (dient auch zur Schmerzhemmung)
und andere Antiosteoporotika.

Chronisches Osteoporose-Syndrom

Leitsymptome

Tagsüber zunehmende diffuse Rückenschmerzen mit der Hauptlokalisation im thorakolumbalen Übergang.
Ausstrahlung in die Rippenbögen.
»Kleinerwerden«.
Kyphosierungstendenz.
Typisches Röntgenbild.

Therapieschlüssel

- TLA: Topische Infiltrationen in die Schmerzzonen (!).
- MM: Muskelentspannungstechniken (1).
- AP: Entsprechend der Schmerzlokalisation (2).
- ADJ: Krankengymnastik (1), Hormontherapie (Indikation bedenken!), Calcitonin, Biphosphonate, Osteoporosediät (3).

TLA

Die Infiltration muskulärer Maximalpunkte entspricht dem Vorgehen bei Akutstörungen.

Bei interspinöser Druckschmerzhaftigkeit als Zeichen eines begleitenden Reizzustandes des interspinösen Bandapparates kann in allen Etagen jene Infiltrationstechnik zum Einsatz kommen, die für den M. Baastrup vorgestellt wurde *(s. Abb. 63, S. 178).*

MM

Neben Bindegewebsmasagen mit ihrer deutlichen reflektorischen Tiefenwirkung sind besonders die Inhibition im Bereiche der muskulären Hauptverspannungen sowie neuromuskuläre Techniken für die Erektorenmuskulatur empfehlenswert. Gleichfalls möglich sind die für den Lendenwirbelsäulenbereich schon vorgestellten traktorischen Mobilisationen *(s. S. 171).*

AP

Die Akupunktur lumbaler Schmerzzustände entspricht den bereits aufgezeigten Schmerzprogrammen für diese Abschnitte.

Für die Thorakalregion empfehlen sich zusätzlich B 17 bis B 22, B 42 bis B 48, B 54, B 60, Dü 3, Dü 6 bzw. G 34, G 40, Le 5, 3E 6, KS 6.

ADJ

Bewegung hemmt den Knochenabbau. Dem Lebensalter angepaßte tägliche Gymnastik ist daher besonders wichtig.

Die Osteoporosediät verlangt einen weitgehenden Verzicht auf »niedere Kohlenhydrate«, viel Gemüse, Salate, Milchprodukte, Eiweißträger (Fisch!).
Antiporotisch wirkende Medikamente.

M. Bechterew

Leitsymptome

Typische Bechterew-Haltung. Zeichen nach *Schober* und *Ott*.
Erhöhte Blutsenkungsreaktion, HLA B 27.
Typisches Röntgenbild.

Therapieschlüssel

- ▶ TLA: Topische Infiltration der Schmerzregion (1).
- ▶ MM: Weichteiltechniken.
- ▶ Mobilisationen (2).
- ▶ AP: Entsprechend der Schmerzlokalisation (3).
- ▶ ADJ: Krankengymnastik (1), Atemtherapie (1), Kur in Bad Gastein (Böcksteinstollen) (!), NSAR (3).

TLA

Für die Schmerzbehandlung lassen sich die bereits beschriebenen Infiltrationstechniken sinngemäß einsetzen.

MM

Anzuwenden sind Weichteiltechniken und Bindegewebsmassagen sowie die mobilisierenden Techniken in schmerzfreiem Rahmen *(Seite 169, 170, 171)*.

AP

Zur begleitenden Schmerztherapie eignen sich jene Programme, die im Kapitel über blockierungsbedingte Lumbalgien und Iliosakralgelenkblockierung vorgestellt wurden *(s. S. 173 und 175)*.

ADJ

Die wichtigste Aufgabe des Therapeuten ist es, die Patienten zu überzeugen, daß nach krankengymnastischer Einschulung täglich intensiv an einer möglichst weitgehenden Erhaltung der Wirbelsäulenbeweglichkeit gearbeitet werden muß.

Die Böcksteinstollenkur sollte jedes Jahr einmal zur Anwendung kommen; die Erfolgsquote ist überzeugend.

Die Verordnung von NSAR muß sich an der Akutalität des Entzündungsverlaufes orientieren.

Kokzygodynie

Leitsymptome

Druckempfindlichkeit der Steißbeinspitze.
Schmerzprovokation beim Sitzen.

Therapieschlüssel

- ▶ TLA: Topische Infiltration (!).
- ▶ MM: Manipulation bestehender Blockierungen (1).
- ▶ NMT (1).
- ▶ BGM (2).
- ▶ AP: Lokalpunkte (2)
- ▶ ADJ: Interferenzstromtherapie (3), Ultraschall (3).

TLA

Infiltrationstechniken sind für dieses Schmerzsyndrom die effizienteste Therapie, wobei sowohl die schon beschriebene epidurale Injektion in den Sakralkanal als auch die direkte Umspritzung der Steißbeinspitze angewendet werden können.

Dazu liegt der Patient in Bauchlage mit außenrotierten Fersen zur Öffnung der Gesäßbacken. Unter Zweifingerschutztechnik wird das Steißbein knapp über der Spitze, mit dünner und 4 cm langer Kanüle, vordringend bis zum Knochenkontakt, fächerförmig umspritzt *(Abb. 64).*

MM

Da die Kokzygodynie mit Blockierungen der Lendenwirbelsäule und/oder der Iliosakralgelenke in Verbindung stehen kann, müssen diese Störungen chirotherapeutisch behandelt werden.

Die begleitenden muskulären Verspannungen betreffen die Funktionsgemeinschaft von M. glutaeus max., M. levator ani, M. coccygeus und lassen sich mittels NMT beeinflussen.

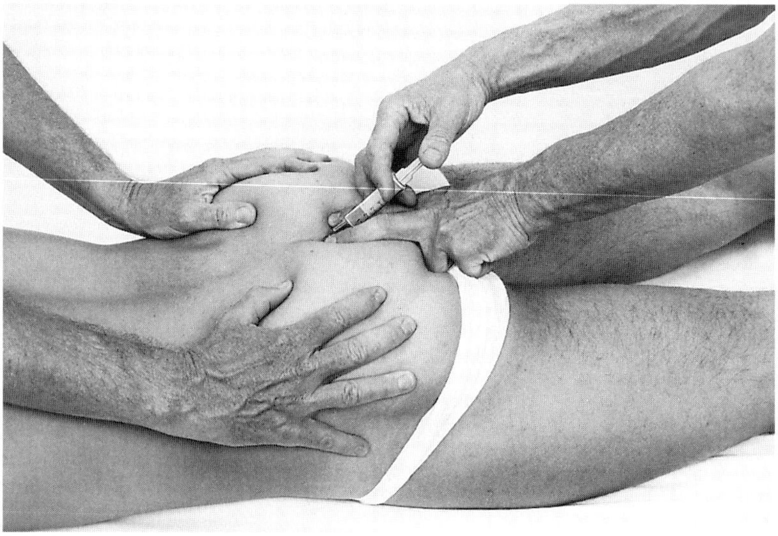

64 Infiltration der Steißbeinspitze

Dazu wird der M. glutaeus max. so gedehnt, daß der Patient in Bauchlage nach passivem Auseinanderdrücken der Gesäßbacken diese isometrisch im Sinne des Zusammenkneifens gegen den Widerstand der Therapeutenhände aktiviert. In der Entspannungsphase werden die Gesäßhälften weiter lateralwärts geschoben *(Abb. 65, 66).*

AP

Zum Einsatz kommen hauptsächlich lokale Punkte: B 30, B 34, B 60, LG 2.

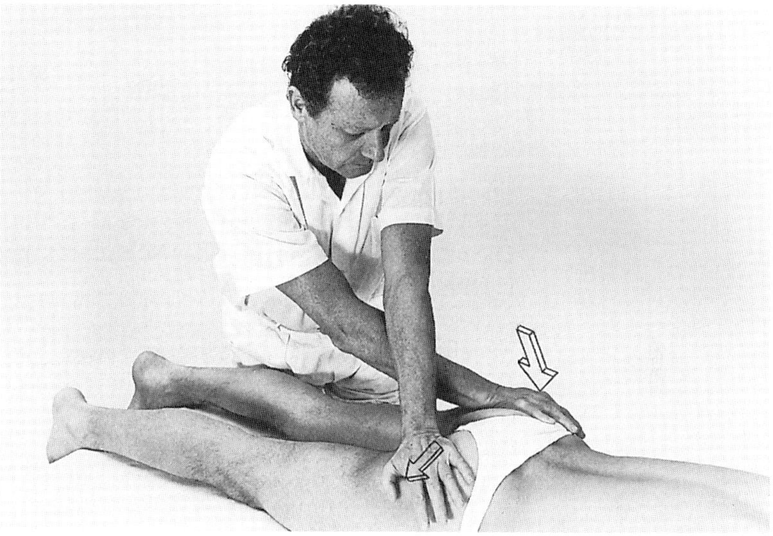

65 Postisometrische Dehnung des M. glutaeus maximus

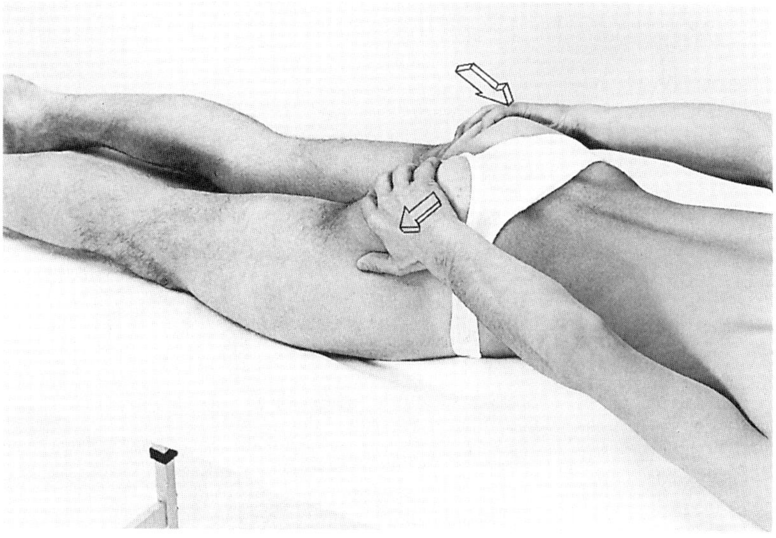

66 Selbstbehandlung des M. glutaeus maximus

Muskuläre Sekundärsyndrome

Im Zuge des pseudoradikulären Symptomaufbaues kann es bei allen Lumbalgien und Lumboischialgien zum Auftreten von Triggerpunkten und Insertionstendinopathien kommen. Bevorzugte Manifestationsorte sind der M. glutaeus medius, der M. piriformis sowie die trochantären Insertionen und jene am Tuber ischiadicum.

Leitsymptome

Palpation und Druckschmerzhaftigkeit.

Therapieschlüssel

- ▶ TLA: Topische Infiltrationen (1).
- ▶ MM: NMT (2).
- ▶ AP: Locus-dolendi-Akupunktur (2).
- ▶ ADJ: Massage, Gymnastik (2).

TLA

Im lumbosakralen Abschnitt verursachen vor allem die Tendomyosen des M. glutaeus medius und die des M. piriformis häufig Beschwerden. Die myotendinotische Zone des M. glutaeus medius ist auch als D-Punkt nach *Hackett* bekannt *(Abb. 67)*.

Man findet ihn etwas lateral und kranial der Spina iliaca dorsalis cranialis. Bei seiner Irritation entwickelt sich über ihm gerne eine Gelose.

Zur Infiltration eignet sich eine dünne 5-cm-Kanüle. Der Einstich erfolgt im rechten Winkel zum Punkt. Fächerförmig bis zum Knochenkontakt vordringend, wird die Zone mit ca. 2 ml des Lokalanästhetikums infiltriert.

Das Schmerzareal des M. piriformis liegt 2 bis 3 Querfinger tiefer als der D-Punkt auf einer Verbindungslinie zwischen Spina iliaca dorsalis cranialis und Trochanterspitze (Cave! Kein Knochenkontakt).

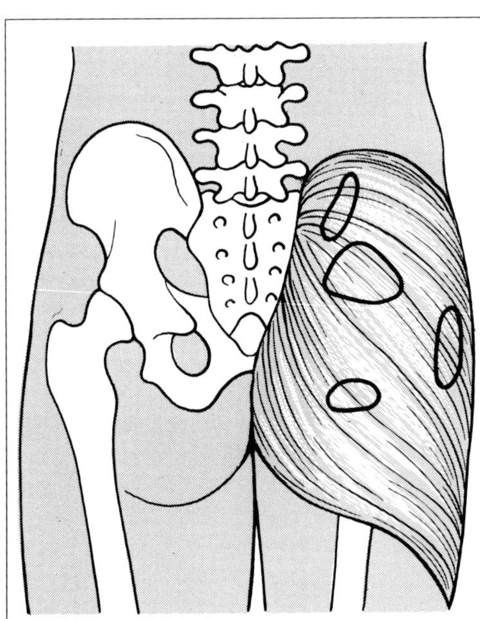

67 Typische Schmerzzonen im Gesäßbereich. Kranial D-Punkt, in der Mitte M. piriformis, kaudal-lateral tendomyotische Reizzonen am Trochanter major und kaudal-medial am Tuber ischiadicum.

Weitere tendomyotische Reizzonen finden sich in den Bereichen des Trochanter major und des Tuber ischiadicum. Die Infiltration muß die genannten Areale berücksichtigen und entspricht technisch dem geschilderten Vorgehen.

MM

Zur begleitenden Schmerzbehandlung eignen sich auch gezielte neuromuskuläre Techniken (NMT).

M. gluateus medius

Die Dehnung des M. glutaeus medius läßt sich am besten bei Rückenlage des Patienten ausführen, wobei das Bein der gesunden Seite in Knie- und Hüftgelenk gebeugt über Kreuz und neben dem ausgestreckten anderen stehen muß. Das gestreckte Bein wird dann vom Therapeuten in maximale Adduktion gedrängt, anschließend dagegen isometrisch aktiviert und in der Entspannungsphase verstärkt adduziert *(Abb. 68).*

M. piriformis

Zur NMT des M. piriformis liegt der Patient in Bauchlage, das Bein der Behandlungsseite im Kniegelenk rechtwinkelig gebeugt. Der Therapeut führt nun über dieses gehaltene Bein das Hüftgelenk in maximale Innenrotation, d. h. der außenrotatorisch wirkende M. piriformis wird in seine größte freie Längseinstellung gebracht und aus dieser Position im Sinne der isometrischen Anspannung aktiviert. Die Dehnung gelingt in der Entspannungsphase über die Verstärkung der Innenrotation. Um ein Abheben des Beckens dabei zu vermeiden, muß dieses vom Therapeuten mit der anderen Hand fixiert werden *(Abb. 69).*

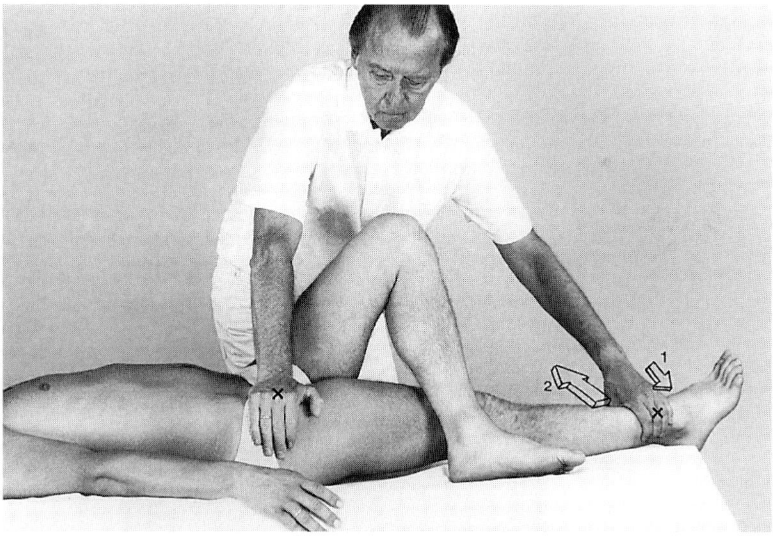

68 Dehnung des M. glutaeus medius

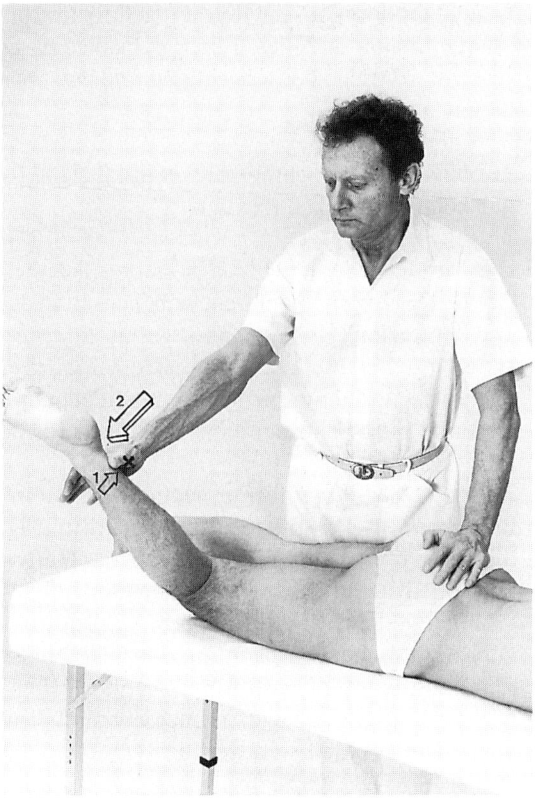

69 Dehnung des M. piriformis

AP

Auch bei diesen muskulären Verspannungen bewährt sich die Locus-dolendi-Akupunktur.

ADJ

Krankengymnastik, Massage.

Blockierungsbedingte und muskulogene Dorsalgien

Aus Gründen einer aktualitätsbedachten Therapie muß zwischen akuten und chronischen Formen unterschieden werden.

Leitsymptome

Akutschmerzen führen zu deutlichem halbseitenbetonten Bewegungsschmerz und häufig auch zu Durchatemstörungen.
Chronische Schmerzzustände sind vor allem haltungsabhängig und chirodiagnostisch exakt erfaßbar.

Therapieschlüssel

Akutsyndrom:
- ▶ TLA: Topische Infiltrationen (!).
- ▶ MM: Nicht im Akutzustand.
- ▶ Nach Schmerzbild (2).
- ▶ Kryotherapie (1), Impulsgalvanisation (1), NSAR (1).

Chronische Schmerzformen:
- ▶ TLA: Topische Infiltrationen (1).
- ▶ MM: Chirotherapie bestehender Blockierungen, NMT (1).
- ▶ AP: Nach Schmerzbild (2).
- ▶ ADJ: Krankengymnastik (2).
  Impulsgalvanisation (3).

TLA

Akutstörungen

Für die Behandlung von Akutstörungen, instabilitätsbedingten bzw. ligamentären Reizzuständen und zur Ausschaltung muskulärer Maximalpunkte bietet die TLA entsprechende Techniken.

Häufig betroffene Schmerzareale betreffen den Ansatzbereich des M. levator scapulae sowie die Insertionen des M. iliocostalis pars cervicalis. Triggerpunkte finden sich im Bereich des thorakalen M. erector trunci.

Die technische Durchführung der TLA ist nicht schwierig, erfordert aber speziell bei der Behandlung muskulärer Insertionen an den Rippen eine sorgfältige Zweifingerschutztechnik.

Pro Injektionsstelle benötigt man 1 ml des Lokalanästhetikums, das mit einer dünnen Kanüle bis zum Knochenkontakt vordringend injiziert wird. Dieses Vorgehen gilt sowohl für den Ansatzbereich des M. levator scapulae am Angulus superior als auch für die Insertionen des M. iliocostalis pars cervicalis am Angulus costae (hauptsächlich befallen sind die Ansätze an der 3. bis 5. Rippe).

Die Punkte befinden sich ca. 7 bis 8 cm paramedian direkt auf den Rippen und sind am besten palpierbar, wenn der Patient in sitzender Haltung die Arme vor der Brust kreuzt, die Hände auf die kontralateralen Schultern legt (Pharaonenhaltung) und so einen Rundrücken bildet *(Abb. 70)*.

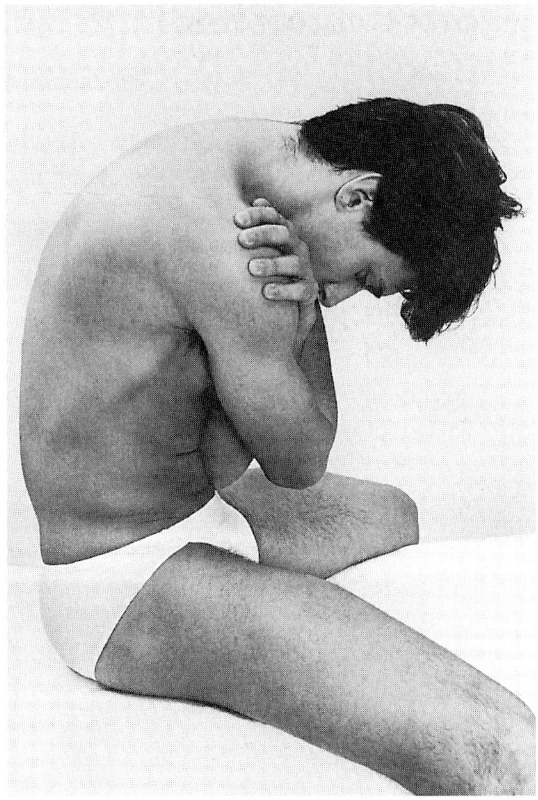

70 Pharaonenhaltung zu besseren Entfaltung der Rückenstrukturen

Zur Injektion werden, um Pleuraverletzungen zu vermeiden, Zeige- und Mittelfinger gespreizt in den darüber- und darunterliegenden Interkostalraum gelegt. Die anzuspritzende Rippe liegt also genau zwischen den beiden Fingern. Mit dünner Kanüle wird nun zwischen den gespreizten Fingern senkrecht, punktgenau bis zum Knochenkontakt eingegangen und dort die Injektionslösung deponiert *(Abb. 71)*.

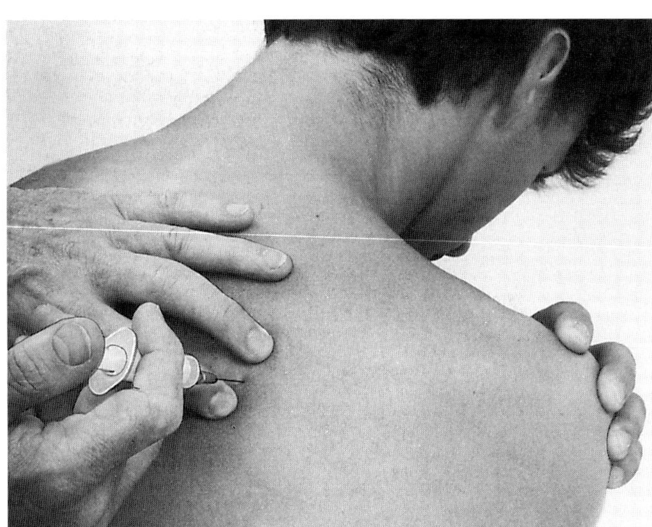

71 Infiltration der interskapulovertebralen Druckpunkte (Insertion des M. iliocostalis pars cervicalis). 2 FST, Knochenkontakt. Cave intrapleurale Injektion.

Arthrogene Reizsituationen lassen sich durch periartikuläre Infiltrationen an die kleinen Wirbel und/oder Rippenwirbelgelenke behandeln.

Unter Zweifingerschutztechnik wird 1 Querfinger paramedian für die kleinen Wirbelgelenke und 2 Querfinger paramedian für die Kostotransversalgelenke mit dünner 4 cm langer Kanüle bis zum Knochenkontakt eingegangen und das Gelenkareal infiltriert *(Abb. 72).*

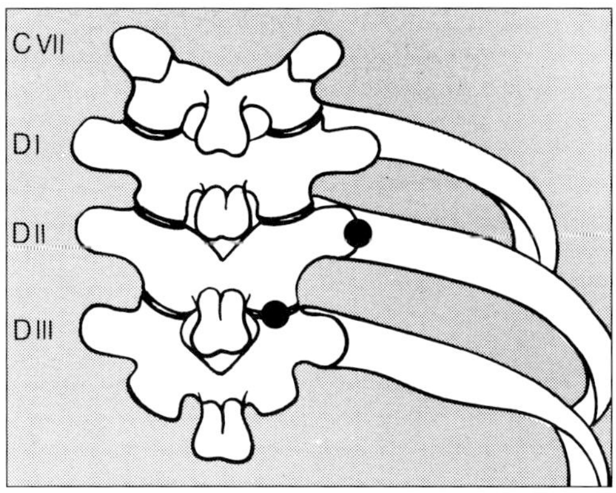

72 Topographische Situation der Zielpunkte. Oberer Punkt: Kostotransversalgelenk. Unterer Punkt: Intervertebralgelenk.

Die im Thorakalbereich etablierten interspinösen Schmerzzonen (Palpation!), die sich bei Instabilitäten und ligamentären Irritationen entwickeln können, sind mit ähnlicher Infiltrationstechnik, wie sie schon zur Behandlung des M. Baastrup vorgestellt wurde, behandelbar. Zur besseren Entfaltung der Dornfortsätze empfiehlt sich die Sitzhaltung mit Kyphosierung der Brustwirbelsäule (»Pharaonenhaltung«) *(Abb. 73).*

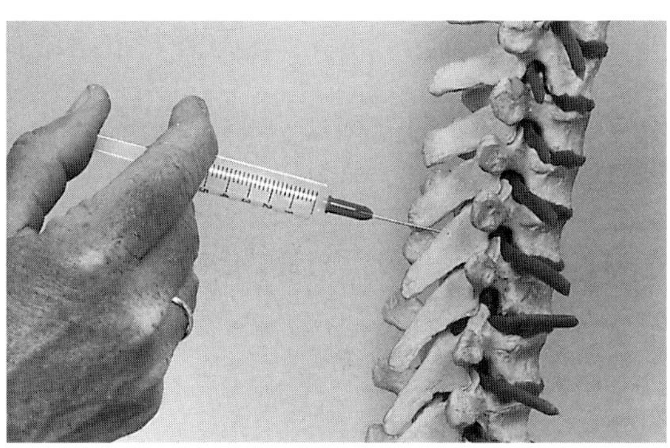

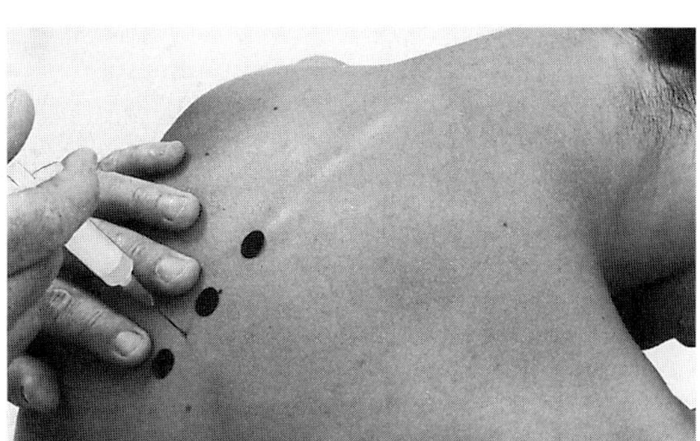

73 Technik der interspinösen Injektion bei schmerzhaften Reizzuständen des interspinösen Bandapparates.

MM

Chronische Beschwerden

Während Akutsymptome chirotherapeutische Maßnahmen weitgehend ausschließen, lassen sich chronische Beschwerden mittels NMT, Mobilisation und Manipulation erfolgreich behandeln. Retroflexionsblockierungen sind in dieser Region am häufigsten.

Als Weichteiltechnik im Thorakalbereich kommt die schon für die Lumbalregion beschriebene Erektorendehnung mit Quermassage in Frage.

Eine Mittelstellung zwischen Weichteiltechnik und Mobilisation nimmt eine Methode zur Traktionsbehandlung der Brustwirbelsäule ein.

Der Patient steht mit vor der Brust verschränkten Armen. Der Behandler umgreift von hinten, in leichter Schrittstellung stehend, den Patienten. Dessen Ellbogen umfassend, fordert er ihn auf, sich ganz entspannt nach rückwärts zu lehnen. Die Brustwirbelsäule des Patienten lehnt nun am Sternum des Behandlers. Durch rhythmisches Rückwärtspendeln (Gewichtsverlagerung auf das rückwärtige Bein) wird über die verschränkten Patientenarme und den Sternalkontakt die Traktion der Brustwirbelsäule bewirkt *(Abb. 74).*

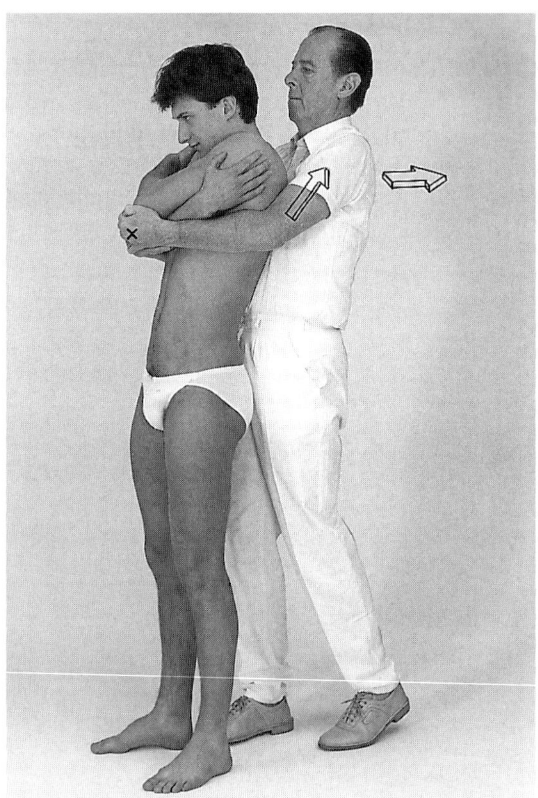

74 Traktorische Mobilisation der BWS

Zur Mobilisation der Brustwirbelsäule bei eingeschränkter Retroflexion sitzt der Patient und lehnt seine vor dem Kopf verschränkten Arme auf die Schultern des vor ihm stehenden Behandlers. Dieser umgreift mit beiden Armen den Patient und nimmt mit seinen Händen Kontakt über den zu mobilisierenden Abschnitten der Brustwirbelsäule. Durch wiederholtes Rückverlagern des Körpergewichtes unter gleichzeitigem Zug der Hände nach ventrokranial wird die Brustwirbelsäule retroflektierend behandelt *(Abb. 75)*.

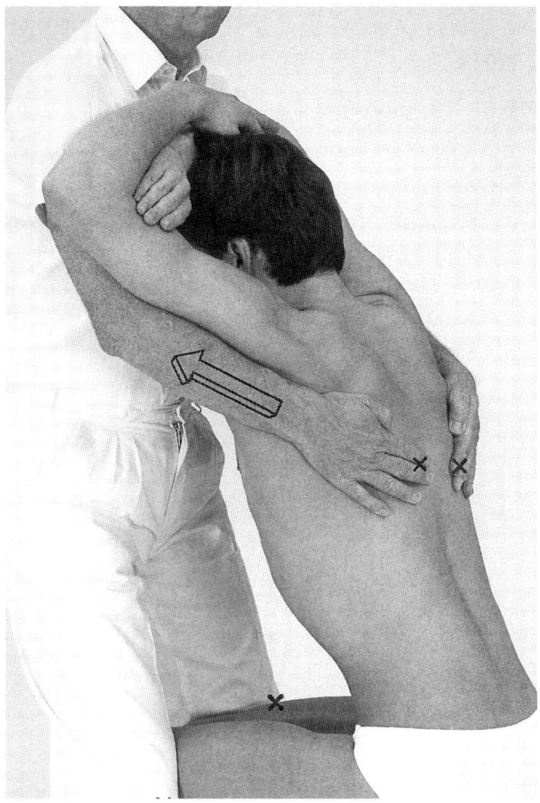

75 Regionäre Mobilisation bei eingeschränkter Retroflexion

Selbstbehandlung

Für die Selbstbehandlung der eingeschränkten Brustwirbelsäulenmotilität existieren ebenfalls Mobilisationsbehandlungen *(Abb. 76)*.

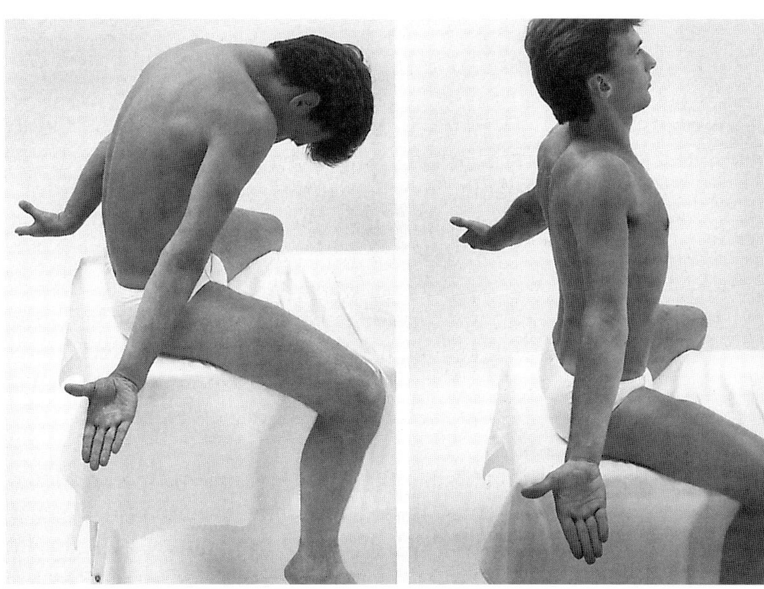

76 Selbstmobilisation der Brustwirbelsäule bei Retroflexionseinschränkung
a Phase 1
b Phase 2

Zur Verbesserung der Retroflexion setzt sich der Patient in Anteflexionshaltung der Brustwirbelsäule auf einen Hocker, supiniert die leicht abduzierten Arme und spreizt die Finger maximal. In dieser Ausgangsstellung wird zuerst tief eingeatmet und in der Ausatmungsphase nur die Brustwirbelsäule retroflektiert, wobei darauf zu achten ist, daß der Kopf nicht in den Nacken geneigt und auch die Lendenwirbelsäule stabil gehalten wird.

Auch bei Flexionseinschränkungen benützt man die Atmungsfazilitation zur Mobilisierung *(Abb. 77)*. Dazu hockt sich der Patient auf seine Fersen und beugt den Oberkörper soweit vor, bis die Stirne die Unterlage berührt. Die Arme liegen neben dem Körper, die Handflächen sind nach oben gerichtet. Aus dieser Ausgangsposition atmet er gezielt besonders in jene Brustwirbelsäulenpartien ein, die der Mobilisation bedürfen. Das gezielte Einatmen in gewünschte Thoraxabschnitte gelingt über die mentale Bahnung bereits nach wenigen Versuchen.

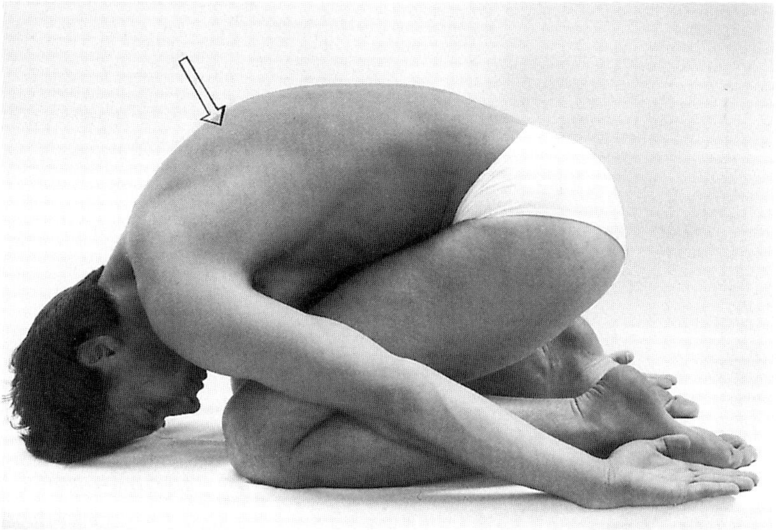

77 Selbstmobilisation der Brustwirbelsäule bei Flexionseinschränkung

M. pectoralis

Muskuläre Verspannungszustände als Ursache von Bewegungseinschränkungen und Schmerzsyndromen der Thorakalregion sind sehr häufig. Vor allem der M. pectoralis neigt als tonischer Muskel zur Verkürzung und begünstigt durch das damit einhergehende Vorziehen der Schultern eine Rundrückenbildung.

Zur postisometrischen Relaxationsbehandlung des M. pectoralis liegt der Patient auf dem Rücken, den gestreckten Arm der Behandlungsseite so in Abduktions- und Elevationsstellung, daß die Längsachse des Armes dem Faserverlauf des Muskels entspricht.

Der Behandler fixiert mit einer Hand den Thorax, mit der anderen wird leichter Widerstand am elevierten Arm gegeben. Nach isometrischer Aktivierung dieses Armes kommt es in der Entspannungsphase durch das Gewicht des frei hängenden Armes, unterstützt durch zarten

Behandlerdruck, zur Pektoralisdehnung. Durch Variation der Einstellwinkel der Abduktion und Elevation läßt sich die Dehnung genau in die Hauptverspannungszonen dirigieren *(Abb. 78).*

Die Selbstbehandlung der Pektoralisverkürzung folgt den Überlegungen zur passiven Dehnung. An Stelle der Widerstandsetzung durch den Behandler wird die isometrische Aktivierung gegen und die Dehnung mittels Schwerkraft ausgeführt *(Abb. 79).*

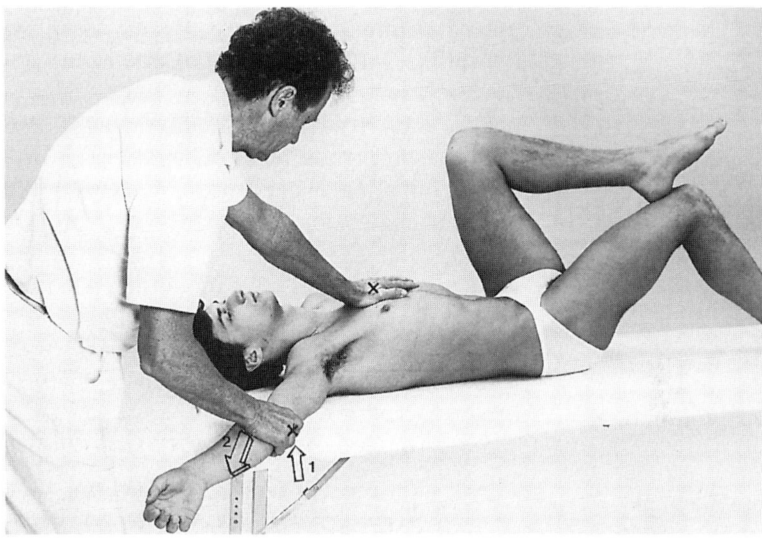

78 Postisometrische Dehnung des M. pectoralis major

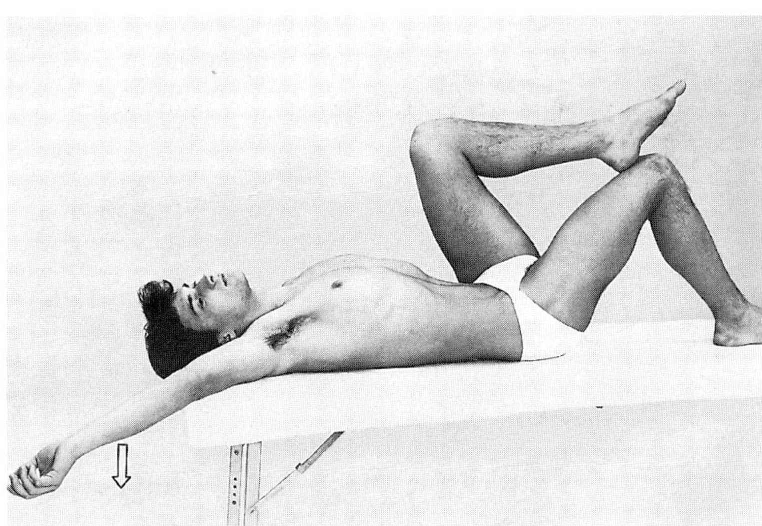

79 Selbstbehandlung des M. pectoralis major

Interskapuläre Schmerzbilder

Im Zuge berufs- und/oder zivilisationsbedingter Schädigung können sich interskapuläre Schmerzbilder entwickeln, denen trotz muskulärer Abschwächung eine Verspannung zugrunde liegt, die eine NMT erfordert.

Dazu steht der Therapeut hinter dem sitzenden Patient, erfaßt nach vorne greifend den kontralateralen Ellbogen jenes Armes, der mit der Schmerzseite korrespondiert, und führt ihn zur gegenüberliegenden Schulter. Durch Heben und Senken des Ellbogens läßt sich die Vorspannung genau in das Schmerzgebiet bringen. Die isometrische Aktivierung unter Einatmung erfolgt gegen den Ellbogenwiderstand. In der Relaxationsphase wird die Adduktionsbewegung zur Schulter hin verstärkt *(Abb. 80)*.

Eine entsprechende Selbstbehandlung ist leicht möglich. Der Patient umfaßt mit seiner Hand den kontralateralen Ellbogen und führt die eben beschriebene Aktion selbst durch.

Manipulationen

Finden sich trotz NMT und mobilisierenden Techniken restierende Blokkierungen von Wirbel- bzw. Rippenwirbelgelenken, so müssen diese mittels Manipulationen gelöst werden. Diese werden für den unteren Brustwirbelsäulenabschnitt im Sitzen, für den mittleren und oberen Anteil im Liegen ausgeführt.

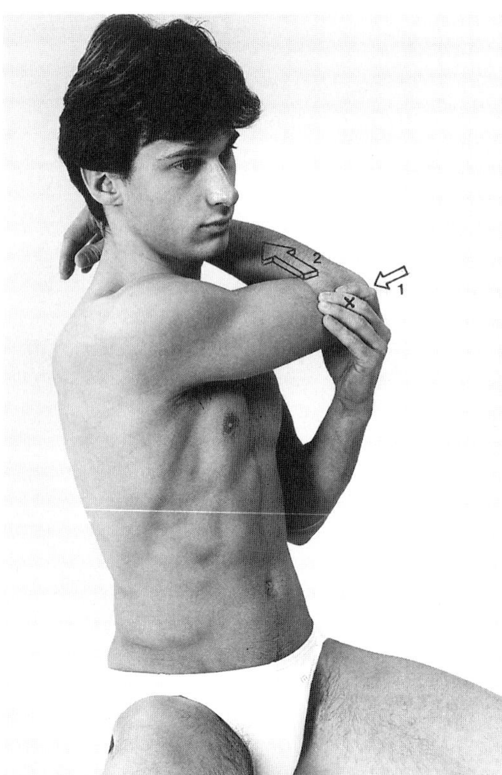

80 Selbstbehandlung bei verspannter interskapulärer Muskulatur

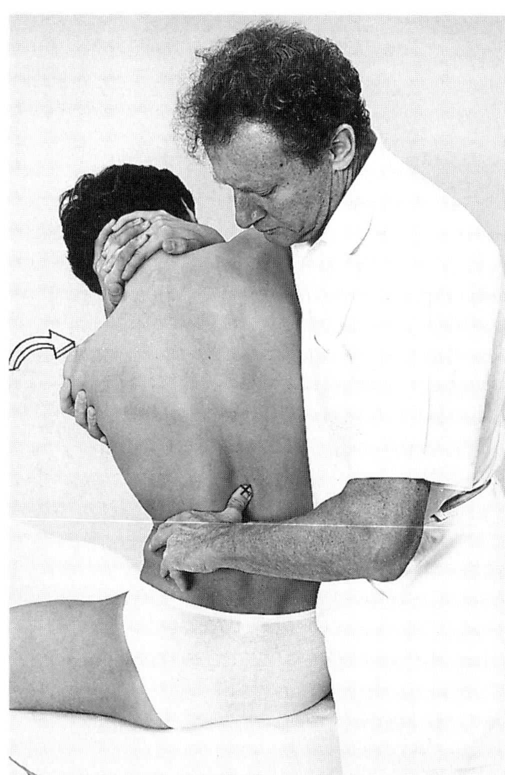

81 Gegenhaltetechnik in Anteflexion zur Behandlung der unteren Brustwirbelsäule

Der Patient sitzt am besten im Reitsitz, um das Becken zu fixieren, und nimmt die Pharaonenhaltung ein.
Der Behandler umfaßt, hinter ihm stehend, den Oberkörper und ergreift die gegenüberliegende Schulter, um den Oberkörper in Anteflexion, Rotation und Seitneigung zu führen *(Abb. 81)*. Zu beachten ist, daß Rotationsrichtung und Seitneigung gegensinnig ausgerichtet werden; der linksrotierte Oberkörper wird somit nach rechts geneigt und umgekehrt.

Mit dem Daumen der anderen Hand wird an der kontralateral zur Rotationsrichtung gelegenen Seite des Dornfortsatzes gegengehalten und zwar am unteren Proc. spinosus des blockierten Bewegungssegmentes. Es kommt dann durch impulsartige Verstärkung der Rotation über Schulter und Oberkörper zum Manipulationseffekt.

Aus der gleichen Grundstellung läßt sich durch Retroflexion des Patientenoberkörpers mit Rotation und Seitneigen zur gleichen Seite und Pisiforme-Kontakt am Querfortsatz des oberen Wirbels durch den Manipulationsimpuls in Rotationsrichtung der obere Wirbel mitnehmen (Mitnehmertechnik) *(Abb. 82)*.

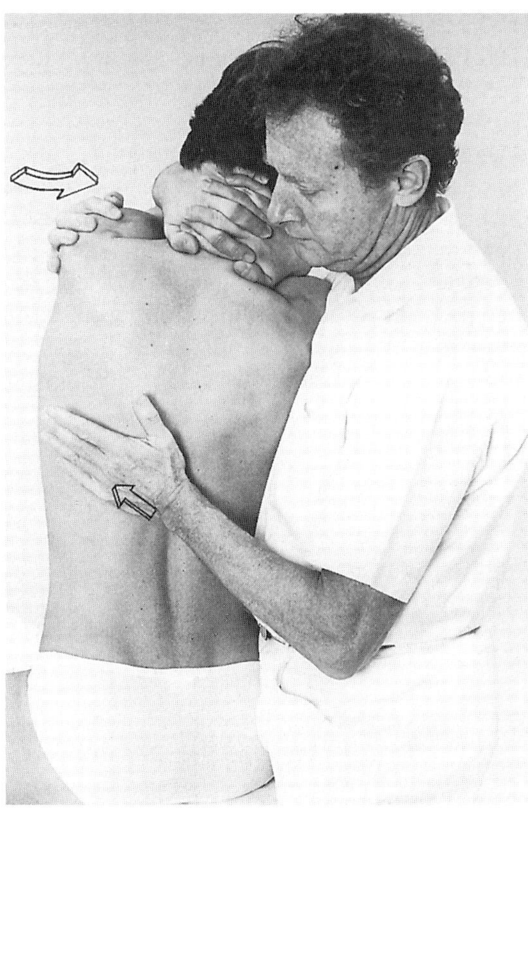

82 Mitnehmertechnik zur Behandlung der unteren Brustwirbelsäule

Für die mittlere und obere Brustwirbelsäule empfiehlt sich ein anderes Vorgehen.
Der Patient legt sich auf die Seite, die Hände im Nacken verschränkt, die Ellbogen vor der Brust. Der Behandler tritt von dieser Seite an ihn heran und formt die Kontakthand so, daß Daumen und Zeigefinger ein v bilden und 3. bis 5. Finger in den mittleren und distalen Fingergelenken angebeugt sind. Daumengrundgelenk und Mittelfingermittelgelenk nehmen nun Kontakt an den Querfortsätzen des untenliegenden Wirbels.

Dann wird der Patient mit der Führungshand über die Ellbogen auf den Rücken und die somit darunterliegende Kontakthand gedreht. Nun lehnt sich der Behandler über ihn und verstärkt mit dem Gewicht seines Oberkörpers die Vorspannung im Behandlungsabschnitt. Ein leicht kranialwärts geführter Manipulationsimpuls dient dann zur Behandlung von Retroflexionsblockierungen, ein etwas kaudal eingestellter findet bei Anteflexionsstörungen Anwendung *(Abb. 83)*.

Kostovertebral- und Kostotransversalgelenke

Funktionsstörungen der Kostovertebral- und Kostotransversalgelenke verursachen ebenfalls und gar nicht so selten thorakale Schmerzsyndrome, die mittels mobilisierender und manipulativer Techniken gut behandelbar sind.

Das Prinzip mobilisierender Isometrics für die gestörte Rippenfunktion geht aus folgender Technik hervor:

Der Patient befindet sich in Rückenlage. Der Therapeut steht, um im Bereich der oberen, vorderen Rippenpartien behandeln zu können, am Kopfende des Tisches. Den abgespreizten Daumen legt er so in den über der funktionsgestörten Rippe liegenden Interkostalraum, daß auch die Knochen-Knorpel-Verbindung abgeschient ist. Die anderen Finger liegen flach am Thorax. Bei einer Störung der exspiratorischen Rippenbewegung folgt der Daumen im Exsirium der Rippe und gibt in der Endstellung gegen die Inspirationsbewegung Widerstand. Nach einigen Wieder-

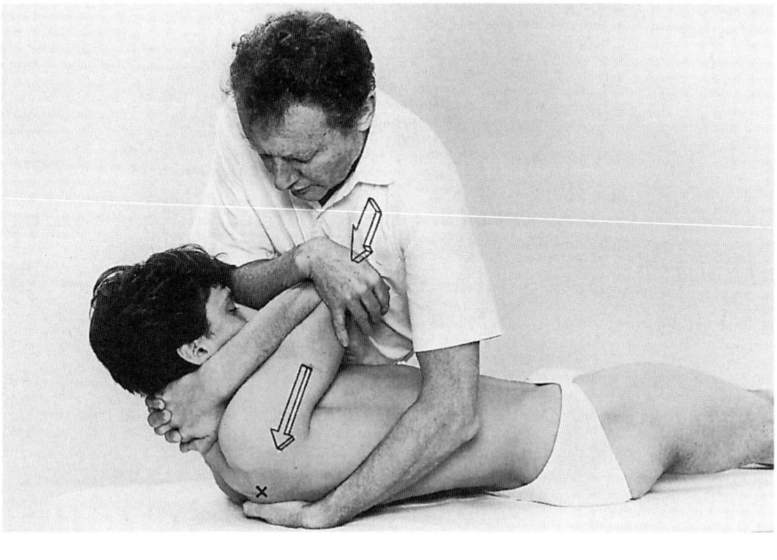

83 Details zur Manipulationstechnik an mittlerer und oberer Brustwirbelsäule

holungen gelingt auf diese Art eine Funktionsnormalisierung. Prinzipiell kann dieses Behandlungsvorgehen auch an den unteren und seitlichen Rippenpartien Anwendung finden, wobei nur die Stellung zum Patient und die Handhaltung sinngemäß variiert werden müssen. Bei Störungen der Inspirationsbewegung muß natürlich am Ende der Inspiration vom unteren Interkostalraum Widerstand geleistet werden.

Bei anderen, ebenfalls gut wirksamen Mobilisations- bzw. Manipulationstechniken zur Rippenbehandlung liegt der Patient in Bauchlage. Die Arme hängen frei über den Tischrand. Der Behandler steht hinter dem Kopf des Patienten und legt seine Hände mit schräg lateral weisenden Fingern entsprechend dem Rippenverlauf rechts und links der Wirbelsäule auf den zu mobilisierenden Abschnitt. Daumenballen und Daumen bleiben parallel zur Wirbelsäule über den Rippengelenken. Durch atemsynchrone, rhythmische, ventrokaudal gerichtete komprimierende Impulse wird die gestörte Rippenbeweglichkeit behandelt.

Sollen nur die Rippen einer Thoraxhälfte mobilisiert werden, stellt sich der Behandler auf die Gegenseite der zu behandelnden Thoraxhälfte *(Abb. 84)*. Eine Hand fixiert mit kopfwärts weisenden Fingern hauptsächlich mit der ulnaren Handkante knapp paravertrebral die gesunde Thoraxseite. Die andere (Kreuzgriff) mobilisiert mit lateral-kaudalwärts gerichteter, dem Rippenverlauf entsprechender Fingerlage in der eben beschriebenen Art die funktionsgestörten Rippen.

Aus dieser Grundstellung läßt sich nach entsprechender Vorspannung über Pisiforme-Kontakt durch einen kurzen, ventral gerichteten Stoß auf die Rippengelenke auch die Manipulation ausführen.

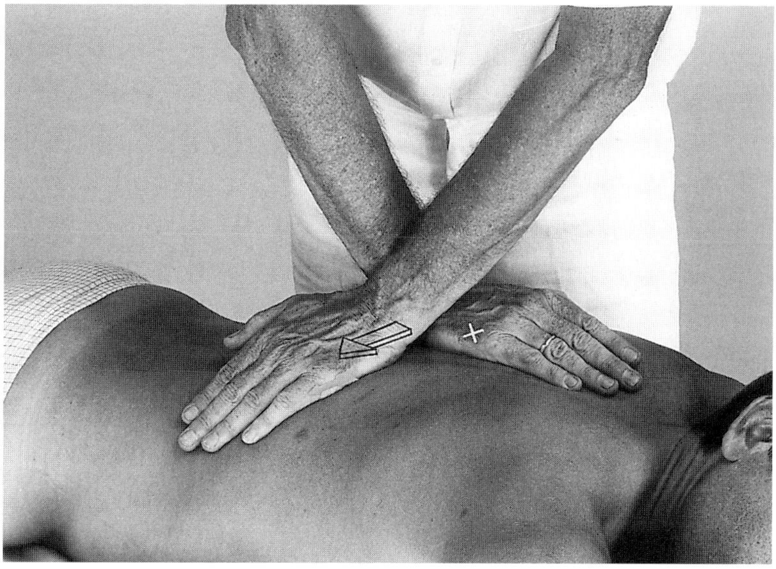

84 Handhabung zur Mobilisation und Manipulation funktionsgestörter Rippenwirbelgelenke

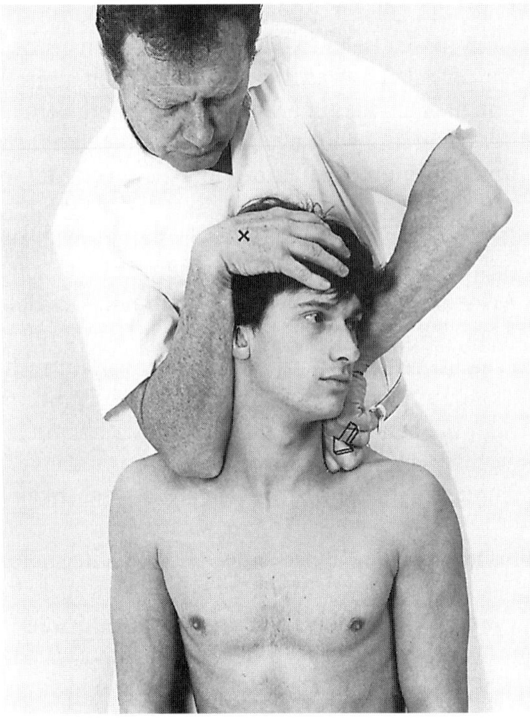

85 Behandlung der 1. Rippe

Eine Sonderstellung in der Rippenbehandlung nimmt die erste Rippe ein *(Abb. 85)*. Der Behandler tritt hinter den sitzenden Patient, erfaßt mit einer Hand den Scheitel, rotiert den Kopf zur Störungsseite und fixiert diese Stellung durch Abstützen des Ellbogens auf der Patientenschulter. Die andere Hand mobilisiert durch rhythmische, von schräg oben kommende und zur kontralateralen Hüfte gezielte Impulse auf das Rippenköpfchen die Rippenbeweglichkeit.

AP

Die Behandlung orientiert sich an Modalitäten und Schmerzbild. Variabel einzusetzen sind: D 17 bis D 22, B 42 bis B 48, B 60, Dü 3, Dü 6, 3E 6, KS 6, G 34, Le 5.

ADJ

Bei ständigen Rezidiven muß eine zusätzliche krankengymnastische Rehabilitation eingeplant werden.

M. Scheuermann

Die Röntgendiagnose »M. Scheuermann« allein berechtigt nicht zur unmittelbaren Erklärung bestehender Beschwerden. Nur 12% aller Patienten mit röntgenologischen Scheuermann-Befunden haben Beschwerden, und nur bei 2% bestehen Zusammenhänge zwischen Röntgenbefund und Schmerzsituation.

Therapieschlüssel

- TLA: Infiltrationstherapie der Schmerzregion (1).
- MM: Chirotherapie bestehender Blockierungen, NMT verspannter Muskelpartien (!). *(s. S. 190–192)*
- ADJ: Der Rundrückenbildung entgegenwirkende Krankengymnastik (1), Exploration einer Herdbelastung-Tonsillitis? (2)

Die Details manualmedizinischer Behandlungen sowie die für lumbale und thorakale Schmerzregionen anwendbaren Infiltrationstechniken und die wirksamen Akupunkturpunkte wurden in den bereits abgehandelten Abschnitten aufgezeigt und können sinngemäß eingesetzt werden.

Es ist sehr wichtig, krankengymnastisch einer Rundrückenentwicklung entgegenzuwirken.

Skapulokostales Syndrom

Im Zuge längerdauernder zervikaler Schmerzzustände können sich interskapuläre Insertionstendinopathien des M. iliocostalis pars cervicalis entwickeln.

Leitsymptome

Bei Palpation typische Schmerzpunkte.

Therapieschlüssel

Akutsyndrom:
- ▶ TLA: Topische Infiltration der kostalen Schmerzpunkte (!).
- ▶ MM: Mobilisations- und Manipulationsbehandlungen eventueller Blockierungen im Halswirbelsäulen- und zervikothorakalen Übergangsbereich sowie der oberen Kostovertebralverbindungen (1).
- ▶ AP: Locus-dolendi-Akupunktur bzw. Punktewahl entsprechend der Schmerzregion (2).
- ▶ ADJ: Impulsgalvanisation (3).

TLA

Zum Schmerzabbau an den Insertionsstellen des M. iliocostalis pars cervicalis sowie des M. levator scapulae vgl. den Abschnitt »Dorsalgie« *(S. 187)*.

MM

Die erforderliche Chirotherapie entspricht dem Vorgehen bei Störungen der unteren Halswirbelsäule bzw. des zervikothorakalen Überganges und ist den nachfolgenden Abschnitten zu entnehmen.

AP

Neben der auch hier nütztlichen Locus-dolendi-Akupunktur können folgende Punkte je nach Modalitäten variabel eingesetzt werden:
LG 13, LG 19, G 20, B 10, B 11, B 13, Dü 3, 3E 5, 3E 14, PaM 108.

ADJ

Elektrotherapie der Schmerzregion.

Zervikales Wurzelkompressions-syndrom

Radikuläre Zervikalsyndrome betreffen hauptsächlich die Wurzeln C6 und C7.

Leitsymptome

Zervikobrachialgie mit typischer Schmerzausstrahlung. Defizitsymptome.

Therapieschlüssel

- Wurzelblockaden (!), Quaddelung im Ausstrahlungsgebiet (2), Stellatumblockade (3).
- MM: Cave Akutstadium.
- AP: Entsprechend der Schmerzsituation und Ausstrahlung (2).
- NSAR, Krawattenverband (1), Kryotherapie (1).

TLA

Neben Ruhigstellaung und NSAR soll auch im Akutzustand therapeutische Lokalanästhesie eingesetzt werden. Wie bei Lumbalsyndromen kommt die Quaddelsetzung bei allen Formen des Zervikalsyndroms als initiale Maßnahme in Frage. Wesentlich wirkungsvoller ist jedoch die Wurzelblockade, die allerdings speziell hier eine exakte Beherrschung der Methode erforderlich macht.

Der Einstichpunkt liegt 1 Querfinger neben der Dornfortsatzreihe in segmententsprechender Höhe. Die Nadel wird senkrecht bis zum Knochenkontakt mit den Laminae eingeführt, kurz zurückgezogen und leicht lateralwärts ca. 1 cm weiter in die Wurzelregion vorgeschoben. Nach Aspirationsversuch (Cave längere Wurzeltaschen im Zervikalbereich) genügen 2 ml des Lokalanästhetikums für die Therapie.

Stellatumblockaden *(s. S. 81)* sind nur bei ausgeprägter vegetativer Symptomatik durchzuführen.

MM

Im Akutstadium absolute Kontraindikation, da dramatische Verschlechterungen eintreten können.

Nach Abklingen der radikulären Symptomatik ist es möglich, eventuell begleitende muskuläre und arthrogene Störungen mit vorsichtigen traktorischen und mobilisierenden Techniken zu behandeln (Abschnitt »Blockierungsbedingte Zervikobrachialgie«).

AP

Der Schmerzausstrahlung entsprechend variabel:
LG 13a, LG 19, G 20, B 10, B 11, B 13, Dü 3, Dü 11, Di 4, Di 15, 3E 5, M 38, PaM 108.

ADJ

Wichtig ist es, den Patienten darauf hinzuweisen, daß der verordnete Krawattenverband auch nachts beibehalten wird!

Blockierungsbedingte Zervikobrachialgie

Leitsymptome

Pseudoradikuläres Schmerzbild.
Keine Defizitsymptome.
Chirodiagnostisch erfaßbar.

Therapieschlüssel

- TLA: Periartikuläre Infiltrationen (2).
- MM: Chirotherapie.
- AP: »Die Spinne« (2).
- ADJ: Krankengynmastische Rehabilitation (2), ergonomische Beratung (1).

TLA

Vor allem symptomatisch ähnliche instabilitätsbedingte Gelenkstörungen, aber auch arthrotische Reizzustände - beide ein Cave (!) für Manipulationen - sprechen auf periartikuläre Infiltrationen gut an.

Man palpiert dazu neben der Nackenstreckmuskulatur in der Tiefe die gestörte Gelenkregion und führt die Kanüle unter Zweifingerschutztechnik im Winkel von 45 Grad ein, bis Knochenkontakt erreicht ist. 0,5 ml des Lokalanästhetikums genügen für den therapeutischen Effekt *(Abb. 86)*.

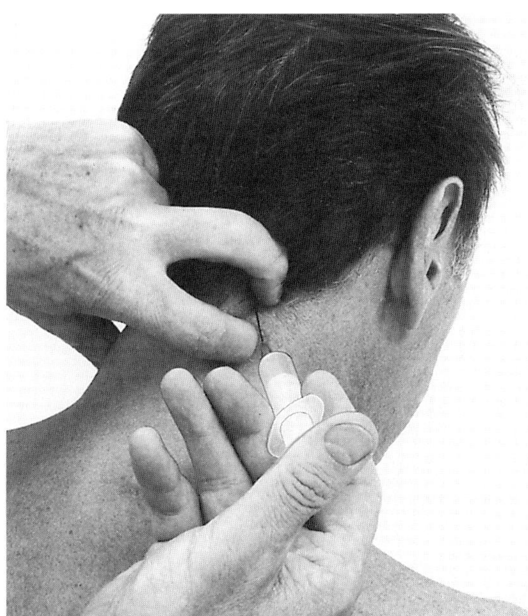

86 Infiltration der zervikalen Wirbelbogengelenke (im Bild C2/C3)

MM

Auch hier sind nur schmerzfrei applizierbare Techniken anzuwenden. Die vorbereitenden Weichteiltechniken an der Halswirbelsäule lassen sich am besten in entspannter Rückenlage ausführen. Unter den Kopf kommt ein dünnes Kissen, um den Nacken besser zugänglich zu machen. Vom Kopfende aus legt man dann beide Hände seitlich an den Hals, die Finger suchen die dorsalen und lateralen Nackenmuskeln, streichen diese behutsam nach aufwärts und lateral bzw. dehnen sie von den Dornfortsätzen nach außen.

Die Mobilisation in Traktion kann auch am sitzenden Patienten zur Ausführung kommen *(Abb. 87)*. Die Stirne lehnt fest an der Brust des Behandlers, der mit korbförmiger Handhaltung den Kopf so umgreift, daß die Kleinfingerkanten knapp kaudal des Okziputs liegen und die Fingerspitzen sich in der Medianlinie fast berühren. Über rhythmisches Zurückschwingen des eigenen Oberkörpers, den Stirn-Sternum-Kontakt und den Zug der Hände wird die Traktion angebracht. Durch schrittweises Setzen des Kleinfingerkontakts in kaudaler Richtung lassen sich die einzelnen Bewegungssegmente erfassen.

Die Technik der nächsten Therapieschritte, Mobilisation und Manipulation, ist durch die Topik der gestörten Bewegungssegmente bestimmt.

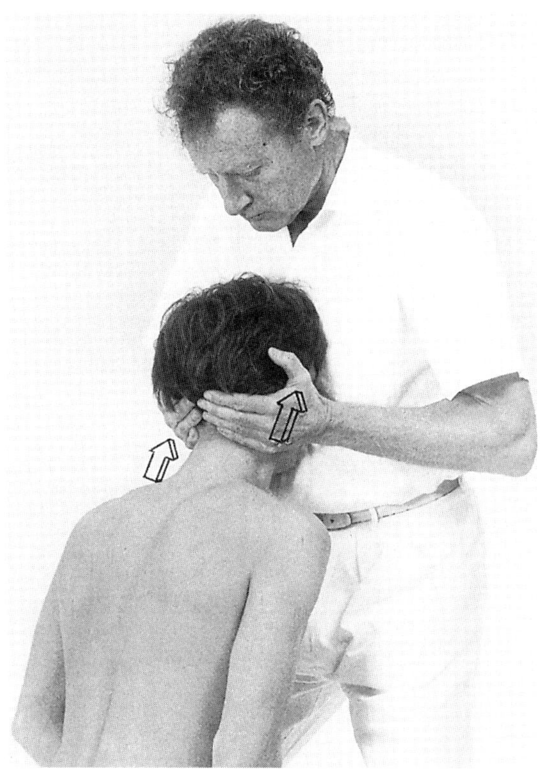

87 Traktionsmobilisation der HWS

Doppelnelson

Blockierungen im zervikothorakalen Übergang C6 bis D3 erfordern eine Manipulation am sitzenden Patienten, die unter dem Namen »Doppelnelson« bekannt wurde *(Abb. 88).*

Der Therapeut ergreift von hinten die Unterarme des Patienten und fordert ihn auf, die Hände hinter dem Okziput zu verschränken und den Kopf nach vorne zu beugen. Die mitgegangenen und jetzt ebenfalls am Nacken liegenden Hände des Therapeuten fixieren mit dem 2. und 3. Finger den Dornfortsatz des oberen Wirbels. Durch weites passives Zurücklehnen des Patienten entsteht die erforderliche Vorspannung. Ein kranial ausgerichteter Ruck bewirkt dann die Manipulation über die den Dornfortsatz fixierenden Finger.

Eine andere Behandlung für das Bewegungssegment C 7 bis D 1 läßt sich ebenfalls am sitzenden Patienten ausführen *(Abb. 89).* Der Kopf wird über die Führungshand in Seitneigung und gegensinnige Rotation gebracht, um die über dem Behandlungsabschnitt gelegenen Wirbelsäulenpartien zu verriegeln. Der Daumen der anderen Hand nimmt von der Neigungsseite her seitlichen Kontakt am Dornfortsatz des kranialen Wirbels. Der Manipulationsstoß auf diesen Dorn wird zur gegenüberliegenden Seite gerichtet.

Kranialer etablierte Blockierungen werden gleichfalls meist am sitzenden Patienten behandelt, wobei die Positionen der Therapeutenhände stets gleich sind. Die eine Hand des neben dem Patienten stehenden Therapeuten umgreift mittels Zangengriff von Daumen und Zeigefinger die Laminae des unteren Wirbels. Die andere Hand liegt im Wickelgriff mit der Ulnarkante bzw. dem Kleinfinger am oberen Wirbel. Wenn der kaudale Wirbel festgehalten wird, kann der kraniale Wirbel über den Kleinfingerkontakt sowohl in Traktion als auch in Seitneigung und Rotation mobilisiert werden.

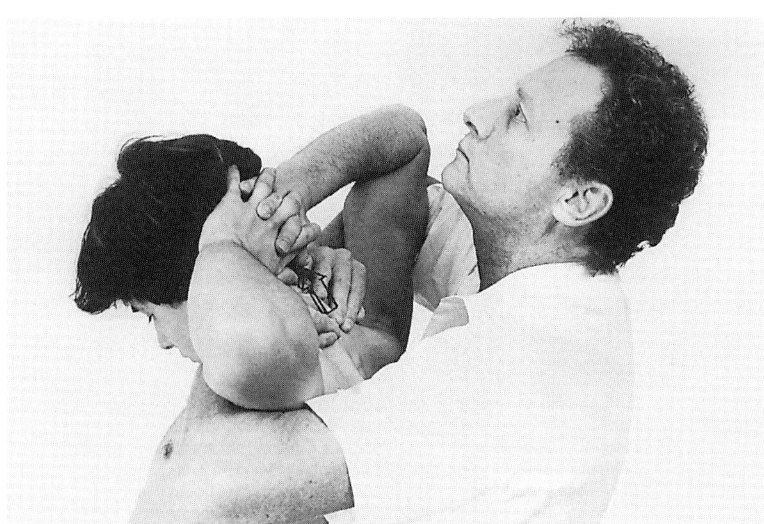

88 Manipulationsbehandlung des zervikothorakalen Übergangs (›Doppelnelson‹)

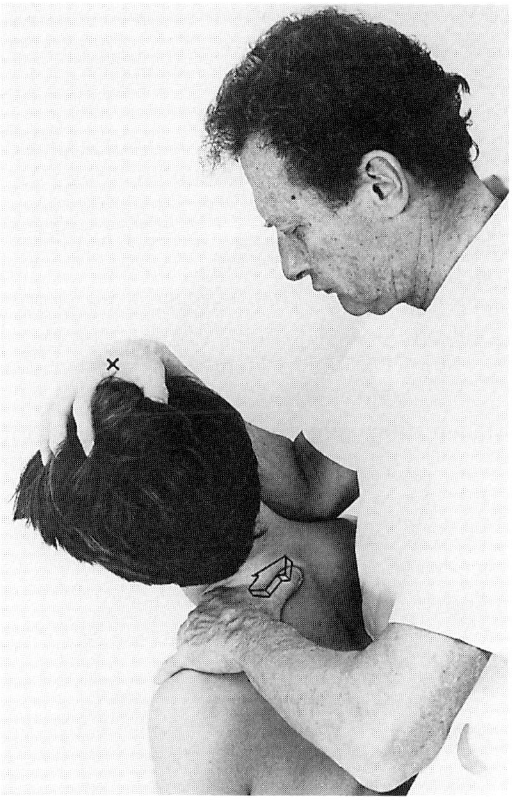

89 Manipulationsbehandlung des zerviko-thorakalen Übergangs im Sitzen

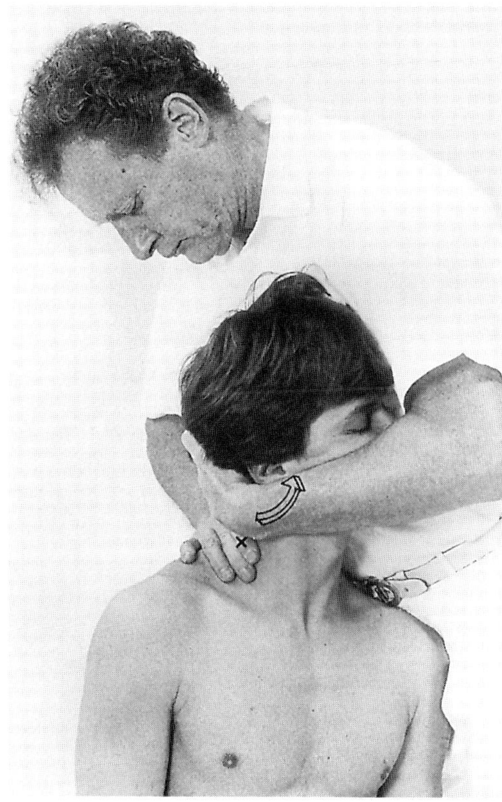

90 Segmentale Mobilisationsbehandlung der Halswirbelsäule

Aus dieser Handhaltung können auch Isometrics ausgeführt werden, so beispielsweise bei segmentaler Einschränkung der Linksrotation. Nach der beschriebenen Einstellung der Hände am gestörten Bewegungssegment wird die segmental noch mögliche Linksrotation ausgeführt und fixiert. Der Patient wird aufgefordert, isometrisch den Kopf gegen den Widerstand leicht anzuspannen, also zu versuchen, ihn nach rechts zu drehen.

In diesem Zusammenhang sei daran erinnert, daß alle isometrischen Aktionen nicht als ein Kräftemessen mit dem Behandler zu verstehen sind, sondern lediglich leichter Gegendruck gegeben werden darf.

Nach sechs bis zehn Sekunden entspannt der Patient, und der Behandler nützt die Relaxationsphase zur Verstärkung der Linksrotation *(Abb. 90).*

Mit einigen Wiederholungen dieser einfachen und schonenden Methode gelingt es vielfach, die Bewegungsstörung aufzulösen.

Bei ungenügender Effizienz kann wiederum mit gleicher Handhaltung die Manipulation angeschlossen werden. Dabei sitzt der Patient, der Arzt steht links seitlich, die rechte Hand fixiert im Gabelgriff den unteren Wirbel, die linke im Wickelgriff und Kleinfingerkontakt den oberen. Dann wird der Kopf soweit links rotiert, bis die Rotation (von kranial nach kaudal verlaufend) den oberen Wirbel erreicht. Gleichzeitig erfolgt eine Seitneigung nach rechts, ebenfalls bis zum oberen Wirbel. Nun ist der kranial der Störung liegende Abschnitt der Halswirbelsäule verriegelt.

Der Manipulationsimpuls besteht in einer dosierten, ruckartigen Minimalverstärkung der Rotation unter gleichzeitiger Traktion.

Patienten, die schlecht entspannen können, lassen sich meist in Rückenlage leichter behandeln. Hier bewährt sich eine Manipulation in Traktion und leichter Seitneigung *(Abb. 91)*. Mit einer Hand wird das Kinn umfaßt, der Kopf am Unterarm gelagert, vom Behandler wegrotiert und zur Gegenseite geneigt (Verriegelung). Die andere Hand sucht mit dem Zeigefingergrundgelenk den Kontakt zum Querfortsatz des oberen Wirbels. Die Impulsrichtung der Manipulation geht nach kranial und leicht kontralateral.

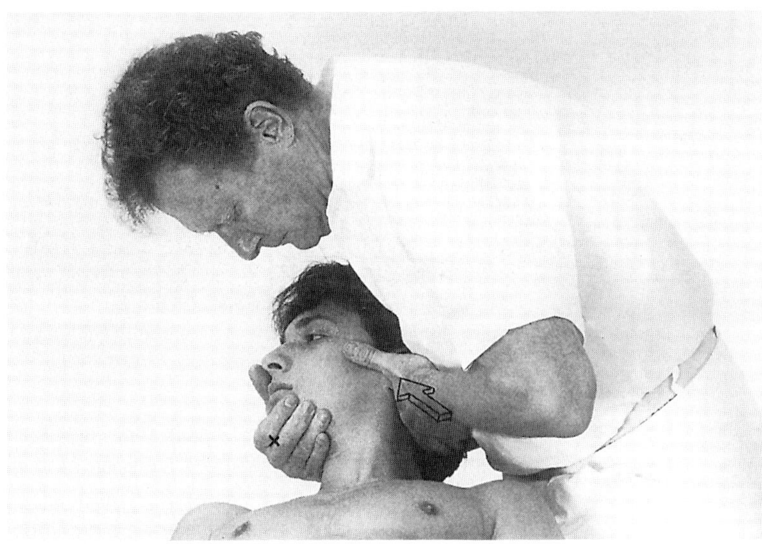

91 Manipulation in Traktion und Seitneigung

AP

Bei Zervikalsyndromen bewährt sich häufig ein Standardprogramm, das als »die Spinne« bekannt ist und sowohl in klassischer Form als auch mittels TLA eingesetzt werden kann:
LG 16, B 10, G 20, 3E 15, Di 15, B 37, B 39, B 41, Dü 9 *(Abb. 92)*. Darüber hinaus kann die Punktwahl je nach Schmerztopik und Auslösungsmechanismen erfolgen (3E 5, PaM 108).

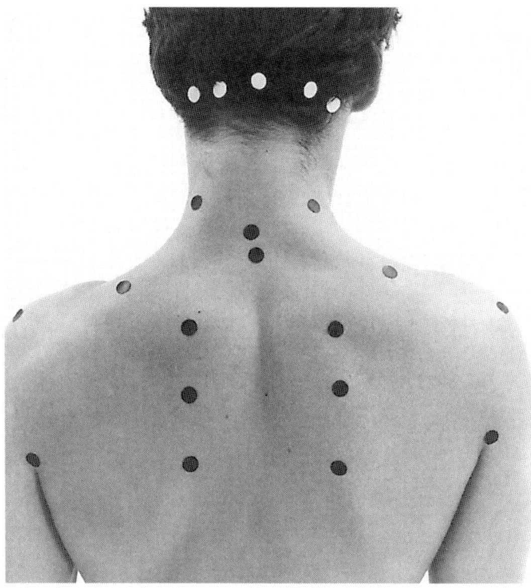

92 ›Die Spinne‹. Die okzipitalen Punkte entsprechen etwa den T-, A-, C-Punkten

ADJ

Ergonomie des Arbeitsplatzes, Krankengymnastik.

Akuter Tortikollis

Leitsymptome

Typische Kopfhaltung (Rotation und Seitneigung gleichsinnig), häufig nach oronasalen Infekten.

Therapieschlüssel

- ▶ TLA: Periartikuläre Injektionen (1).
- ▶ MM: Cave Akutstadium.
- ▶ AP: Lokal- und Fernpunkte (2).
- ▶ ADJ: Kryotherapie, Krawattenverband, NSAR (!).

TLA

Zur periartikulären Injektion an Wirbelbogengelenke vgl. Abschnitt »Blockierungsbedingte Zervikobrachialgie«. Das Gelenk C2, 3 ist am häufigsten betroffen *(Abb. 86, S. 202).*

MM

In der Akutphase kontraindiziert.

AP

Eine bewährte Punktkombination ist G20, G21, G39, 3E5, 3E14, PaM108.

ADJ

Der Krawattenverband muß auch nachts angelegt bleiben.

Blockierungssyndrome der Kopfgelenkregion

Leitsymptome

Kopfschmerzen (meist okzipital).
Vertigo.
Vegetative Symptome.
Die angeführten Beschwerden entwickeln sich vor allem dann, wenn bestimmte Blockierungskombinationen gegeben sind (häufig Okziput/Atlas mit C2/3).
Nur chirodiagnostisch erfaßbar.

Therapieschlüssel

- ▶ TLA: Topische Infiltrationen muskulärer Insertionen am Okziput (1).
- ▶ MM: Chirotherapie (!).
- ▶ »Die Spinne« (2).
- ▶ ADJ: Krankengymnastische Rehabiliation, Extensionsmassagen, Halswirbelsäulengymnastik, Vermeidung der Auslöser (z. B. Bauchlage) (2).

TLA

Muskuläre Insertionen am Okziput werden bei Funktionsstörungen der Kopfgelenke häufig schmerzhaft. Die typischen Stellen sind die sogenannten A-, B-, C-Punkte nach *Hackett* an der Linea nuchae superior *(Abb. 93)*. Ihre Infiltration mit dünner Kanüle bis zum Knochenkontakt bewährt sich bei vielen Formen zervikogener Kopfschmerzen.

MM

Weichteiltechniken und traktorische Mobilisationen wurden bereits vorgestellt *(s. S. 203)*.

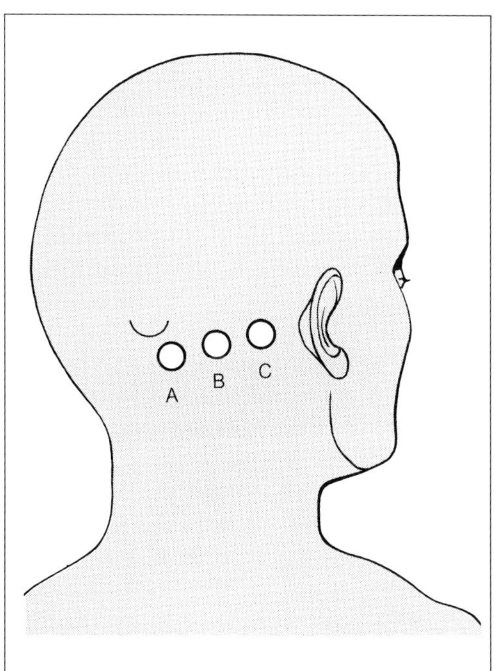

93 Die A-, B-, C-Punkte nach *Hackett* an der Linea nuchae superior sind häufige, tendomyotisch bedingte, druckdolente Stellen.

Eine Sonderstellung nehmen die segmental gezielten Mobilisationen und Manipulationen ein.

Am problematischsten für den Ungeübten sind die manualtherapeutischen Techniken, vor allem die Manipulation zur Behandlung der Kopfgelenke. Abgesehen von der technisch schwierigen Ausführung gezielter Handgriffe im Bereiche Okziput C1/C2/C3 ist diese Region nahezu einzigartig in ihrer reflextherapeutischen Ansprechbarkeit. Neuronale Verschaltungen mit dem Innenohr, Querverbindungen zum kaudalen Trigeminuskerngebiet sowie zum Halssympathikus bewirken im Zusammenhang mit der überreichlichen Rezeptorenbestückung der Kopfgelenke, daß diese Region als peripheres Steuerungszentrum entsprechender reflektorischer Abläufe betrachtet werden muß. Eine erfolgreiche Therapie dieses Abschnitts ist lediglich mit manualmedizinischen Methoden möglich.

Erschwerend wirkt sich dabei aus, daß Behandlungen der Kopfgelenke die äußerst sensiblen Vertebralarterien tangieren und schon deshalb äußerst sorgfältiges manualtherapeutisches Arbeiten erforderlich ist. Ist dies gegeben, kann ein einziger Handgriff die Tonussituation des gesamten Bewegungsapparates normalisieren.

Leitmotiv

Als Leitmotiv für Behandlungen der Kopfgelenke gilt:

Je feinfühliger, desto besser;
je gezielter, desto wirksamer.

Bei der Störung des rotatorischen Gelenkspieles zwischen Okziput und Atlas setzt man zuerst die neuromuskuläre Therapie ein. Am sitzenden Patient wird der Kopf im Wickelgriff gehalten und mit der anderen Hand gabelförmig der Atlas umfaßt. Durch Blickwendung zur freien Seite und Einatmen kommt es zur isometrischen Anspannung. Nach einigen Sekunden Fazilitieren, Blickwendung zur Störungsseite und Ausatmung wird die Rotation verstärkt.

Lateroflexionsstörungen des Abschnittes Okziput/Atlas lassen sich leichter am liegenden Patient behandeln. Bei eingeschränkter Lateroflexion des Segmentes Okziput/C1 wird wiederum in voller Rotationsstellung eine Seitneigung eingestellt und diese mit der eben beschriebenen Blick- und Atemführung postisometrisch mobilisiert *(Abb. 94)*.

Für Retroflexionsstörungen eignet sich diese Technik ebenfalls, wobei es genügt, die in Rotationshaltung eingestellte Retroflexion alleine durch die Atemführung zu verbessern.

Zur Mobilisationsbehandlung der gestörten Anteflexion bleibt der Patient in Rückenlage, der Kopf aber in Neutralstellung. Mit gespreiztem Daumen und Zeigefinger fixiert man den rückwärtigen Atlasbogen, das Hinterhaupt liegt auf der Hand. Die andere Hand umgreift die Stirn. In der dann eingestellten Nickhaltung (Kinn an die Binde), die im Segment Okziput/C1 als Anteflexion abläuft, kommt es beim Heben des Blickes im Inspirium zur Synkinese des Kopfes nach oben, dem die auf

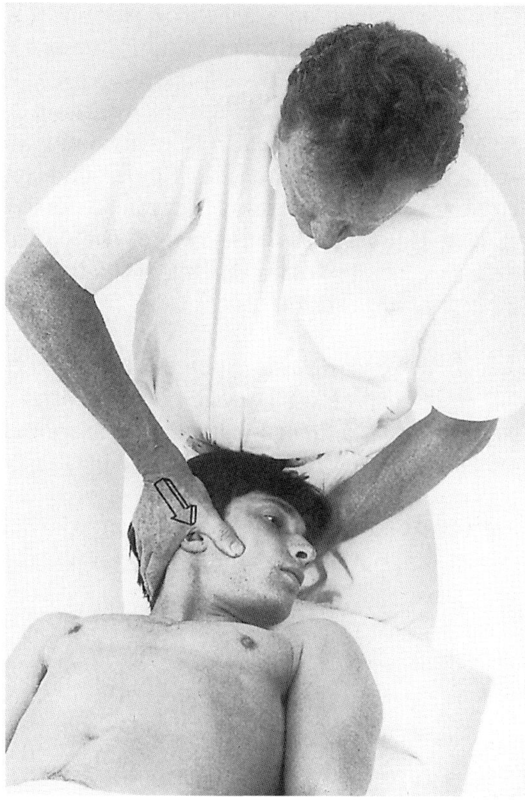

94 Behandlung Okziput-C1, Seitneigungsmobilisation

der Stirn liegende Hand des Therapeuten Widerstand entgegensetzt. In der Ausatemphase senkt der Patient den Blick und fazilitiert so die Anteflexion, die durch entsprechende zarte Handführung geleitet und verbessert wird *(Abb. 95)*.

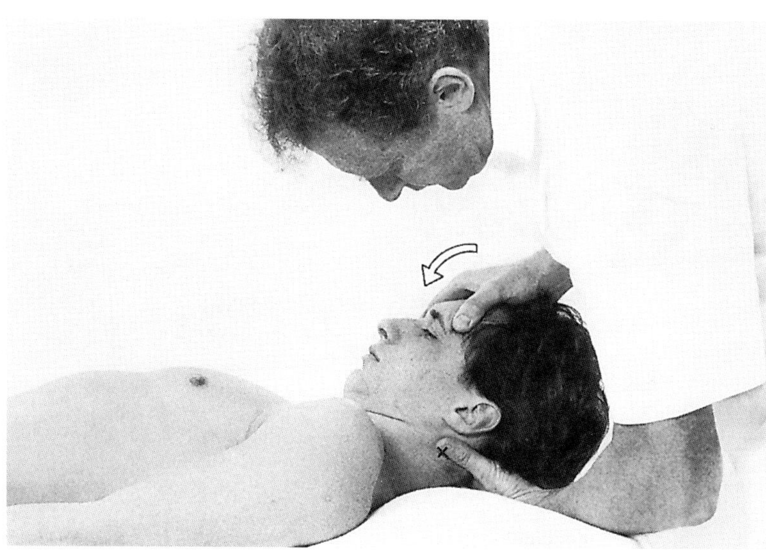

95 Testung und Mobilisation der Anteflexion im Abschnitt Okziput-Atlas in Rückenlage

Die Manipulation im Segment Okziput (C1) wird am besten ebenfalls am liegenden Patient ausgeführt, um dessen Entspannung zu gewährleisten. Bei korrekter Einstellung tritt der Arzt von der Seite, auf der sich die Störung befindet, zum Patient, umfaßt mit der dem Kopf nahen Hand im Wickelgriff das Kinn, den Kopf auf Unterarm und Armbeuge abstützend. Durch Wegrotieren des Kopfes und Seitneigen zur Gegenseite erreicht man die Verriegelung der kaudal des Behandlungsabschnittes liegenden Halswirbelsäulensegmente. Die andere Hand nimmt mit der Zeigefingerkante Kontakt am mastoidnahen Okziput. Unterarmrichtung und Manipulationsimpuls decken sich mit der Körperlängsachse *(Abb. 96)*.

Die Manipulation des Bewegungssegmentes C1/2 erfolgt mit derselben Technik. Der Manipulationsimpuls ist allerdings etwas schräger zur Körperlängsachse gerichtet und trifft so den Querfortsatz von C1.

AP

Auch bei dieser Indikation bewährt sich »die Spinne« *(s. S. 207)*.

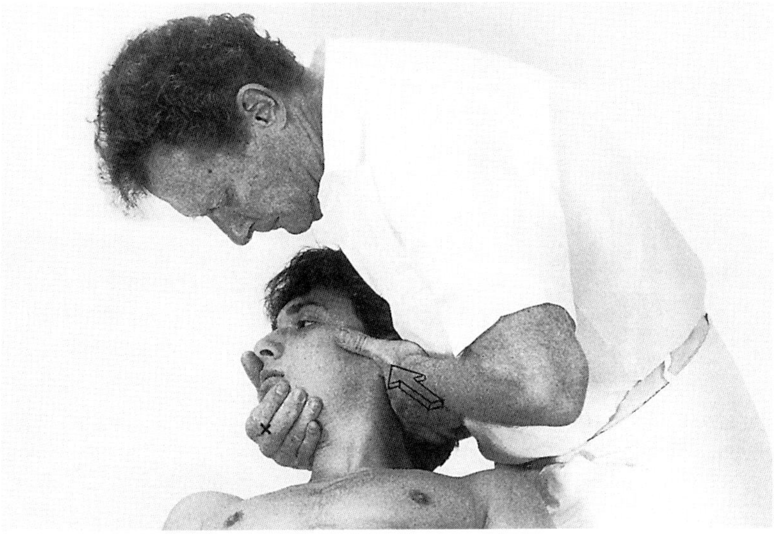

96 Manipulation der Atlasblockierung in Rückenlage. Kontakt am mastoidnahen Okziput, der Unterarm weist exakt in die Stoßrichtung (parallel zur Körperlängsachse).

Anteflexionskopfschmerz

Im Gegensatz zu blockierungsbedingten Zephalgien besteht hier eine Instabilität des Abschnittes C 1/2.

Leitsymptome

»Schulkopfschmerz«.
Arbeiten in Anteflexionshaltung der Halswirbelsäule.
Rö: Vergrößerung der atlantodentalen Distanz.

Therapieschlüssel

- ▶ TLA: Topische Infiltration der Schmerzpunkte (1).
- ▶ MM: Cave: Instabilität.
- ▶ AP: »Die Spinne« (2).
- ▶ ADJ: Schrägpult (1), Stabilisierungsgymnastik (1).

TLA

Infiltration druckdolenter Maximalpunkte an der Linea nuchae superior mit dünner Kanüle bis zum Knochenkontakt.

MM

PIR bei muskulären Verspannungen.

AP

LG 16, B 10, G 20, 3E 15, Di 15, B 37, B 39, B 41, Dü 9.

ADJ

Unerläßlich ist eine ergonomische Beratung.
Angezeigt sind Schrägpulte, Ausgleichsübungen.

Schleudertrauma der Halswirbelsäule

Bei Auffahrunfällen sowie durch Stürze bei sportlicher Betätigung kann es zur Beschleunigungs- oder Verzögerungstraumatisierung der Halswirbelsäule kommen.

Leitsymptome

Auftreten oft erst nach Latenzzeit.
Symptome sind von Schweregrad abhängig.
Bewegungsschmerz.

Therapieschlüssel

- ▶ TLA: Infiltration der Schmerzpunkte (2).
- ▶ MM: Nach Ausheilung der Traumaschäden.
- ▶ AP: »Die Spinne« (2).
- ▶ ADJ: Krawattenverband (1), Kryotherapie (1), NSAR (1).

TLA

Zur Schmerzbehandlung im Akutstadium eignen sich periartikuläre Infiltrationen *(s. S. 202)*. Häufig betroffen ist der Gelenkabschnitt C2/3.

MM

Nach Abheilung der traumatischen Weichteilschäden können Blockierungen und Instabilitäten zurückbleiben.

Zur Blockierungsbehandlung sind die bereits für die Halswirbelsäule aufgezeigten manualtherapeutischen Techniken einsetzbar *(s. S. 204–206)*. Besonders wichtig ist, im absolut schmerzfreien Rahmen zu behandeln und instabile Abschnitte durch geeignete Verriegelungstechniken abzusichern.

AP

Angezeigt ist eine der Beschwerdesymptomatik entsprechende Punktwahl *(s. S. 207)*.

ADJ

Nach Abklingen der Akutphase krankengymnastische Stabilisierung.

Spondylarthrotische Reizsyndrome

Im fortgeschrittenen Alter kann es bei gravierenden degenerativen Veränderungen der Halswirbelsäulengelenke zu äußerst schmerzhaften Nacken-Hinterkopf-Beschwerden kommen.

Leitsymptome

Ausgeprägte Bewegungseinschränkung der Halswirbelsäule.
Nächtliche und morgendliche Schmerzverstärkung.

Therapieschlüssel

- ▶ TLA: Periartikuläre Infiltrationen der Reizgelenke (1).
- ▶ MM: Erst nach Abklingen der primären Schmerzphase.
- ▶ AP: Der Schmerzsituation entsprechende Punktewahl (2).
- ▶ ADJ: NSAR (1), nächtliche Schaumstoff- oder Tuchkrawatte (2), Impulsstrombehandlung (3).

TLA

Zur Technik der periartikulären Injektion *vgl. Seite 202.*

MM

Die häufige bretthartе Verspannung der paravertebralen Muskulatur läßt sich mit einer ganz einfachen myofazialen Technik gut behandeln.

Der Patient sitzt entspannt und leicht angelehnt an dem hinter ihm stehenden Therapeut, der mit einer Hand die Patientenstirn abstützt. Die andere Hand liegt im Gabelgriff am Nacken in Höhe der deutlichsten Verspannung. Mit Daumendruck wird dieser Muskelbezirk bis zum Auftreten einer scheinbaren Barriere nach ventral bewegt. Der Therapeut wartet bei gleichbleibendem Daumenkontakt auf das Weichen dieser Barriere. Nach ca. einer Minute löst sich dann meist der Widerstand, der muskuläre Spannungszustand gibt nach und die ganze Muskelpartie gleitet ca. 1 bis 2 cm nach ventral vor. Wenn erforderlich, müssen mehrere Bezirke ein- oder beidseitig auf diese Weise behandelt werden *(Abb. 97).*

Im Anschluß daran bringen Traktionsmobilisationen *(s. Abb. 87)* und postisometrische Behandlungen der Rotationseinschränkung *(Abb. 90)* weiteren therapeutischen Erfolg.

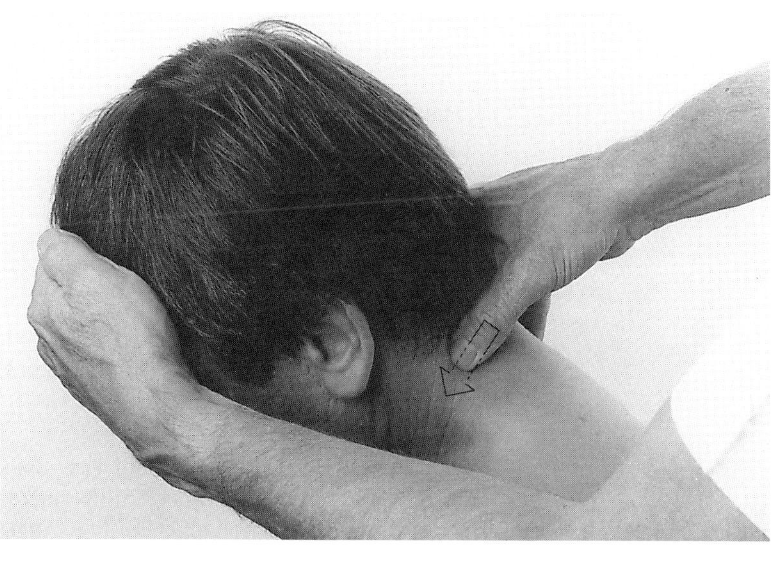

97 Myofaziale Technik zum Lösen der Verspannung der paravertebralen Muskulatur. Der Pfeil zeigt das langsame Vorgleiten des Daumens an.

AP

Die Programmauswahl sollte sich in erster Linie an der vorliegenden dominierenden Funktionseinschränkung orientieren:

- Rotationseinschränkung: G 20, G 21, G 39, 3E 5, 3E 14, PaM 108.
- Ante- und Retroflexionseinschränkung: Dü 3, LG 13a, LG 19, G 20, B 10, B 11, B 13.

ADJ

In Akutphasen können NSAR durch Kryotherapie unterstützt werden.

Muskuläre Schmerzen der Zervikalregion

Im Zuge einer länger bestehenden Nozireaktion können schmerzhafte muskuläre Verspannungen auftreten, die eine Autonomisierungstendenz aufweisen und zusätzliche Behandlungen erforderlich machen. Am häufigsten betroffen sind M. trapezius, M. levator scapulae, Mm. scaleni und M. sternorcleidomastoideus.

Leitsymptome

Konvexe Muskelsilhouette der Schultern (»gotische Schultern«).
Verkürzungs- und Provokationsteste.
Schmerzpalpation.
Psyche?

Therapieschlüssel

- ▶ TLA: Infiltration von Triggerpunkten und Insertionen der betroffenen Muskulatur (1).
- ▶ MM: Dehnungstechniken, Inhibition (!).
- ▶ AP: Locus-dolendi-Akupunktur bzw. Punktewahl nach Schmerz- und Ausstrahlungscharakteristik (2).
- ▶ ADJ: Bei larvierter Depression Antidepressiva (1), ergonomische Beratung (2).

TLA

Die Hauptspannungs- bzw. Schmerzzonen sowie die meisten Triggerpunkte des M. trapezius liegen im Aszendensteil und sind palpatorisch schnell auffindbar. Unter Zweifingerschutztechnik werden diese Zonen bzw. Triggerpunkte bei dünner Kanüle und senkrechtem Einstich mit je 1 ml Lokalanästhetikum versorgt. Desweiteren ist es sinnvoll, die Muskelinsertionen im Bereiche der Protuberantia occipitalis externa bis zum Knochenkontakt zu infiltrieren.
Für den M. levator scapulae liegt der Einstichpunkt am Angulus superior scapulae mit gleichfalls bis zum Knochenkontakt ausgeführter Instillation des Lokalanästhetikums.

Der M. sternocleidomastoideus läßt sich über die Behandlung seiner Insertionen am Proc. mastoideus und dem zweigeteilten Ansatz am Manubrium sterni und Klavicula gut behandeln.

Zur Behandlung der Mm. scaleni kann anstelle der Infiltrationstherapie die »spray and stretch«-Methode angewendet werden. Nach Applikation eines auch bei Sporttraumen verwendeten Kältesprays an den Spannungszonen der Scalenusmuskulatur wird die Dehnung in der beschriebenen Weise ausgeführt *(s. S. 219).*

MMA

Zur postisometrischen Relaxationsbehandlung des M. trapezius liegt der Patient in Rückenlage. Der Kopf wird leicht zur Dehnungsseite rotiert und zur Gegenseite geneigt. Diese Einstellung wird durch den Behandler fixiert, die Schulter nach kaudal gedrückt. Nach isometrischer Gegenspannung erfolgt die Dehnung durch weiteres Kaudaldrücken der Schulter *(Abb. 98).* Eine entsprechende Selbstbehandlung, wobei die postisometrische Dehnung über den Kopfkontakt vorgenommen wird, ist aus *Abbildung 99* zu entnehmen.

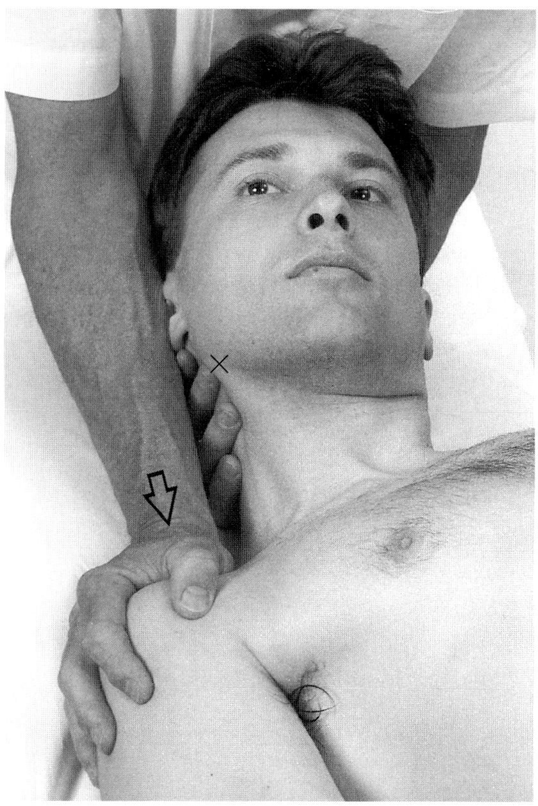

98 NMT des M. trapezius

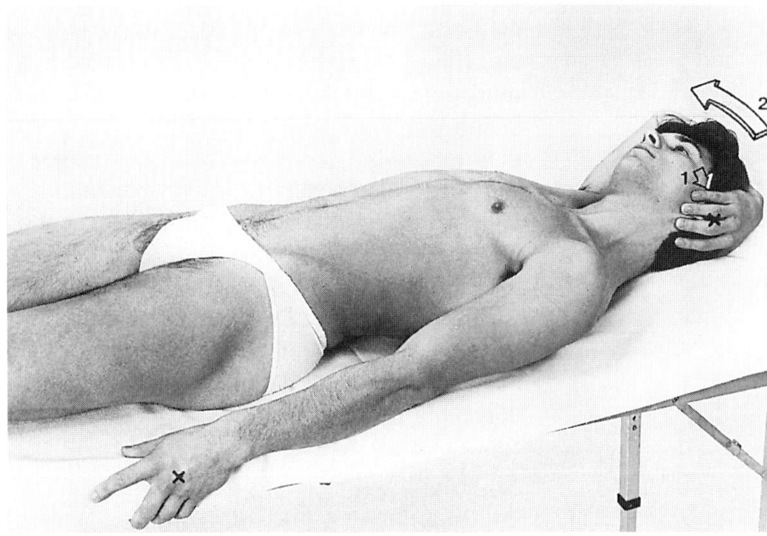

99 Selbstbehandlung des M. trapezius

Auch der M. levator scapulae wird in Rückenlage behandelt. Der Arm der Behandlungsseite ist im Ellbogen gebeugt und der Oberarm nach kranial gerichtet mit Kontakt am Körper des Behandlers. Dieser stützt das Hinterhaupt ab und schiebt den Kopf zur Gegenseite. Nach isometrischer Aktivierung gegen diese Einstellung wird der Kopf zur Dehnung des Muskels unter leichtem Anheben und Rotation zur Gegenseite geführt *(Abb. 100).*

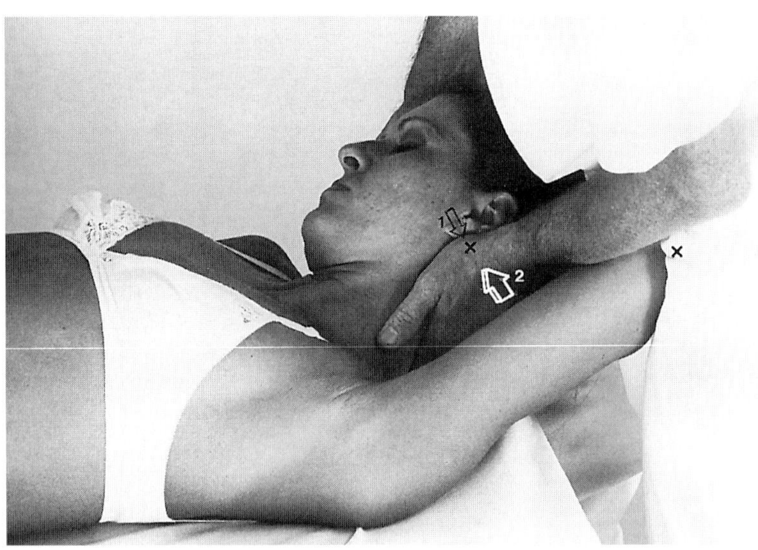

100 Postisometrische Dehnung des M. levator scapulae

Die Behandlung der Mm. scaleni geschieht im Sitzen. Der Kopf ist leicht retroflektiert und zur Gegenseite rotiert eingestellt. Die Hände des Therapeuten fixieren Wange und Unterkiefer bzw. die obere Thoraxhälfte. Nach isometrischer Gegenspannung wird durch Verstärkung von Retroflexion und Rotation die Skalenusgruppe gedehnt *(Abb. 101).*

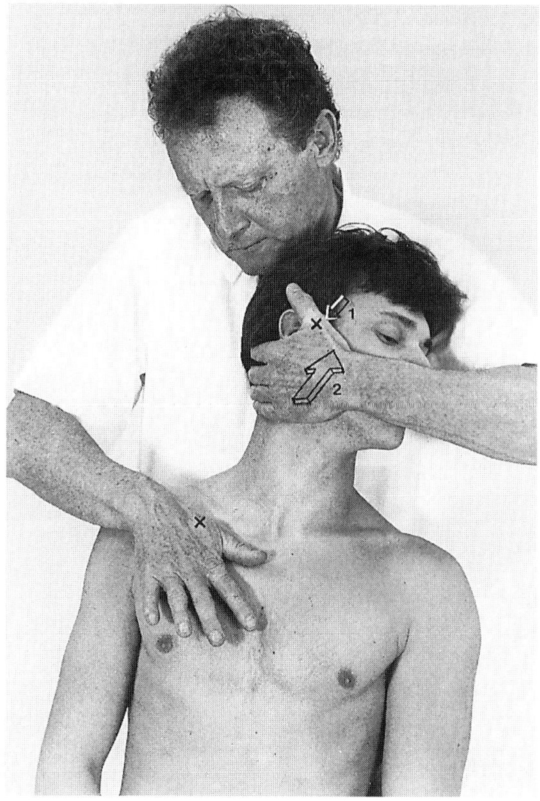

101 Postisometrische Dehnung der Skalenusmuskeln

Der M. sternocleidomastoideus wird wiederum in Rückenlage mit retroflektiertem und zur Gegenseite rotiertem, frei über den Tischrand hängenden Kopf nach isometrischer Anspannung gegen die Therapeutenhände durch Verstärkung der Grundeinstellung gedehnt *(Abb. 102).*

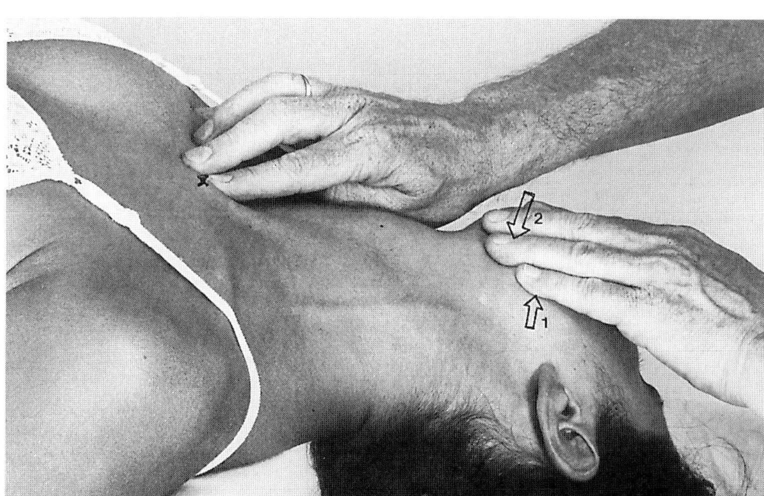

102 Postisometrische Dehnung des M. sternocleidomastoideus

AP

Verspannungen von:
- M. trapezius: Dü 3, LG 13a, LG 19, G 20, B 10, B 11, B 13.
- M. levator scapulae: G 20, G 21, G 39, 3E 5, 3E 14.
- Mm. scaleni: G 20, 3E 5, 3E 14, Di 4, PaM 109.
- M. sternocleidomastoideus: G 20, Dü 17.

ADJ

Ergonomie des Arbeitseinsatzes
Krankengymnastik.

Erkrankungen der oberen Extremitäten

Der Schulterschmerz

Hauptsächliche Krankheitsbilder sind: Periarthropathia humeroscapuleris und Frozen shoulder.

Periarthropathia humeroscapularis (PHS)

Leitsymptome

Painful arc (Schmerzen bei Abduktion von 70 bis 120 Grad, Muskeltestung (!).

Therapieschlüssel

- ▶ TLA: Infiltration muskulärer Insertionen (!).
- ▶ MM: NMT der schmerzhaft verspannten (verkürzten) Muskeln (!).
- ▶ AP: Entsprechend der Schmerzausstrahlung und Bewegungseinschränkung (2).
- ▶ ADJ: Im Akutstadium Kryotherapie (1), Interferenzstrombehandlung (3).

Frozen shoulder

Leitsymptome

Kapselmuster (Außenrotation, Abduktion, Innenrotation).
Lange Krankheitsdauer.

Therapieschlüssel

- ▶ TLA: Blockade des N. suprascapularis (!), Quaddelmuster (2), i. artic. Injektion (1).
- ▶ MM: Cave Akutstadium, später vorsichtige Mobilisationstherapie (3).
- ▶ AP: Entsprechend der Schmerzsituation und Ausstrahlung (1).
- ▶ ADJ: Kryotherapie (1), NSAR – Analgetika (nach Stufenplan) (2).

TLA

Erforderlich ist ein Quaddelkranz von der dorsalen Axillarfalte über die Schulterhöhe zur vorderen Axillarfalte *(Abb. 103).*

Die topische Infiltration der muskulären Insertionen am Tuberculum majus humeri (M. supra- et infraspinatur) und Tuberculum minus humeri (M. subscapularis) erfolgt mit dünner kurzer Kanüle bis zum Knochenkontakt.

Die intraartikuläre Injektion in das Schultergelenk wird am einfachsten von einem dorsalen Zugang, einem tastbaren Grübchen unter der lateralen Akromionecke vorgenommen. Die 5-cm-Kanüle wird in Richtung Proc. coracoideus zu zwei Dritteln eingeführt. 2 ml Lokalanästhetikum reichen als Instillationsmenge *(Abb. 104).*

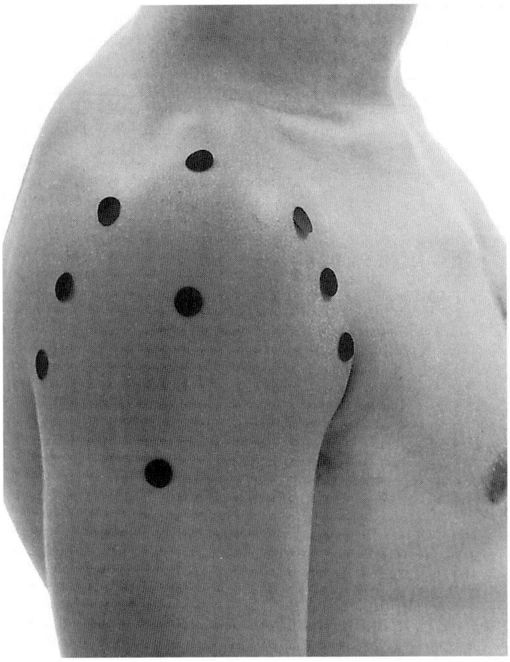

103 Quaddelmuster für das Schultergelenk

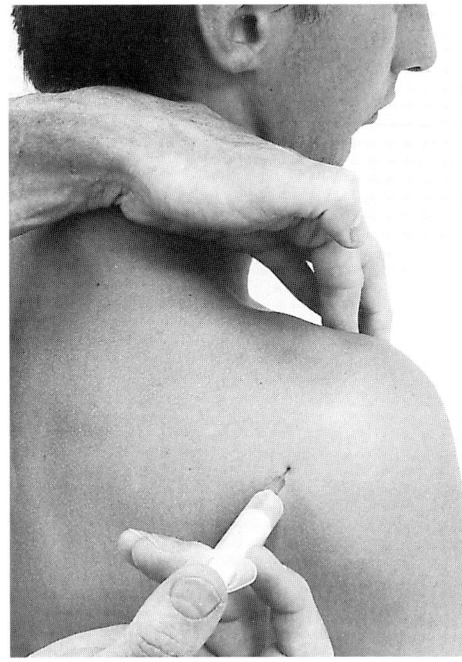

104 Intraartikuläre Injektion in das Schultergelenk von dorsal

Schmerzhafte Erkrankungen des Schultergelenkes sprechen auf die Unterbrechung der Schmerzleitung mittels TLA oft überraschend gut an, wobei die Beschwerdefreiheit oder Linderung des Schmerzzustandes weit über die Wirkungsdauer des Anästhesieblocks hinausreicht. Gelegentlich kann sogar die gesamte Reizschmerzsituation im Sinne der regionären Reizbereitschaft auf lange Zeit deutlich vermindert werden.

N. suprascapularis

Die Blockade des N. suprascapularis wird am sitzenden Patienten ausgeführt. Nach Palpation der Schulterblattgräte wird deren Mitte gedanklich durch einen senkrechten Strich markiert, der sich so mit der Spina scapulae ergebende, nach lateral oben offene Winkel halbiert. Der Einstichpunkt liegt auf der Winkelhalbierenden 2 bis 3 cm vom Winkelschnittpunkt entfernt. Die 6 cm lange Kanüle muß dann nach medial, kaudal und ventral bis zum Knochenkontakt vorgeschoben werden und erreicht dort im Bereich der Incisura scapulae den N. suprascapularis, der mit 2-3 ml des Lokalanästhetikums umspritzt wird *(Abb. 105)*.

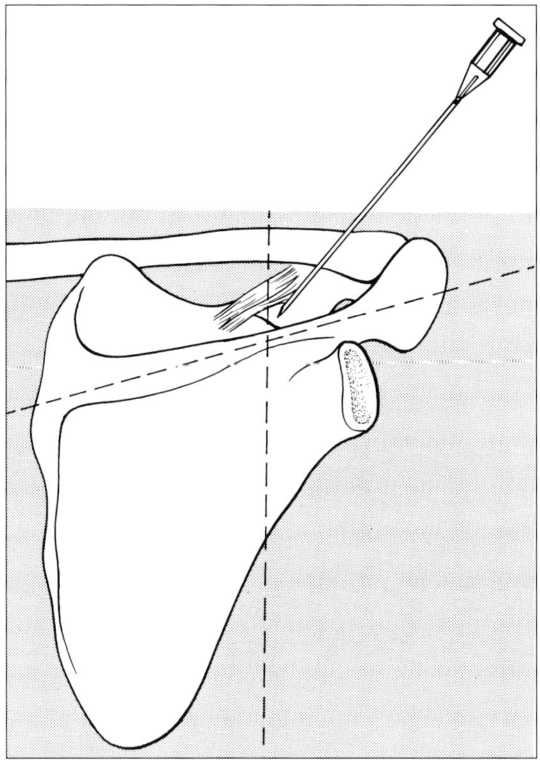

105 Blockade des N. suprascapularis

MM

M. supraspinatus M. infraspinatus

Die Dehnungsbehandlung (NMT) des M. supraspinatus erfolgt am sitzenden Patient. Der im Ellbogen gebeugte und voll adduzierte Arm liegt mit pronierter Hand möglichst hoch am Rücken. Der Behandler verstärkt diese Einstellung, fixiert sie und läßt isometrisch im Abduktionssinn innervieren. Nach einigen Sekunden erfolgt in Entspannung die Dehnung des Muskels durch Höherschieben der Grundeinstellung des gebeugten Armes.

Zur postisometrischen Entspannung des M. infraspinatus (schmerzhaft bei Außenrotation gegen Widerstand) sitzt der Patient gleichfalls. Er abduziert den Arm bis zur Horizontalen und läßt den Unterarm vertikal herabhängen. Der Behandler umfaßt den Arm oberhalb und unterhalb des Ellbogens, verstärkt die Innenrotation soweit möglich, fixiert diese Position gegen leichten Widerstand im Sinne einer Außenrotation und forciert in der anschließenden Entspannungsphase die Innenrotation weiter. Die nun erreichte, verbesserte Position dient jeweils als Ausgangspunkt für Wiederholungen dieses Vorgangs.

M. subscapularis

Der M. subscapularis wirkt hauptsächlich als Innenrotator. Sein wesentlichster Gegenspieler ist der M. infraspinatus. Die Einstellung des Armes zur postisometrischen Relaxation erfolgt ebenfalls in Abduktion bis zur Horizontalen, aber mit dem Unterschied, daß der im Ellbogengelenk gebeugte Unterarm nach oben weist. Der Behandler faßt den Arm und forciert die Grundeinstellung in Richtung Außenrotation. Isometrischer Widerstand und postisometrische Dehnung laufen entsprechend ab.

Myotendinopathien der langen Bizepssehne verursachen ebenfalls Schulterschmerzen. Zur Dehnung dieses Muskelanteils sitzt der Patient, den Arm der erkrankten Seite am Rücken haltend. Unter Pronation wird die Hand bis zur gegenüberliegenden Gesäßregion geführt, dort die Pronation soweit wie möglich verstärkt und dann vom Patienten im Sinne einer Supinationsbewegung isometrisch angespannt. Die Entspannungsphase dient zur neuerlichen und erweiterten Pronation unter gleichzeitigem Kaudalziehen der Hand. *(Abb. 106).*

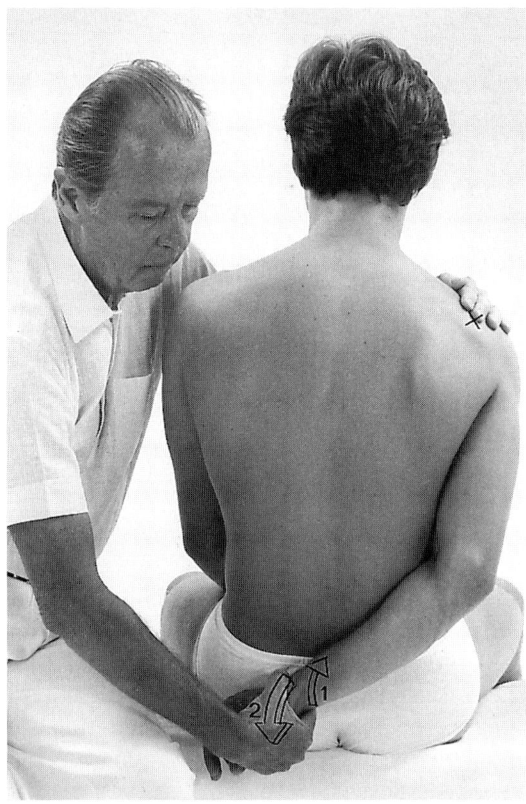

106 Dehnung der langen Bizepssehne

Rein rhythmische Mobilisationen haben keine allzugroße Bedeutung. Unter den zahlreichen angegebenen Mobilisationstechniken für das Schultergelenk ist vor allem jene wichtig, die das Kaudalgleiten des Humeruskopfes normalisiert.

Dazu wird der Oberarm knapp distal der Axilla mit einer Hand von innen her umfaßt und mäßig abduziert. Die andere Hand gibt mit Gabelgriff von oben nach kaudal gerichtete Druckimpulse auf den Humeruskopf *(Abb. 107).*

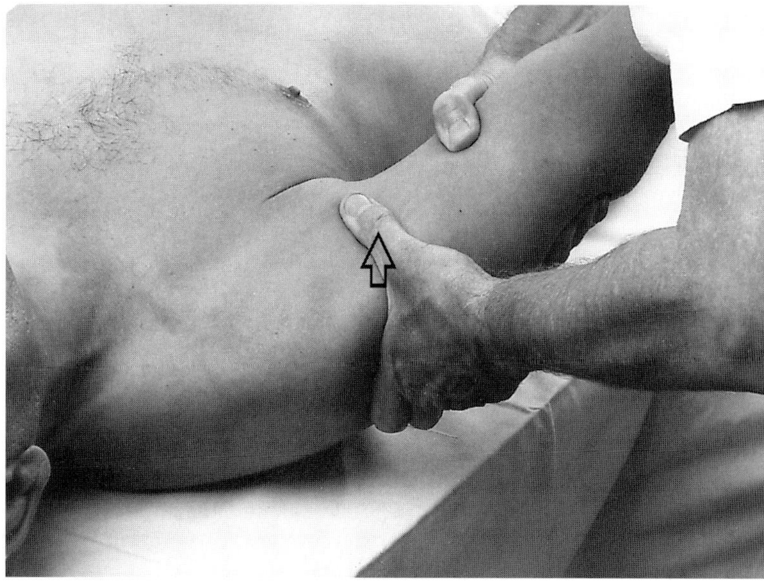

107 Mobilisationstechnik zur Normalisierung des Kaudalgleitens des Humeruskopfes

AP

Folgende Punkte sind angezeigt:

- Diffuse Schulterschmerzen, die weit in Arm ausstrahlen (frozen shoulder): G 20, 3E 5, 3E 14, Dü 11, Di 4, Di 10, Di 15, M 38, PaM 108.
- Schmerzen im vorderen Schulteranteil und schmerzhaften Kreuzgriff: G 20, Di 4, Di 15, Lu 5, Lu 9, MP 9, PaM 108.
- Schmerzen in Schulterhöhe und gestörter Abduktion: G 20, G 34, Dü 10, Dü 11, 3E 5, 3E 14, PaM 108.
- Schmerzen im oberen vorderen Schulterbereich und beim Vorwärtsheben des Armes: G 20, 3E 5, 3E 14, Di 4, Di 10, Di 15, M 36, PaM 108.

ADJ

Vor allem im Akutstadium ist die häufig ausgeführte Kryotherapie (auch als Selbstbehandlung nach Einschulung der Patienten) eine wesentliche Hilfe bei der Schmerzbehandlung.

Krankengymnastische Rehabilitation sollte erst nach Abklingen der primären Schmerzphase erfolgen.

Das schmerzhafte Akromioklavikulargelenk (ACG)

Leitsymptome

Endlagenbehinderte Beweglichkeit der Schultergelenke.
Schmerzausstrahlung in Richtung Ohr.
Provokation durch Hyperadduktion des Oberarmes.

Therapieschlüssel

- ▶ TLA: Intraartikuläre Injektion in das ACG (!).
- ▶ Mobilisierungsbehandlung (1).
- ▶ AP: Typische Schulterpunkte (2).
- ▶ ADJ: Ultraschallbehandlung, Elektrotherapie (3).

TLA

Zur intraartikulären Injektion orientiert man sich am leicht tastbaren Gelenkspalt. Senkrechter Einstich mit kurzer dünner Kanüle und Applikation von 0,5 ml des Lokalanästhetikums *(Abb. 108).*

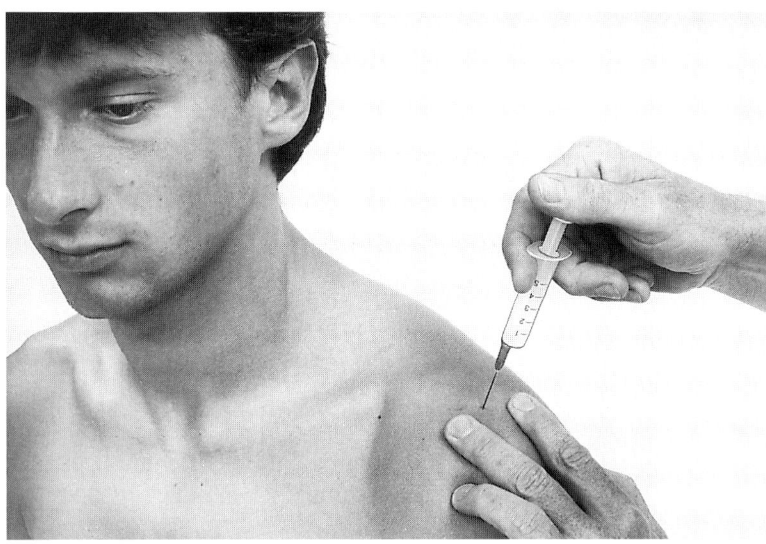

108 Intraartikuläre Injektion in das Akromioklavikulargelenk

MM

Zur Mobilisation des ACG umfaßt der Behandler von hinten den Patient und fixiert mit dieser Hand das kontralaterale Akromion. Mit dem Handballen der anderen Hand, die von dorsal gelenknahen Kontakt an der Klavikula nimmt, werden ventralwärts gerichtete Mobilisationsimpulse ausgeführt *(Abb. 109).*

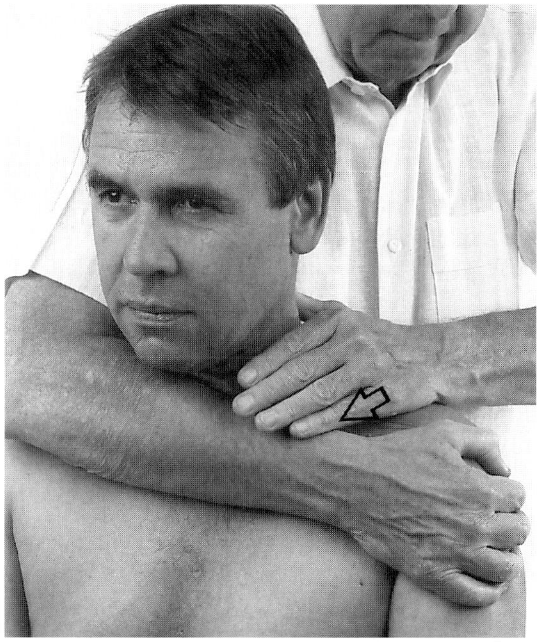

109 Mobilisation des ACG

AP Als Punktkombination empfiehlt sich: G 20, 3E 5, 3E 14, Di 4, Di 10, Di 15, M 36, PaM 108.

ADJ Ultraschall- und Elektrotherapie der Schmerzregion.

Epicondylopathia humeri radialis

Leitsymptome

Typische Lokal- und Druckschmerzhaftigkeit.
Ausstrahlung längs der Extensorengruppe.

Therapieschlüssel

- TLA: Topische Infiltrationen (!) muskulärer Insertionen und eventueller Triggerpunkte.
- MM: Dehnungsbehandlujng (NMT) der Extensoren und des M. supinator, Mobilisation des Radiusköpfchengelenks (1).
- AP: Überwiegend lokale Punkte (2).
- ADJ: Eiswürfelmassage (1), Interferenzstrombehandlung (3), Ultraschall (3).

TLA

Topische Infiltration druckschmerzhafter Insertionen der Extensorenmuskulatur und des Ligamentum anulare radii mit dünner Kanüle bis zum Knochenkontakt.

MM

Die Mobilisationsbehandlung des Radiusköpfchengelenkes ist dann angezeigt, wenn Pro- und Supinationsbewegungen eingeschränkt und/ oder schmerzhaft sind. Am aufgelegten und im Ellbogengelenk gebeugten und pronierten Unterarm wird das Radiusköpfchen mittels Daumenkontakt radialwärts mobilisiert.

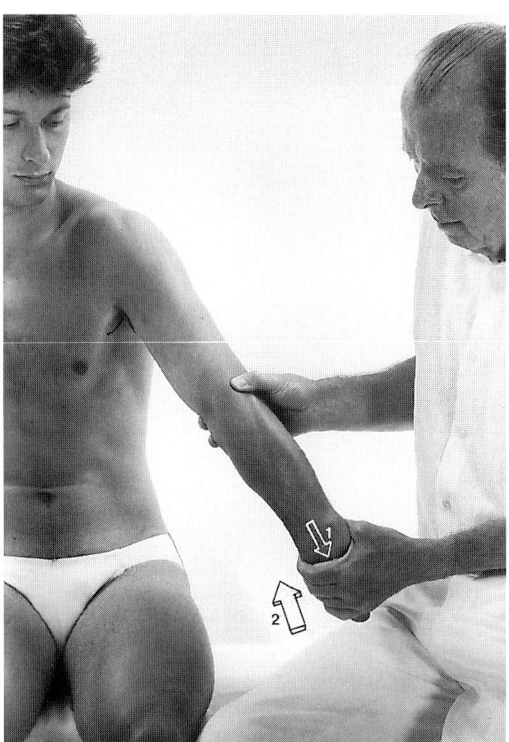

110 Dehnung des Unterarmextensoren

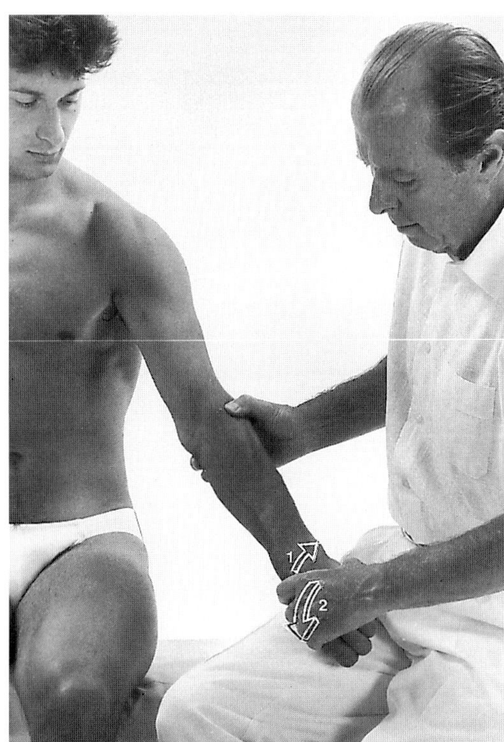

111 Dehnung des M. supinator

Zur Dehnungsbehandlung der Extensoren (NMT) wird bei gestrecktem Ellbogen im Handgelenk und Fingergrundgelenk eine maximale passive Flexion gesetzt. Nach aktiver isometrischer Gegenspannung erfolgt die Dehnung durch Verstärkung der Grundeinstellung *(Abb. 110)*. Die manchmal erforderliche Dehnung des M. supinator zeigt *Abbildung 111*.

AP

Bewährt haben sich Di 4, Di 10, Di 11, 3E 5, 3E 10, G 34.

ADJ

Eiswürfelmassagen, Ultraschallbehandlung, Epikondylitisbandage, bewähren sich als begleitende Maßnahmen.

Epicondylopathia humeri ulnaris

Leitsymptome

Die Schmerzen erstrecken sich vom ulnaren Epikondylus ulnarseitig mehr nach distal.

Therapieschlüssel

- ▶ TLA: Topische Infiltrationen (!).
- ▶ MM: NMT (1).
- ▶ AP: Lokalpunkte (2).
- ▶ ADJ: Eiswürfelmassagen, Ultraschallbehandlung (3).

TLA

Topische Infiltration druckdolenter Insertionen mit dünner Kanüle bis zum Knochenkontakt, Infiltration eventueller Triggerpunkte (M. palmaris longus, M. trizeps humeri).

MM

Analog dem Vorgehen bei der radialen Epikondylopathie werden postisometrische Dehnungen ausgeführt, jedoch hier mit maximaler Dorsalflexion im Handgelenk und Fingergrundgelenken.

AP

Bewährte Punkte sind B 3, H 7, Dü 8, KS 3, M 10.

ADJ

Ultraschalltherapie bei chronischer Verlaufsform zusätzlich.

Das schmerzhafte Humeroulnargelenk

Leitsymptome

Das Kapselmuster ist variabel; meist ist die Flexion erheblich eingeschränkt. 10 Grad Extensionsbehinderung entsprechen dann häufig einer 30gradigen Flexionseinschränkung.

Therapieschlüssel

- ▶ TLA: Intraartikuläre Injektion (!).
- ▶ MM: Mobilisationen (1), NMT bei muskulärer Symptomatik (2).
- ▶ AP: Überwiegend lokale Punkte (3).
- ▶ ADJ: Nach Abklingen der Schmerzphase krankengymnastische Rehabilitation (3).

TLA

Die intraartikuläre Injektion erfolgt von einem Einstichpunkt in der Mitte zwischen Olekranon und Epicondylus radialis bei im Winkel von 90 Grad gebeugtem Unterarm *(Abb. 112)*. Die 4 cm lange und dünne Nadel wird distal und längs des Olekranon ins Gelenk eingeführt. Danach muß das Gelenk im schmerzfreien Rahmen wiederholt durchbewegt werden.

MM

Zur Mobilisation eignet sich eine einfache traktorische Technik in Seitenlage des Patienten. Das zu behandelnde Gelenk liegt tischwärts, der Unterarm ist rechtwinkelig gebeugt und wird vom Behandler mit beiden Händen knapp distal des Humeroulnargelenks und handgelenksnahe umfaßt und durch Traktion in Richtung der Humeruslängsachse mobilisiert.

AP

Bewährte Punkte sind: Di 4, Di 10, Di 11, Di 15, Dü 8, H 3, H 7, KS 3, G 34.

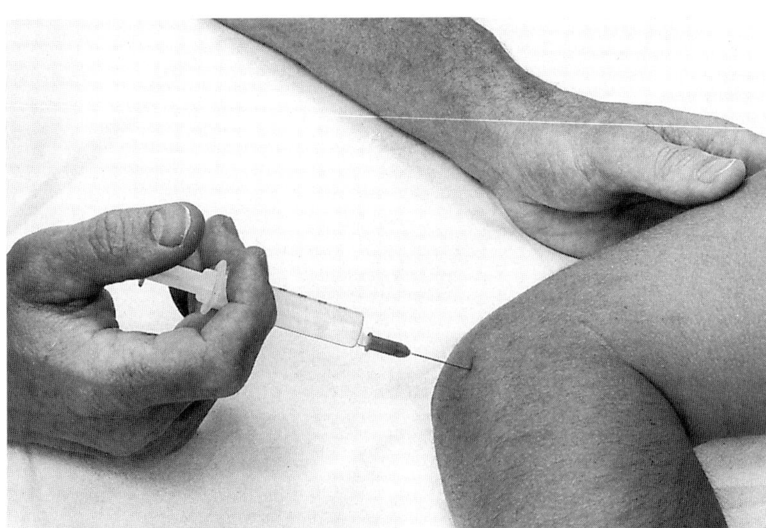

112 Intraartikuläre Injektion in das Ellenbogengelenk.

Das schmerzhafte Handgelenk

Leitsymptome

Die eingeschränkte und schmerzhafte Dorsalflexion weist auf eine Störung des Mediokarpalgelenkes hin (»aufstützen«).
Typisch für das gestörte Radiokarpalgelenk ist die Einschränkung der Palmarflexion.

Therapieschlüssel

- ▶ TLA: Intraartikuläre Injektionen (1).
- ▶ MM: Mobilisationen (!).
- ▶ AP: Lokalpunkte (2).
- ▶ ADJ: Interferenzstrombehandlung (3).

TLA

Zur Behandlung des Mediokarpalgelenks sucht man palpatorisch den deutlichsten Schmerzpunkt im Gelenkspaltverlauf, sticht dort von dorsal senkrecht ein und ist sofort im Gelenk.

Die Infiltration des Radiokarpalgelenks geschieht am besten von einem Einstichpunkt distal des Proc. styloideus radii aus. Von hier wird die Nadel nach medial und leicht proximal ca. 1½ cm tief eingeführt.

TLA

Die im Handgelenksbereich besonders nach Prellungen oder längeren Ruhigstellungsmaßnahmen mit Gipsverbänden oder Schienen resultierenden Funktionsstörungen und begleitenden Schmerzen sprechen auf mobilisierende Behandlungen gut an.

Zur Mobilisation fixiert eine Hand des Therapeuten knapp proximal des Handgelenkes, die andere umgreift Karpus und Metakarpus. Unter leichter Traktion mobilisieren rhythmische volar und dorsal gerichtete Impulse im Sinne einer Parallelverschiebung der Gelenkflächen das Handgelenk. *(Abb. 113).*

AP

Bewährte Punkte sind Di 4, Di 5, Dü 3, Dü 5, Lu 9, 3E 5, 3E 15, PaM 109.

ADJ

Elektrotherapie der Schmerzregion.

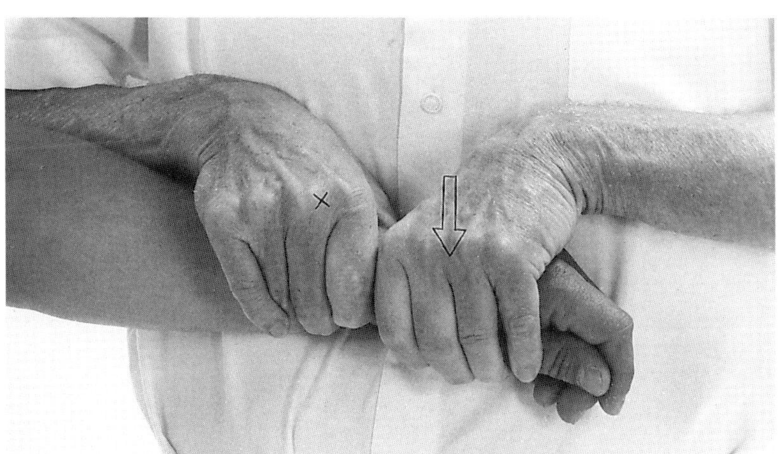

113 Mobilisationsbehandlung des Handgelenks

Das Karpaltunnelsyndrom

Leitsymptome

Schmerzen und Mißempfindung in den ersten drei Fingern.
Nächtliche Exazerbation.
Druck auf das Ligamentum carpi transversum löst Parästhesien aus.

Therapieschlüssel

- TLA: Infiltration des Karpaltunnels (!).
- MM: Mobilisation des Handgelenkes (1).
- AP: Lokale Punkte (2).
- ADJ: Bei Therapieversagen und/oder Medianusschädigung Operation (3).

TLA

Die Unterspritzung des Ligamentum carpi transversum erfolgt von einem Einstichpunkt aus, der ulnar der Sehne des M. palmaris longus in Höhe der Handgelenkquerfalte liegt. Die Nadel wird bei leicht dorsal flektierter Hand schräg nach distal unter das Querband eingeführt *(Abb. 114).*

MM

Die Mobilisationsbehandlung entspricht dem Vorgehen für das schmerzhafte Handgelenk *(s. S. 231).*

AP

Bewährt haben sich Di 2, Di 4, KS 6, PaM 107.

ADJ

Bei nachgewiesener Medianusschädigung (NLG) und muskulärer Atrophie (Daumenballen) und/oder Therapieresistenz muß zur Entlastung das Ligamentum carpi transversum operativ gespalten werden.

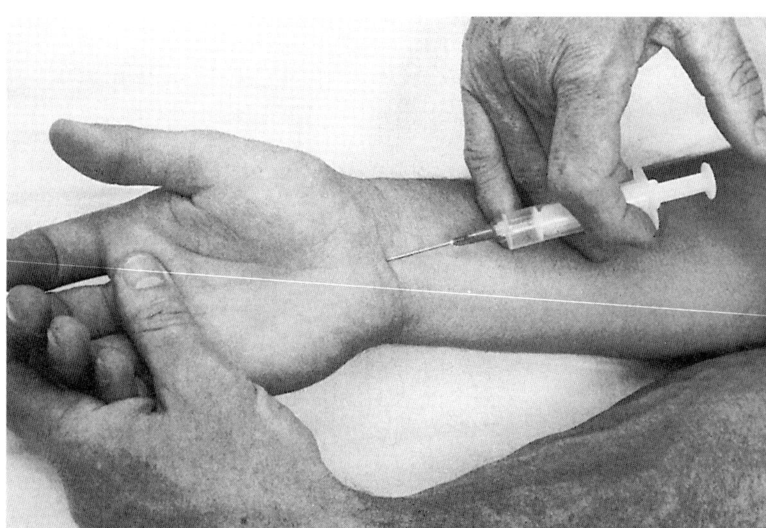

114 Technik zur Infiltration des Karpaltunnels

Schmerzende Fingergelenke

Leitsymptome

Schmerz, Schwellung und Deformierung der Fingermittel- und/oder Fingergrundgelenke.
Sind die Fingerendgelenke betroffen, handelt es sich um Heberden-Arthrose, schmerzende Fingermittelgelenke beruhen auf einer Buchard-Arthrose. Probleme im Daumengrundgelenk verweisen auf eine Rhizarthrose.

Therapieschlüssel

- ▶ TLA: Periartikuläre Infiltrationen (!).
- ▶ MM: Mobilisation der Fingergelenke (1).
- ▶ AP: Hauptsächlich Lokalpunkte (2).
- ▶ ADJ: Moor- oder Heublumenbäder.

TLA

Fingermittel- und/oder Fingerendgelenke werden auf der Seite der deutlicheren Druckschmerzhaftigkeit von lateral oder medial infiltriert. Die dünne Nadel braucht dazu nur wenige mm tief einzudringen.

Das Daumensattelgelenk erreicht man bei opponiertem Daumen mit einem senkrechten Einstich zwischen den Sehnen des M. extensor pollicis longus und des M. abductor pollicis longus (in Höhe der sogenannten Tabatière).

Schmerzen in den Fingergrundgelenken (Metakarpophalangealgelenke) erfordern einen interdigitalen Einstich in der Zwischenfingerfalte und rein proximale Nadelführung. Damit wird jeweils der periarthrotische Anteil zweier benachbarter Gelenke erreicht *(Abb. 115)*.

MM

Zur Behandlung der Fingergelenke faßt eine Hand des Therapeuten den Unterarm und fixiert ihn gegen den eigenen Körper oder eine Unterlage. Die Finger umfassen proximal das zu behandelnde Fingergelenk. Die andere Hand packt distal davon im Gabelgriff mit Daumen und

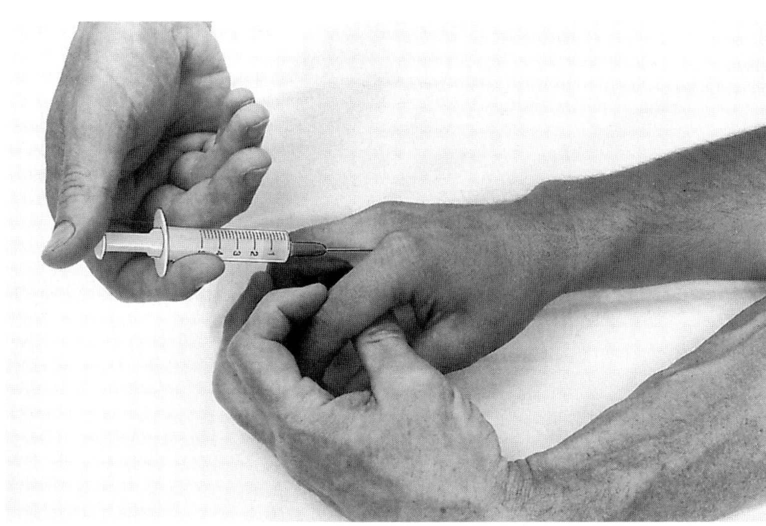

115 Injektion an die Metakarpophalangealgelenke

Zeigefinger zu. Aus dieser Ausgangsstellung lassen sich dann die Fingergelenke sowohl traktorisch als auch volar, dorsal, parallel verschiebend mobilisieren.

AP

Folgende Punkte sind angezeigt:
- Schmerzen in den Gelenken der ersten drei Finger: Di 2, Di 4, PaM 107.
- Schmerzen in den Gelenken des 4. und 5. Fingers: Dü 3, 3E 5, PaM 107.

Für beide Manifestationen Punkte der »Schwimmhäute« zwischen den Fingern 2 bis 5.

ADJ

Zur Selbstbehandlung eignen sich Handbäder mit Moorzusatz oder Heublumenabsud.

Erkrankungen der unteren Extremitäten

Das schmerzende Hüftgelenk (Periarthropathia coxae, Koxarthrose)

Leitsymptome

Kapselmuster.
Innenrotationsstörung.
Pseudoradikuläre Ausstrahlung L2/3.

Therapieschlüssel

- ▶ TLA: Quaddelmuster, peri- und intraartikuläre Injektionen (!).
- ▶ MM: Mobilisationen, NMT verspannter Muskeln (1).
- ▶ AP: Koxarthroseprogramm (3).
- ▶ ADJ: Interferenzstrombehandlungen, Fango, Radfahren (2).

TLA

Das Quaddelmuster ist in Form eines nach kaudal offenen U in die Trochanterregion zu setzen *(Abb. 116).*

Bei periartikulärer Injektion erfolgt der Einstich einer 6 bis 8 cm langen Kanüle knapp über der Trochanterspitze. Das Gelenk wird fächerförmig umspritzt.

Bei intraartikulärer Injektion dienen Symphyse und Spina iliaca ventralis cranialis als Orientierungspunkte. Von der Mitte einer Verbindungslinie dieser Punkte tastet man kaudalwärts den Puls der A. femoralis. 2 Querfinger kaudal und lateral davon wird die 6-cm-Kanüle senkrecht eingestochen und in das Gelenk eingeführt *(Abb. 117).*

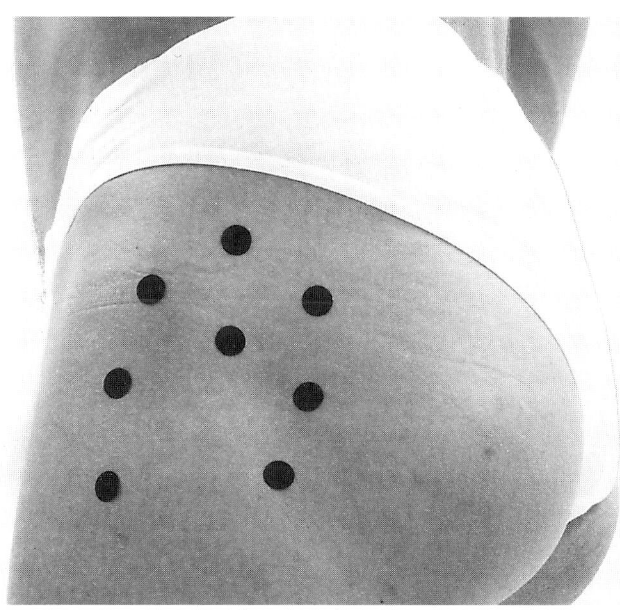

116 Quaddelmuster bei Hüftgelenkerkrankungen

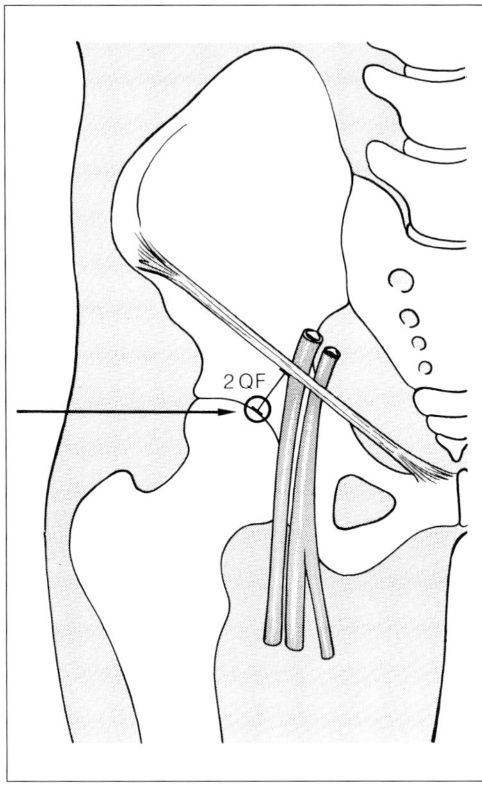

117 Orientierungsskizze der intraartikulären Injektion in das Hüftgelenk

N. obturatorius

Schmerzen aus dem Hüftgelenk werden über den N. obturatorius, der das Gelenk zu 80% versorgt, weitergeleitet. Somit ergibt sich über die Blockade dieses Nervs die Möglichkeit der weitgehenden, zumindestens temporären Schmerzausschaltung.

Um den Canalis obturatorius, durch den der Nerv verläuft, zu erreichen, wählt man einen Einstichpunkt 1 Querfinger lateral und kaudal des Tuber pubicum. Man führt die 8 bis 10 cm lange Kanüle senkrecht bis zum Knochenkontakt mit dem Ramus superior ossis pubis ein, zieht die Nadel dann etwas zurück und dirigiert sie so weiter in die Tiefe, bis sie unter dem Schambeinast, lateralwärts geführt, den Nerv erreicht *(Abb. 118)*.

Die richtige Lage der Nadel signalisiert ein vom Pateinten angegebenes elektrisierendes Gefühl, das in die laterale Hüftgegend und zur Innenseite des Oberschenkels ausstrahlt.

Nach Aspiration zur Vermeidung intravasaler Applikation genügen 5 ml des Lokalanästhetikums zur Nervenblockade.

MM

Die gestörte Beweglichkeit des Hüftgelenkes läßt sich durch geeignete Mobilisationsgriffe verbessern. Am gebräuchlichsten sind die beiden im folgenden beschriebenen traktorischen Techniken.

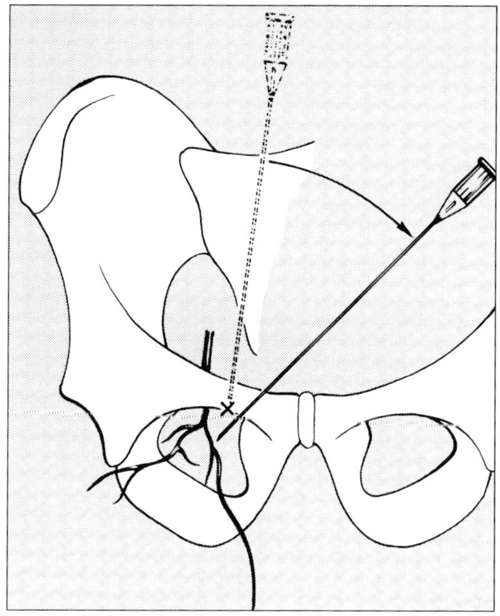

118 Blockade des N. obturatorius

Der Patient liegt auf dem Rücken, der Therapeut steht zu seinen Füßen und umgreift das zu behandelnde Bein mit beiden Händen knapp über dem Sprunggelenk so, daß die Daumen oben liegen. Dann wird das gestreckte Bein leicht angehoben (ca. 30 Grad), 30 Grad abduziert und 15 Grad außenrotiert. In der damit eingestellten Neutralstellung des Hüftgelenkes sind traktorische Impulse, die aus einfachem Verlagern des Körpergewichts nach dorsal resultieren, am wirkungsvollsten.

Bei modifizierter Durchführung setzt der traktorische Impuls in unmittelbarer Gelenknähe an *(Abb. 119)*. Dazu setzt sich der Behandler seitlich auf den Tisch, legt die Kniekehle des zu behandelnden Beines auf seine tischseitige Schulter und umfaßt beidhändig den Oberschenkel mit unter der

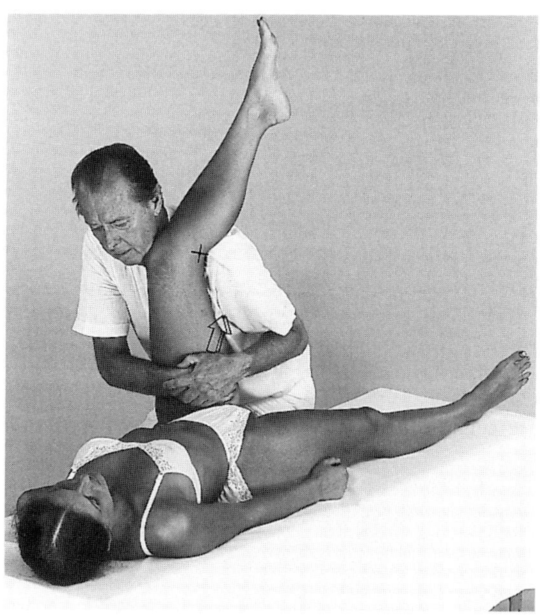

119 Mobilisation des Hüftgelenks

Leistenbeuge ineinander verschränkten Fingern. Die Richtung der Traktionsimpulse geht nach distal und lateral, etwa der Längsachse des Schenkelhalses entsprechend.

Zur Therapie begleitender muskulärer Schmerzen können entsprechende Dehnungsbehandlungen (NMT) nützlich sein, vor allem an M. iliopsoas, M. glutaeus medius, M. piriformis und der ischiokruralen Muskulatur.

M. iliopsoas

Soll der verkürzte und verspannte M. iliopsoas behandelt werden *(Abb. 120)*, liegt der Patient in Rückenlage mit dem Gesäß am unteren Tischrand. Das Bein der freien Seite wird zur Brust angewinkelt und in dieser Lage vom Patienten mit beiden Händen festgehalten, um das Becken zu fixieren. Gegen das andere frei hängende Bein gibt der Behandler während der reflektorisch isometrischen Aktivierung oberhalb des Kniegelenkes Widerstand. In der Entspannungsphase wird das Absinken des Beines durch leichten kaudal gerichteten Druck auf das Knie unterstützt. Wie bei allen bereits vorgestellten Isometrics ist eine mehrmalige Wiederholung des Behandlungsvorganges notwendig.

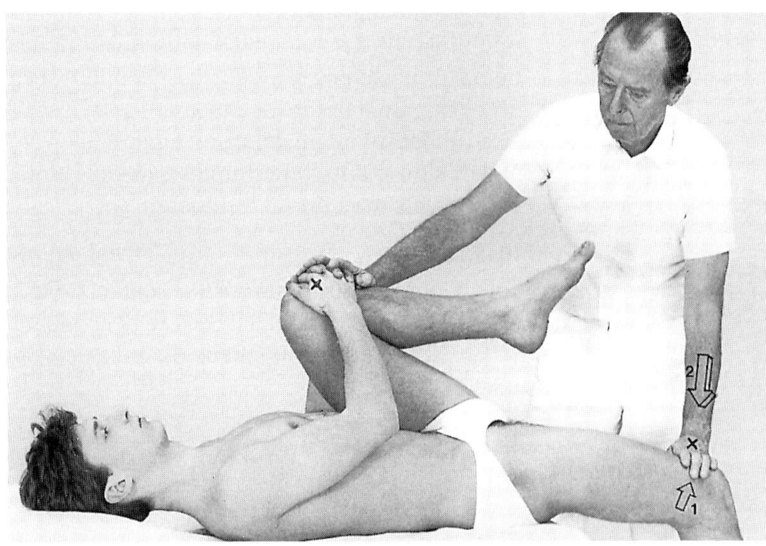

120 Postisometrische Psoasdehnung

Selbstbehandlung

Die Selbstbehandlung *(Abb. 121)* geht von der gleichen Lagerung und auch Fixierung des kontralateralen Beines aus. Das freihängende Bein wird lediglich gegen die Schwerkraft aktiviert und durch diese in der Entspannungsphase gedehnt.

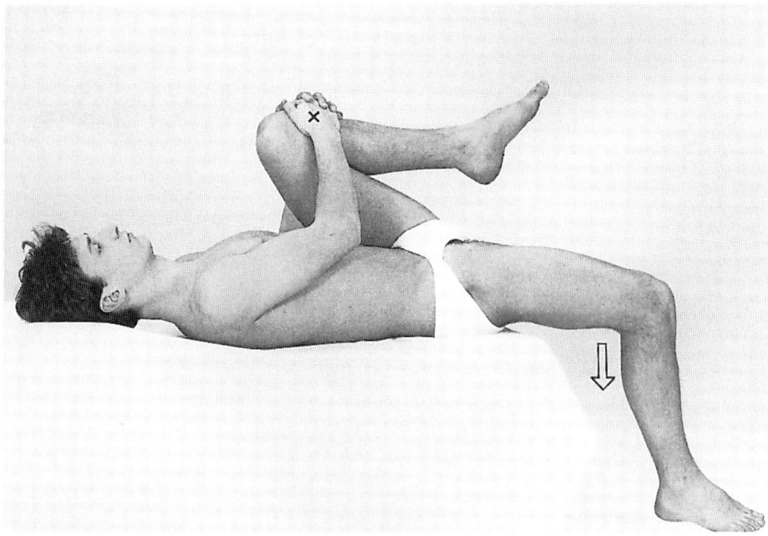

121 Selbstbehandlung bei Psoasverkürzung

M. glutaeus medius

Zur Behandlung des M. glutaeus medius, auf dessen Verspannung Koxalgien häufig beruhen, liegt der Patient auf dem Rücken. Das Bein der kranken Seite ist ausgestreckt und maximal adduziert, das andere im Knie gebeugt und über das darunterliegende Bein gekreuzt aufgesetzt. Der Therapeut steht an der gesunden Seite und fixiert mit einer Hand die gegenüberliegende Beckenschaufel, die andere verstärkt die Adduktion soweit wie möglich. Fixierung, Widerstand und Dehnung erfolgen sinngemäß *(s. Abb. 68, S. 185).*

M. piriformis

Zur Behandlung des M. piriformis liegt der Patient auf dem Bauch, das Bein der kranken Seite im Kniegelenk rechtwinkelig gebeugt. Der Unterschenkel fällt möglichst weit nach außen (Innenrotation im Hüftgelenk) *(s. Abb. 69, S. 186).* Der Behandler gibt über der medialen Knöchelgegend Widerstand gegen den isometrischen außenrotatorischen Druck. In der Entspannungsphase wird über die Kontakthand der schon durch das Eigengewicht des Unterschenkels größer werdende Innenrotationswinkel zusätzlich leicht vergrößert.

Ischiokrurale Muskulatur

Verspannungen der ischiokruralen Muskulatur verursachen ischiasähnliche Beschwerden und zeigen bei der Untersuchung ein pseudopositives Lasègue-Zeichen, das über die Muskeldehnung zur Auslösung kommt.

Die Ausgangslage zur Behandlung gleicht mit gehobenem und im Knie gestreckten Bein der Lasègue-Prüfung. Am Ende des erreichbaren Beinhebewinkels wird gegen die führende Hand des Therapeuten isometrisch aktiviert und im Anschluß durch Winkelvergrößerung gedehnt *(Abb. 122).*

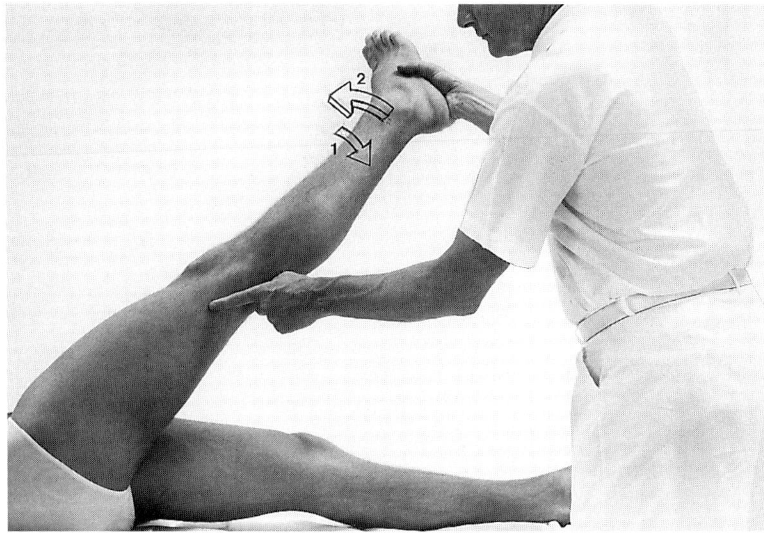

122 Dehnungsbehandlung des M. biceps femoris bei schmerzhaftem Fibulaköpfchen

AP Das Hüftprogramm beinhaltet: B 23, B 31, B 50, G 30, M 31, N 10, MP 9.

ADJ Fangokur in Abano Terme, Vermeidung langer Gehstrecken, besser Radfahren.

Das schmerzende Kniegelenk

Verschiedene pathogene Faktoren können schmerzauslösend wirken. Arthrotische Veränderungen, Irritationen des Kapselbandapparates sowie Meniskusläsionen sind die häufigsten Verursacher.

Leitsymptome

Kapselmuster: Flexion - Extension, typische Schmerzpunkte (Palpation!).
Rotationseinschränkungen sprechen für eine Störung des Tibiofibulargelenks.

Therapieschlüssel

- ▶ TLA: Topische Infiltrationen, intraartikuläre Injektionen (!).
- ▶ MM: Mobilisationen (1).
- ▶ AP: Knieprogramm (2).
- ▶ ADJ: Akut: Kryotherapie (1).
  Chronizität: Moorpackungen (3).

TLA

Bei uncharakteristischen Beschwerden ist das Quaddelmuster anzuwenden *(Abb. 123)*.

Topische Infiltrationen der Schmerzpunkte betreffen:

- den Pes anserinus,
- die Quadrizepsinsertionen (proximal und distal der Patella sowie an der Tuberositas tibiae),
- die Insertion des M. biceps femoris (schmerzhaftes Fibulaköpfchen!),
- die Ligamenta collaterale mediale et laterale,
- Retinacula patellae.

An allen Punkten kann gerade und direkt bis zum Knochenkontakt eingegangen und die Schmerzzone eng fächerförmig infiltriert werden.

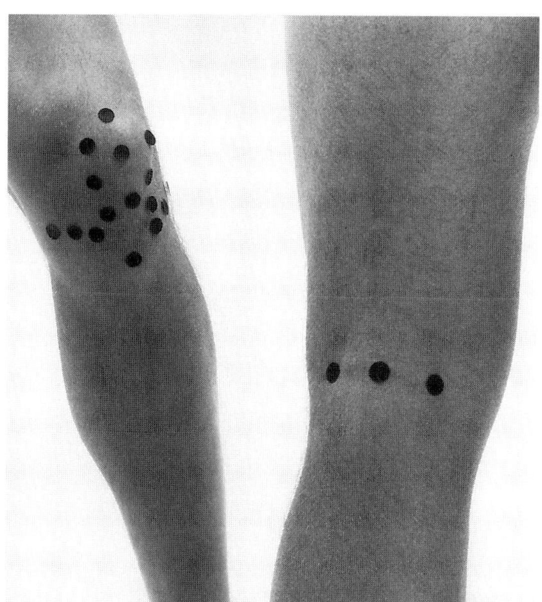

123 Quaddelmuster
a Knie und Patella ventral
b Knie dorsal

Die intraartikuläre Injektion erfolgt bei Unauffälligkeit der periartikulären Strukturen und/oder synovialen Reizzuständen. Sie wird häufig ohne Notwendigkeit ausgeführt.

Die für den Patient angenehmste Technik erfolgt im Sitzen mit frei herabhängendem Unterschenkel. Der Einstichpunkt liegt medial des Ligamentum patellae, in einem Grübchen zwischen diesem und dem medialen Femurkondylus.

Die rechtwinkelig angesetzte Kanüle dringt hier direkt ohne ossären Widerstand in den Gelenkraum ein *(Abb. 124)*.

MM

Funktionsstörungen und begleitende Beschwerden der Kniegelenke reagieren gut auf folgende Mobilisationen:

Der Patient liegt auf dem Rücken, das Bein des zu behandelnden Kniegelenkes ist gebeugt und mit dem Fuß auf dem Tisch aufgesetzt *(Abb. 125)*.

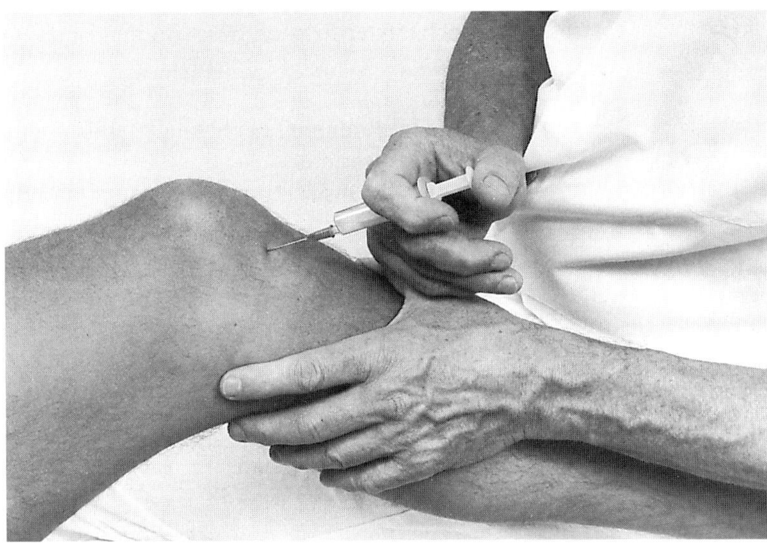

124 Intraartikuläre Injektion in das Kniegelenk

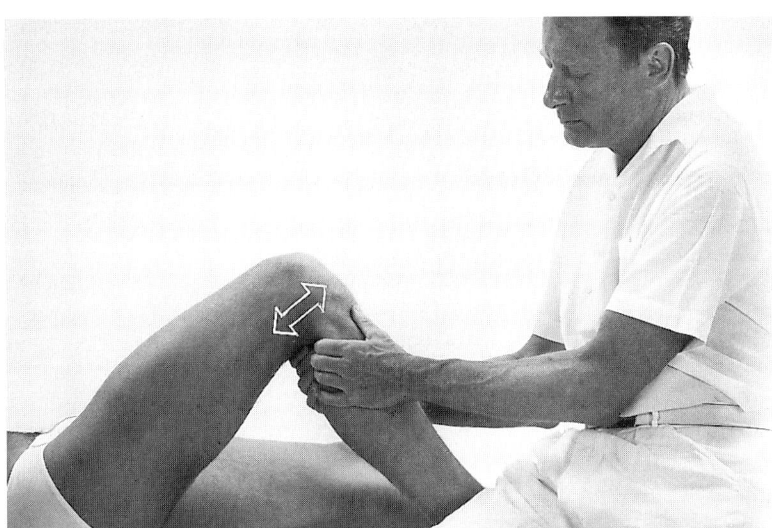

125 Translatorischer Test und Mobilisation des Kniegelenks

Der Therapeut setzt sich seitlich und dem Patienten zugewandt auf den Tisch und Vorfuß des gebeugten Beines. Den so fixierten Unterschenkel umfaßt er dann mit beiden Händen knapp distal des Gelenkspaltes, die Daumen parallel zueinander längs des Ligamentum patellae, die Finger unter der Kniekehle. In dieser Position lassen sich nicht nur die Kreuzbänder prüfen (Schubladenzeichen), sondern bei Bewegungsbehinderung im Kniegelenk auch Mobilisationen ausführen. Wiederum entsprechend der Konvex-konkav-Regel wird dazu bei Flexionsstörungen der Tibiakopf rhythmisch dorsalwärts bei gleichzeitiger Extensionshemmung auch ventralwärts translatorisch mobilisiert.

Da bei nahezu allen mobilisationsbedürftigen Kniegelenken auch die Beweglichkeit bzw. das Gleiten der Patella gestört ist, berücksichtigt der nächste Behandlungsschritt diese Region. Hierbei wird am gestreckten, aber entspannten Bein die Patella von proximal mit dem Handballen im Sinne einer langsamen Hobelbewegung wiederholt nach kaudal geschoben.

AP

Als Punktkombination zur Behandlung der Kniegelenke empfiehlt sich: 3E5, B54, NP5, NP9, N36, G34, PaM145, PaM153.

Das schmerzende Sprunggelenk

Beschwerden treten häufig nach Frakturen, Distorsionen und längerer Immobilisation auf.

Leitsymptome

Das Kapselmuster des Talokruralgelenkes zeigt zunächst eine gestörte Dorsalflexion (Bergaufgehen erschwert).
Im unteren Sprunggelenk sind Pro- und Supinationsbewegungen eingeschränkt.
Hypermobilitäten bzw. Instabilitäten äußern sich in einer vergrößerten Plantarflexion.

Therapieschlüssel

- TLA: Topische Infiltrationen (1), intraartikuläre Injektionen (3), Quaddeltherapie (2).
- MM: Mobilisation (1).
- AP: Lokale Punkte in Abhängigkeit von der Schmerzlokalisation (2).
- ADJ: Thermotherapien, Interferenzstrombehandlungen (3).

TLA

Angezeigt ist Quaddelung in Höhe des Gelenkspaltes.
Die topischen Infiltrationen werden am druckempfindlichen, schmerzenden Bandstrukturen vorgenommen. Mit dünner Kanüle wird bei rechtwinkligem Einstich fächerförmig bis zum Knochenkontakt infiltriert (Ligamentum deltoideum, Ligamentum calcaneofibulare, Ligamentum talofibulare, Ligamentum tibiobifulare).

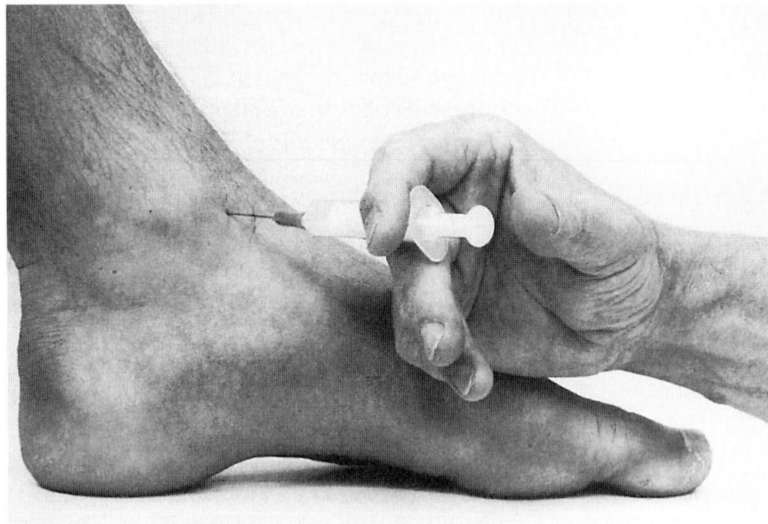

126 Intraartikuläre Injektion in das obere Sprunggelenk

Bei der intraartikulären Injektion sind zwei Einstichpunkte möglich. Sie liegen jeweils im Winkel der Malleolengabel (kleines Grübchen bei Plantarflexion). Die Nadel gleitet nach kurzem Weg direkt in den Gelenkraum *(Abb. 126)*.

MM

Zur Mobilisation des oberen Sprunggelenkes liegt der Patient auf dem Rücken, das im Kniegelenk gebeugte Bein so aufgestellt, daß die Ferse mit dem Tisch Kontakt hat.

Den Vorfuß fixiert der Therapeut mit einer Hand, umgreift mit der anderen von oben den distalen Unterschenkel und führt bei Störungen der Plantarflexion rhythmische, nach dorsal gerichtete Schubbewegungen aus *(Abb. 127)*.

Eingeschränkte Dorsalflexion

Bei eingeschränkter Dorsalflexion liegt das zu behandelnde Bein flach auf dem Tisch, Fuß und Ferse ragen frei über den unteren Tischrand. Eine Hand umgreift von lateral das Fersenbein, die andere von oben medial die Gegend der Talusrolle. Bei der Mobilisation wird der Talus im Sprunggelenk rhythmisch nach dorsal gedrückt.

Ergänzend dazu bewährt sich bei eingeschränkter Ventral- und Dorsalflexion eine zusätzliche traktorische Technik.

Die Lagerung des Fußes entspricht der letztgenannten Einstellung mit leichter Spitzfußstellung. Beide Therapeutenhände umfassen von lateral und medial den Fuß, die Finger verschränkt oder überlappend mit der Kleinfingerseite in Gelenkhöhe, Daumen und Daumenballen an der Fußsohle. Der traktorische Mobilisationszug muß genau in distaler Richtung erfolgen. Nach entsprechender traktorischer Vorspannung kann durch eine ruckartige kurze Traktionsübersteigerung abschließend ein Manipulationsimpuls gesetzt werden *(Abb. 128)*.

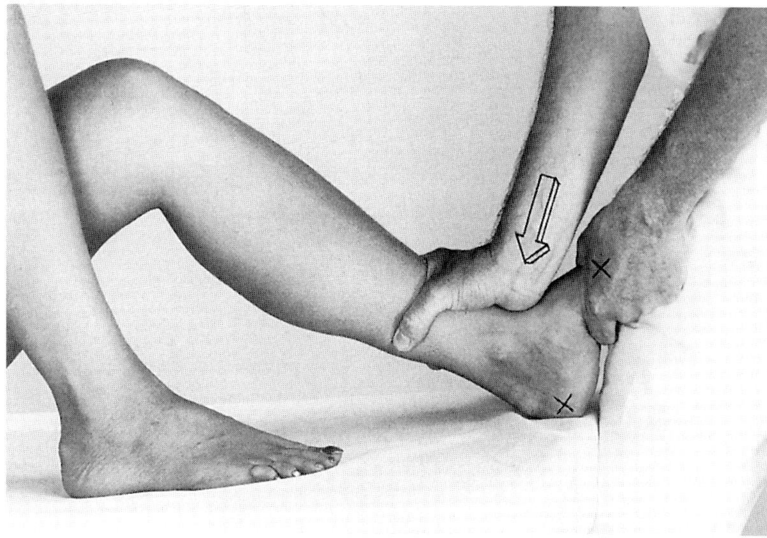

127 Translatorische Mobilisation im oberen Sprunggelenk

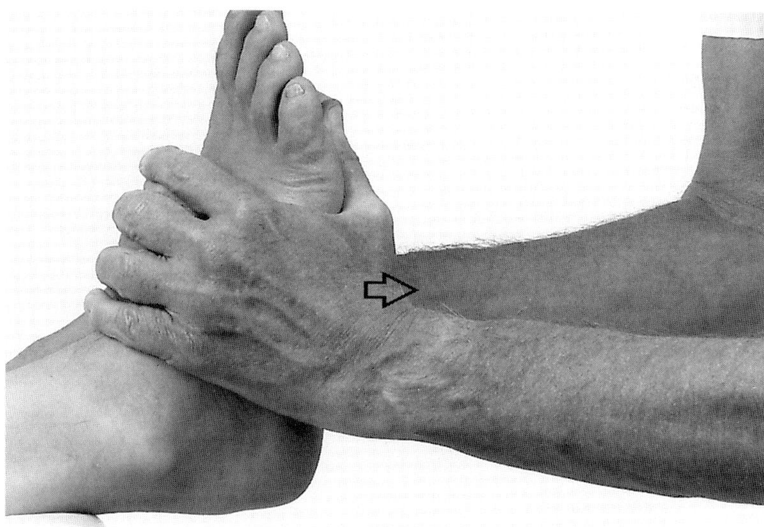

128 Traktorischer Mobilisationszug bei eingeschränkter Ventral- und Dorsalflexion

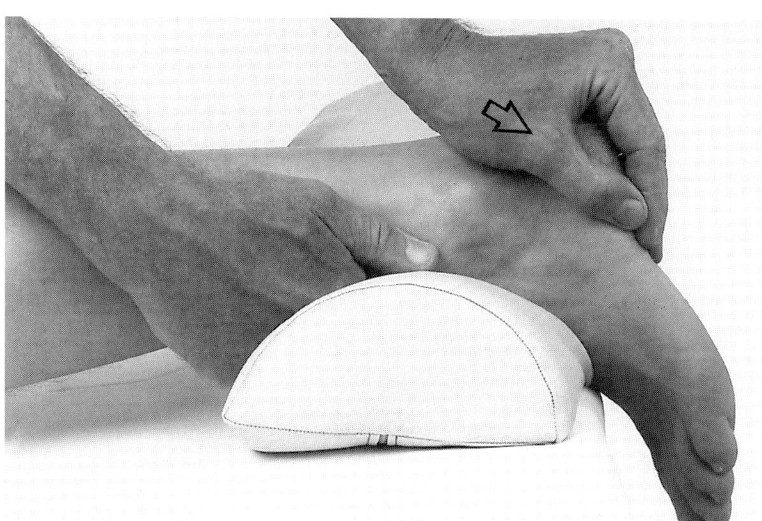

129 Nach distal gerichteter Mobilisationsschub bei behinderter Pro- und Supinationsbeweglichkeit

Pro- und Supinationsbeweglichkeit

Die behinderte Pro- und Supinationsbeweglichkeit, die auf eine Funktionsstörung im unteren Sprunggelenk hinweist, behandelt man in Bauchlage des Patienten. Der Fuß ragt nun mit der Ferse nach oben, etwas über den unteren Tischrand hinaus, aber nur so weit, daß der Talus an der Tischkante noch fixiert bleibt. Der nach distal gerichtete Mobilisationsschub wird nach Umgreifen des Fersenbeines mit dem Handballen ausgeführt *(Abb. 129)*.

AP

Folgende Punkte haben sich bewährt:
- Schmerzen an der Gelenkinnenseite: N 3, N 5, N 6, MP 5, MP 6.
- Schmerzen an der Gelenkaußenseite: B 60, B 62, G 40, M 41.

ADJ

Akutphase: Kryotherapie
Chronizität: Wärmeapplikationen (Fango).

Metatarsalgie (Mortonsyndrom)

Leitsymptome

Anfallsartige, beim Gehen auftretende Schmerzen am Fußaußenrand (3. bis 5. Strahl).

Therapieschlüssel

- ▶ TLA: Interdigitale Infiltrationen (!).
- ▶ MM: Mobilisationsbehandlung (1).
- ▶ AP: Lokale Punkte (2).
- ▶ ADJ: Schuheinlage (2).

TLA

Am Ort der größten Druckschmerzhaftigkeit (meist zwischen 3. und 4. Zehengrundgelenk) wird interdigital von dorsal senkrecht eingestochen und bis zu einer Tiefe von 2 cm infiltriert, so daß alle wesentlichen interdigitalen Strukturen bis zur plantaren Ebene erfaßt werden *(Abb. 130).*

MM

Die Behandlung entspricht den Techniken zur Spreizfußbehandlung (siehe unten).

AP

Angezeigt sind die Punkte Le 3, PaM 137, G 43.

ADJ

Einlagen zur Hebung der Metatarsalköpfchen 3 und 5.
Bei Therapieresistenz (Ausbildung eines Neuroms) Operation mit Ausschälung des interdigitalen Neuroms und der fibrösen Verklebungen.

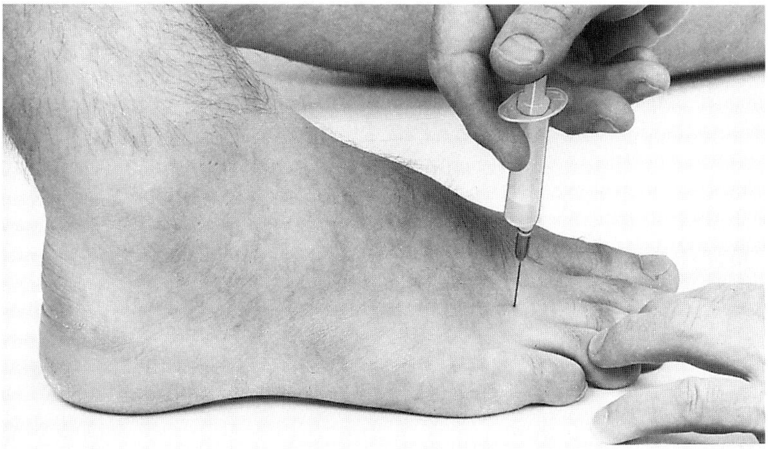

130 Infiltrationsbehandlung bei Metatarsalgie (Morton-Syndrom)

Senk- und Spreizfußbeschwerden

Leitsymptome Inspektion

Therapieschlüssel

- ▶ TLA: Interdigitale Infiltration im Bereiche der Zehengrundgelenke (!).
- ▶ MM: Mobilisationsbehandlungen (1).
- ▶ AP: Lokale Punkte (3).
- ▶ ADJ: Elektrotherapie, Einlagen nur in Verbindung mit Fußgymnastik (2).

TLA

Die interdigitale Infiltration erfolgt vom Fußrücken her. Bei senkrechtem Einstich wird die Nadel zwischen den Zehengrundgelenken unter laufender Infiltration tief plantarwärts eingeführt.

MM

Die Zehengrundgelenke ähneln anatomisch den Fingergelenken und werden demzufolge in analoger Weise mobilisiert. Bei den sehr häufigen Spreizfußbeschwerden wirken sich über die Metatarsalia und die Zehengrundgelenke ausgeführte Mobilisationsimpulse günstig aus.

Während eine Hand am aufgesetzten Fuß mit oben liegendem Daumen von medial den ersten Strahl fixiert, mobilisiert die ebenso von lateral angesetzte andere Hand über den zweiten Strahl, durch rhythmische, parallel verschiebende, plantar gerichtete Impulse. Durch Umsetzen der Handkontakte lassen sich in gleicher Weise die Abschnitte vom 2. bis 5. Strahl behandeln.

AP

Folgende Punkte haben sich bewährt:

- Schmerzen im Bereich des Großzehengrundgelenkes: MP2, MP3, Le 2, Le 3, Lu 10.
- Schmerzen im Vorfuß und in den Zehengrundgelenken 2 bis 5: Le 3, PaM 137, Di 3.

ADJ

Zur Elektrotherapie stehen die Füße auf Plattenelektroden.

Achillodynie

Leitsymptome

Spontan- und Druckschmerzhaftigkeit im Sehnenverlauf und/oder Ansatzbereich der Achillessehne.

Therapieschlüssel

- ▶ TLA: Topische Infiltration (!).
- ▶ MM: Dehnungsbehandlung der verspannten Wadenmuskulatur (1).
- ▶ AP: Locus-dolendi-Akupunktur (2).
- ▶ ADJ: Eiswürfelmassage (3), Impulsgalvanisation (3).

TLA

Die meist etwas verdickte Schmerzzone wird mit feinster Nadel fächerförmig infiltriert. Um die Schmerzregion zwischen Sehnenvorderseite und Kalkaneuskante mit einer dortliegenden Bursa zu erreichen, wählt man einen seitlichen Einstich im Scheitelpunkt dieses Winkels und führt die Nadel transversal unter ständiger Infiltration bis zum kontralateralen Sehnenende an der Sehnenvorderfläche entlang (Cave Kortison!).

MM

Der Patient liegt auf dem Bauch, das Knie rechtwinklig gebeugt. Der Therapeut bringt über Fußsohlenkontakt durch Dorsalflexion die Achillessehne in Spannung und überprüft deren Zunahme mit der anderen Hand, die im distalen Wadenbereich den Unterschenkel hält. Nach isometrischer Aktivierung gegen Widerstand wird durch Verstärkung der Dorsalflexion die Dehnung der Achillessehne erreicht *(Abb. 131)*.

Eine entsprechende Selbstbehandlung im Sitzen ist möglich. Die Ferse der Behandlungsseite ruht am kontralateralen Knie, und die Dehnung erfolgt mit den eigenen Händen in oben beschriebener Weise.

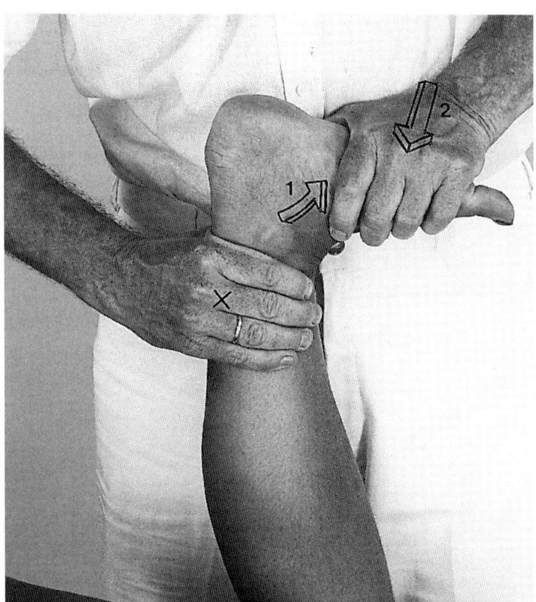

131 Dehnung der Achillessehne bei Achillodynie

AP

Angezeigt ist die Locus-dolendi-Technik in die druckdolenten Stellen der Wadenmuskulatur sowie die Behandlung der Punkte B57, B58, B60, N3.

ADJ

Vorsichtiges Stretching der Wadenmuskulatur.

Der sogenannte Fersensporn

Leitsymptome

Fersenschmerz beim Gehen.
Typische Druckdolenz im Insertionsbereich der Plantarmuskulatur am Kalkaneus.

Therapieschlüssel

- TLA: Topische Infiltration (!).
- MM: Dehnungsbehandlung der Fußsohlenmuskulatur (2).
- AP: Lokale Punkte.
- ADJ: Elektrotherapie, weiche Schuhsohlen (1).

TLA

Die Nadel wird am schmerzhaftesten Punkt eingestochen und bis zum Knochenkontakt eingeführt. Darauf erfolgt die fächerförmige Infiltration des Insertionsbereiches.

MM

Der Patient liegt auf dem Bauch, das Knie rechtwinkelig gebeugt. Beide Therapeutenhände haben Kontakt an der Fußsohle, eine im Fersenbereich, eine am Vorfuß. Durch Dorsaldrücken des Vorfußes kommt es zum Spannungsaufbau in der Plantaraponeurose. Nach gegensinniger isometrischer Aktivierung erfolgt die Dehnung über eine Verstärkung der Dorsalflexion *(Abb. 132)*.

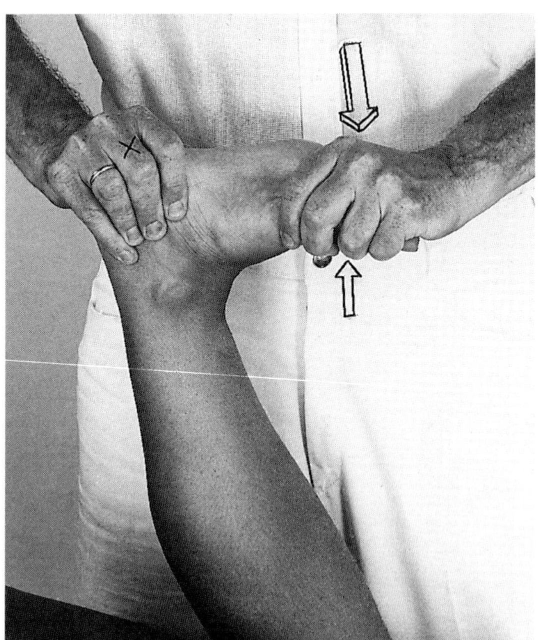

132 Dehnung der Plantaponeurose beim sogenannten Fersenspornschmerz

Die Selbstbehandlung entspricht der Achillodyniebehandlung *(s. S. 249),* unter Berücksichtigung der zuletzt genannten Technikvariante.

AP

Versuch: locus dolendi AP.

ADJ

Keine Ledersohlen.

Reflextherapie der Kopfregion

Die ätiopathogenetische Vielschichtigkeit von Kopfschmerzen verlangt immer eine weitgehende Abklärung, die sich an der Häufigkeit einzelner, möglicherweise ursächlich wirkender Faktoren orientieren sollte.

Um Kopfschmerzpatienten unmittelbar über Schmerzphasen hinwegzuhelfen, können reflextherapeutische Maßnahmen zur Anwendung kommen.

Vertebragener Kopfschmerz

Wird eine zervikogene Ursache angenommen, ist jenes Vorgehen zu empfehlen, daß im Abschnitt »Blockierungssyndrome der Kopfgelenkregion« *(s. S. 209)* vorgestellt wurde.

Vaskulär bedingte Kopfschmerzen vom Migränetyp

Leitsymptome

Anfallartiges Auftreten.
Aura.
Übelkeit, Brechreiz.
Flimmerskotom.

Therapieschlüssel

- ▶ TLA: Dornenkranz (1).
- ▶ MM: Chirotherapie evtl. bestehender Begleitblockierungen (2).
- ▶ AP: Migräneprogramm nach Modalität (1).
- ▶ ADJ: Im Anfall Imigran® (Sumatriptan) als Injektion (!).

TLA

Bei der Anwendung des sogenannten Dornenkranzes werden an der größten Zirkumferenz des Schädels ringsum zehn Quaddeln mit gleichzeitiger Infiltration der Kopfschwarte gesetzt *(Abb. 133).*

MM

Zur Chirotherapie von Kopfgelenkblockierungen *vgl. Kapitel »Blockierungssyndrome der Kopfgelenkregion« S. 209ff.*

AP

Als Punktkombination empfiehlt sich B2, B10, G14, G20, KG15, KS6, Lu7.

ADJ

Bei vertebragener Begleitkomponente zusätzlich NSAR.

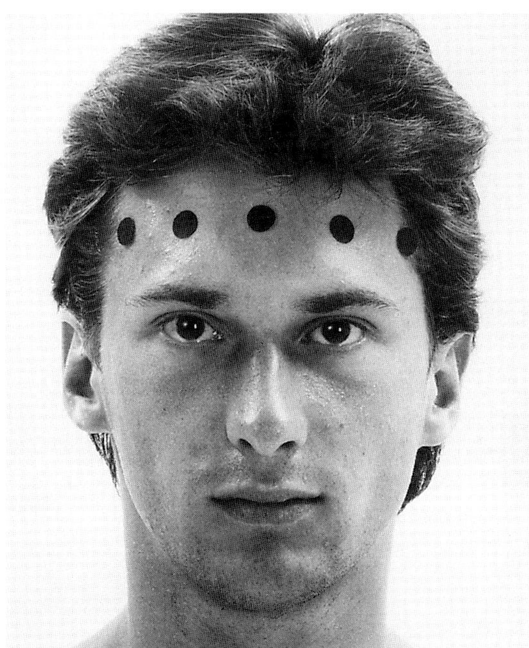

133 »Dornenkranz«, 8–10 Quaddeln an der größten Zirkumferenz des Schädels, Ausgangspunkte: Stirnmitte, Glabella links und rechts.

Rhinogene Kopfschmerzen

Leitsymptome

Anamnese, Druck- und Klopfempfindlichkeit der fazialen Kieferhöhlenwand, Blick in den Mund, Röntgenaufnahmen der Nasennebenhöhlen und Panoramaaufnahme des Gebisses (»Durchwandungsostitis«?).

Therapieschlüssel

- ▶ TLA: Injektionsmuster Kieferhöhle (!).
- ▶ MM: Exploration eventueller Begleitblockierungen (2).
- ▶ AP: Sinusitisprogramm (1).
- ▶ ADJ: HNO- bzw. zahnärztliche Behandlung der Grunderkrankung (1).

TLA

Das Injektionsmuster Kieferhöhle sieht drei Einstichpunkte vor:

- In der Mitte zwischen den Augenbrauen mit senkrechtem Einstich und Infiltration bis zum Knochenkontakt sowie
- rechts und links in der Nasolabialfalte in Höhe des unteren Nasenrandes mit Stichrichtung nach kranial (entsprechend dem Verlauf der Nasolabialfalte) *(Abb. 134, 135).*

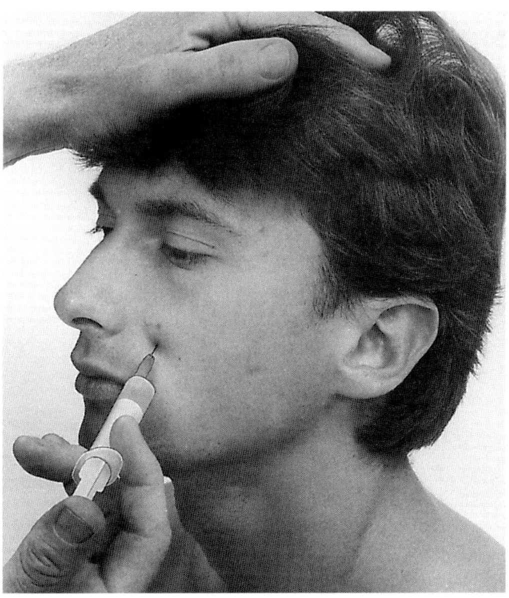

134 Injektion an den N. infraorbitalis, von außen in der Nasolabialfalte

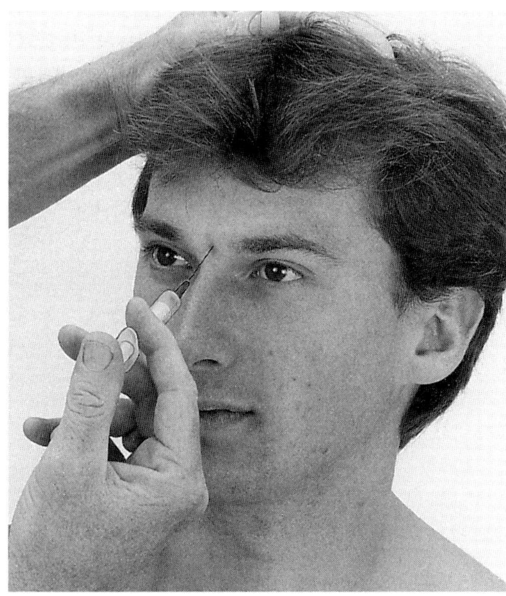

135 Injektion zwischen den Augenbrauen

MM

Bei länger bestehenden bzw. chronisch verlaufenden Nasennebenhöhlenerkrankungen kommt es häufig über die neuronalen Verschaltungen des Trigeminuskerngebietes mit jenen aus den oberen Zervikalsegmenten zum Aufbau von Begleitblockierungen der Kopfgelenkregion. Eine entsprechende chirotherapeutische Entlastung, deren Techniken bereits beschrieben wurden *(s. S. 211, 212),* kann ausschlaggebend für eine erfolgreiche Behandlung der begleitenden Kopfschmerzen sein.

AP

Eine vielfach wirksame Punktkombination ist: Di 4, Di 20, B 2, Dü 18, G 20.

Psychosomatisch bedingte Kopfschmerzen

Leitsymptome

Depressionsbild: antriebslos, appetitlos, schlaflos, vegetative Begleitsymptome, Panalgesie (»alles tut weh«).
Depressionssyndrome sind häufig von objektivierbaren Störungen des arthromuskulären Systems (z.B. M. trapezius! zervikale und thorakale Funktionsstörungen) begleitet, die rückkoppelnd die Basissituation belasten.

Therapieschlüssel

▶ Den vorliegenden Befunden entsprechend können TLA, MM und AP in der vorgestellten Anwendungsart die medikamentöse, antidepressive Therapie wirksam unterstützen.

Otalgien, otogener Vertigo, Tinnitus

Otologische nicht begründbare Schmerzen der Ohrregion können vertebragen verursacht sein, wobei Blockierungen des Bewegungssegmentes C 2/3 überwiegen.

Die nachstehend angeführten Maßnahmen sind als Remedium adjuvans im Sinne der Probebehandlung bei Tinnitus und otogenem Vertigo anwendbar.

Leitsymptome

Otologische Faktoren.
Chirodiagnostik (C 2/3!).

Therapieschlüssel

- ▶ TLA: Topische Infiltrationen und Quaddelung (1).
- ▶ MM: Manipulation der C 2/3-Blockierungen (!).
- ▶ AP: Lokalpunkte (1).

TLA

Topische Infiltration bis zum Knochenkontakt an der Mastoidspitze sowie 2 Querfinger darüber. Eine Quaddel wird in das Grübchen vor den Tragus gesetzt (Akupunkturpunkt Dü 19) *(Abb. 136).*

MM

Die chirotherapeutischen Maßnahmen zur Behandlung dieser Region wurden bereits vorgestellt *(s. S. 205, 206).*

AP

Angezeigt sind 3E 5, 3E 17, 3E 21, Dü 19, G 2, G 20.

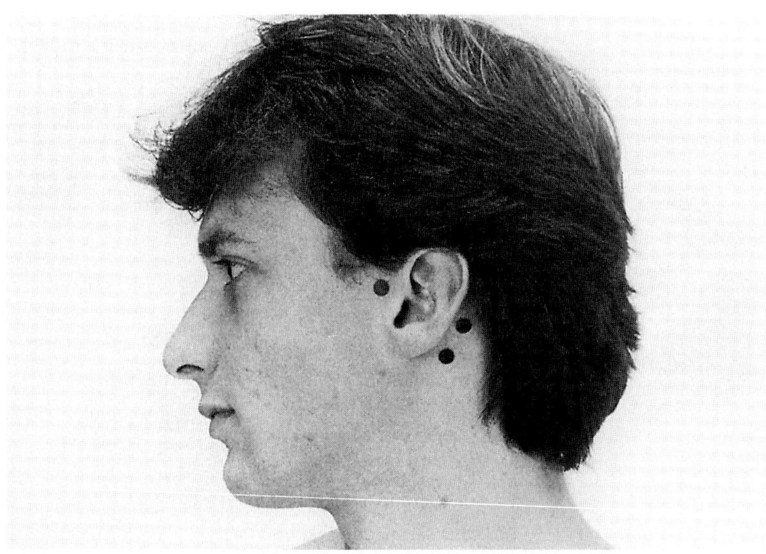

136 Einstichstellen zur Behandlung von Ohrerkrankungen (schwarze Punkte)

Schluckstörungen

Die am Zungenbein inserierenden Muskeln besitzen eine wichtige Funktion beim Schlucken. Somit kann die Innervation der infrahyalen Muskulatur aus dem Segment C2 und C3 bei Funktionsstörungen der oberen Halswirbelsäule zur entsprechenden muskulären Irritation und Dysbalance zwischen supra- und infrahyalen Muskeln, der Ausbildung von Druckempfindlichkeit der Insertionen am Os hyoideum sowie zum Auftreten von Schluckstörungen beitragen.

Leitsymptome

Druckempfindlichkeit des Zungenbeines.

Therapieschlüssel

- ▶ TLA: Topische Infiltration (2).
- ▶ MM: Chirotherapie bestehender Blockierungen (1), viszerale Osteopathie der Zungenbeingegend (!).
- ▶ AP: Lokal- und Fernpunkte (2).

TLA

Topische Infiltration bis zum Knochenkontakt am Punctum maximum der Druckempfindlichkeit, unter kontralateraler Fixierung des Zungenbeins.

MM

Zu den chirotherapeutischen Methoden zur Behandlung der oberen Halswirbelsäule vgl. *Seite 205, 206.*

Die viszerale Osteopathie bietet eine weitere manuelle Behandlungsmöglichkeit. Der Patient liegt in entspannter Rückenlage. Der Therapeut steht seitlich vom Patient und umfaßt mit der kranial liegenden Hand das Zungenbein, mit der anderen im Zangengriff (Daumen und Zeigefinger) Schild- und Ringknorpel. Er bewegt die Strukturen mehrmals seitlich gegenläufig, wobei die jeweilige Einstellung kurz vibrierend enden sollte *(Abb. 137).*

AP

Angezeigt sind M9, M10, PaM97, PaM99, PaM108.

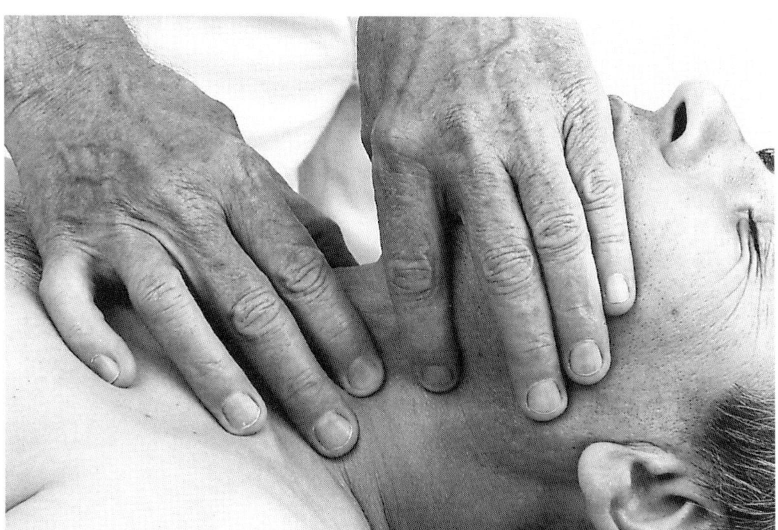

137 Behandlung des Zungenbeins durch viszerale Osteopathie. Die Pfeile verweisen auf die gegenläufigen Bewegungen der Daumen- und Zeigefingergabeln.

Reflextherapie viszeraler Störungen

Die Reflextherapie thorakaler und abdomineller Störungen ergänzt die medikamentöse Therapie von Organsyndromen oder dient zur Primärbehandlung rein funktioneller Beschwerden ohne pathomorphologisches Substrat.

Haut und subkutanes Bindegewebe als bevorzugte Projektionsfelder viszeraler Krankheitsabläufe können als reflextherapeutische Ansatzpunkte mehrfach genützt werden. TLA, AP, MM dominieren die Behandlungsstrategie und werden durch Osteopathie und therapeutische Blockaden ergänzt.

Pulmologische Syndrome

Nach Ausschluß gravierender Prozesse, bei Bronchialspasmen, Zustand nach Pneumonien und Bronchitiden sowie beim mechanisch-dyspnoischen Syndrom ist der Einsatz reflextherapeutischer Methoden oft hilfreich.

Leitsymptome

Pulmologische Diagnostik, Head-Zonen, Chirodiagnostik bei vertebragener Dyspnoe.

Therapieschlüssel

- ▶ TLA: Typisches Quaddelmuster (2).
- ▶ MM: Bei begleitenden Blockierungen (1).
- ▶ AP: Lokal- und Fernpunkte (2).
- ▶ ADJ: Bindegewebsmassage der Lungenzonen (1).

TLA

An den vorderen und rückwärtigen Thoraxabschnitten wird eine beiderseitige Quaddelreihe in hosenträgerartigem Verlauf appliziert *(Abb. 138)*.

MM

Blockierungen kleiner Wirbelbogen- bzw. der Kostotransversalgelenke können eine mechanisch bedingte Atemnot (Durchatemstörung) verursachen. Zu den erforderlichen chirotherapeutischen Techniken vgl. den Abschnitt »Blockierungsbedingte Dorsalgien« *(S. 187)*.

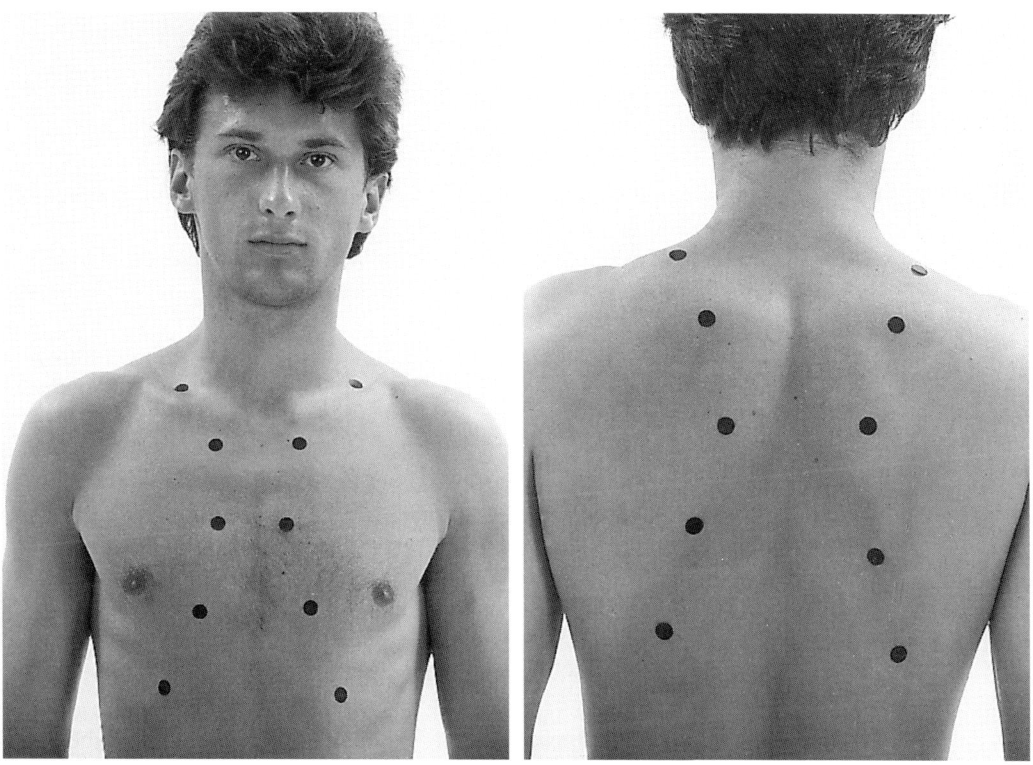

138 Quaddelmuster bei bronchopulmonalen Erkrankungen a ventral

138 b dorsal

AP

Programmvorschlag: Lu 1, Lu 7, Di 4, B 13, B 17, KG 17, MP 6.

ADJ

Die deutlichsten Bindegewebsverquellungen finden sich im Winkel zwischen den untersten Rippen und Wirbelsäule, in den interskapulären Partien sowie supra- und infraklavikulär. Die Bindegewebsmassage dieser Zonen über Kleinen und Großen Aufbau, Interkostal- und Ausgleichsstrichen ist eine wertvolle reflextherapeutische Maßnahme.

Kardiologische Syndrome

Reflextherapien werden zur Behandlung von sogenannten Herzschmerzen häufig erfolgreich angewendet. In erster Linie gilt dies für pseudoanginöse Beschwerden ohne ischämische Grundkomponente. In solchen Fällen sind die anschließend vorgestellten Methoden wesentlich wirksamer als medikamentöse Behandlungen.

Bei echten koronarbedingten Schmerzattacken ist es möglich, die primär erforderlich medikamentöse Behandlung reflextherapeutisch zu unterstützen.

Therapieschlüssel

- ▶ TLA: Quaddelmuster in die Projektionszonen, Triggerpunktinfiltrationen (1).
- ▶ MM: Bei vertebrokranialer Genese Chirotherapie der Blockierungen (!).
- ▶ AP: Lokal- und Fernpunkte (2).
- ▶ ADJ: Bindegewebsmassage der Herzzonen (2).

TLA

Folgendes Quaddelmuster ist häufig erfolgreich: drei bis vier parasternale Quaddeln links, je eine Quaddel in der Supra- und Infraklavikulargrube, eine Quaddel unter der Mamilla, dorsal zusätzlich drei Quaddeln paravertrebral links in Höhe von D3 bis D5.

Triggerpunkte finden sich am häufigsten im linken M. pectoralis, im M. infraspinatus sowie in der interskapulären Muskulatur am medialen Skapularrand.

Der Triggerpunkt im M. pectoralis major läßt sich am sichersten erreichen, wenn die Schmerzstelle mit Daumen und Zeigefinger im Zangengriff fixiert wird. Die übrigen Triggerpunkte werden unter Zweifingerschutztechnik mit kurzer dünner Kanüle direkt aufgesucht und infiltriert.

MM

Blockierungen bevorzugen die Bewegungssegmente D2 bis D5, begleitend ist auch oft der Abschnitt Okziput-Atlas links gestört.

Als Behandlungstechniken eignen sich die für blockierungsbedingte Dorsalgien geschilderten Manipulationen in Rückenlage *(s. S. 212)* sowie die Doppelnelsontechnik und die Techniken zur Behandlung der Kopfgelenke *(s. S. 204).*

AP

Folgende Punkte sind angezeigt:

- Bei überwiegend vegetativen Beschwerden: H 7, Lu 7, NP 6, KS 6, B 15, B 17.
- Bei pektangionösen Beschwerden: H 7, KS 3, KS 6, KG 156, KG 17, B 14.

ADJ

Bindegewebsmassage: Die Herzzonen liegen interskapulär links, axillär, über dem linken M. pectoralis sowie parasternal links.

Angezeigt ist ein behutsamer Behandlungsbeginn mit wiederholtem Kleinen Aufbau. Allmählich erfolgt der Übergang zum großen Aufbau und ein vorsichtiges Einbeziehen der Hauptzonen. Immer wieder soll der große Ausgleichstrich eingefügt werden.

Oberbauchsyndrome

Erkrankungen von Leber, Galle, Magen und Pankreas lassen sich über die medikamentöse Basisbehandlung hinaus zusätzlich beeinflussen. Dies gilt vor allem für Schmerzzustände, postoperative Beschwerden sowie vegetative Begleitsyndrome.

Therapieschlüssel

- ▶ TLA: Quaddelmuster in die Projektionszonen, Narbeninfiltrationen (!).
- ▶ MM: Chirotherapie reflektorisch verursachter Begleitblockierungen, Techniken der viszeralen Osteopathie (1).
- ▶ AP: Lokal- und Fernpunkte entsprechend der Organsymptomatik (2).
- ▶ ADJ: Bindegewebsmassage betroffener Zonen (2).

Leber- und Gallebeschwerden

TLA

Bei Leber-Gallen-Beschwerden wird eine doppelte Quaddelreihe unter dem rechten Rippenbogen gesetzt. Zusätzlich sind paravertebral rechts einige Quaddeln von D 7 bis D 10 angezeigt.

Bei dem häufig begleitenden rechtsseitigen Schulterschmerz muß die C 4-Zone ebenfalls behandelt werden. Der ebenfalls nicht seltene mitbestehende rechtsseitige Stirnkopfschmerz erfordert eine Infiltration am Nervenaustrittspunkt des N. supraorbitalis rechts.

Das sogenannte Postcholezystektomiesyndrom spricht gut auf Narbeninfiltrationen an, wobei die gesamte Narbe der Länge nach unterspritzt werden muß.

MM

Leber-Gallen-Erkrankungen können Begleitblockierungen in den Segmenten D8 bis D10 und C3, C4 bedingen.

Manipulationsbehandlungen dieser Segmente wurden in den entsprechenden Kapitel beschrieben *(S. 187)*.

Die viszerale Osteopathie bietet eine Fülle von Techniken zur Leber-Gallen-Behandlung. Im folgenden wird je eine Methode zur Anregung der Gallenblasenfunktion bzw. zur Verbesserung der Lebermobilität mit entsprechender Stimulierung vorgestellt.

Gallenblasenbehandlung

Für die Gallenblasenbehandlung liegt der Patient auf dem Rücken, unter den Knien ein Kissen zur Entspannung der Bauchdecke. Der Behandler steht lateral, seine linke Hand faßt um die linke Flanke, der Daumen liegt über der Gallenblase (Schnittpunkt der 10. Rippe mit der Verbindungslinie Nabel - rechte Schulter), die rechte Hand liegt knapp kaudal des Nabels parallel zum rechten Rippenbogen. Der Daumen der Kontakthand führt vibrierende und im Uhrzeigersinn rotierende Impulse auf die Gallenblase aus *(Abb. 139)*.

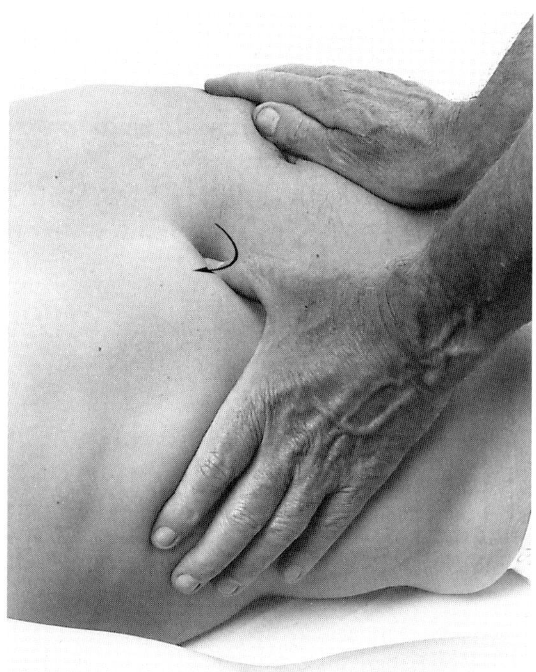

139 Vibrierende und im Uhrzeigersinn rotierende Impulse auf die Gallenblase

Leberbehandlung Die Leberbehandlung basiert auf identer Lagerung des Patienten und Position des Therapeuten.

Die linke Hand umfaßt von lateral den Unterrand des rechten Rippenbogens, die rechte Hand setzt mit der ulnaren Handkante entlang des Rippenbogens so auf, daß die Fingerspitzen zum Darmbein zeigen.

Während der Inspiration hebt die linke Hand den Rippenbogen, die rechte vibriert den Kontaktbereich.

Während der Exspiration muß der Vibrationsdruck vermindert werden. Der Vorgang ist vier- bis sechsmal zu wiederholen *(Abb. 140)*.

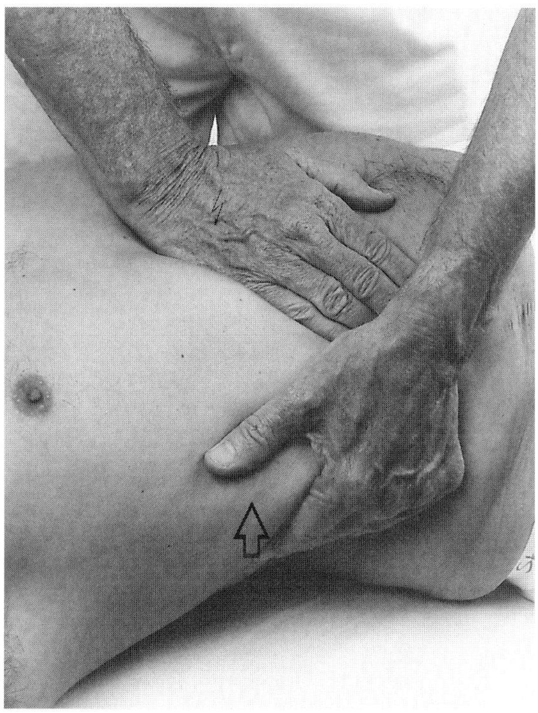

140 Leber-behandlung

AP

Das Leber-Gallen-Programm sieht vor: B19, B42, LG8, G24, G34, PaM64, PaM152.

ADJ

Die Bindegewebsverquellungen liegen in den bereits erwähnten Dermatomen. Typische Zonen finden sich darüberhinaus bei D2, D3 rechts, entlang des Rippenbogens und im Nackenbereich bei C3/4.
Die Behandlungsführung der Bindegewebsmassage beginnt mit einem kleinen Aufbau unter Auslassung des rechten Rippenbogens, erfaßt dann die Region zwischen Wirbelsäule und untersten Rippen und schließt nur allmählich großen Aufbau und Leberstriche ein. Die Maximalzone bei D2, D3 wird erst anschließend in die Behandlung einbezogen.

Magenbeschwerden

TLA

Das Quaddelmuster beginnt mit einer Quaddel unter der Xyphoidspitze. Von dieser Stelle aus wird die Nadel unter ständigem Infiltrieren senkrecht tiefer bis knapp präperitoneal vorgeschoben.
Die weitere Quaddelreihe sollte im Oberbauch ca. 2 bis 3 Querfinger tiefer liegend vertikal nach links gesetzt werden (sechs bis acht Quaddeln). Am Rücken können zusätzlich links paravertebral von D9 bis D12 weitere Quaddeln gesetzt werden.

MM

Die viszerale Osteopathie bietet mehrere Techniken zur Entspannung, Schmerzlinderung und Stimulierung der Peristaltik an. Eine universell einsetzbare Methode wird in stabiler Rechtsseitenlage des Patienten ausgeführt. Der Therapeut steht hinter ihm, seine rechte Hand drückt konstant und kräftig auf den Dornfortsatz von D5 (Reflexbeziehung Pylorus).

Die linke Hand liegt flach auf der gastrischen Region und übt mit sanftem Druck kraniokaudale, rotierende sowie lateral gleitende und kippende atemsynchrone Impulse aus *(Abb. 141)*.

AP

B20, B21, KG12, KG14, M21, M24, M36, MP4.

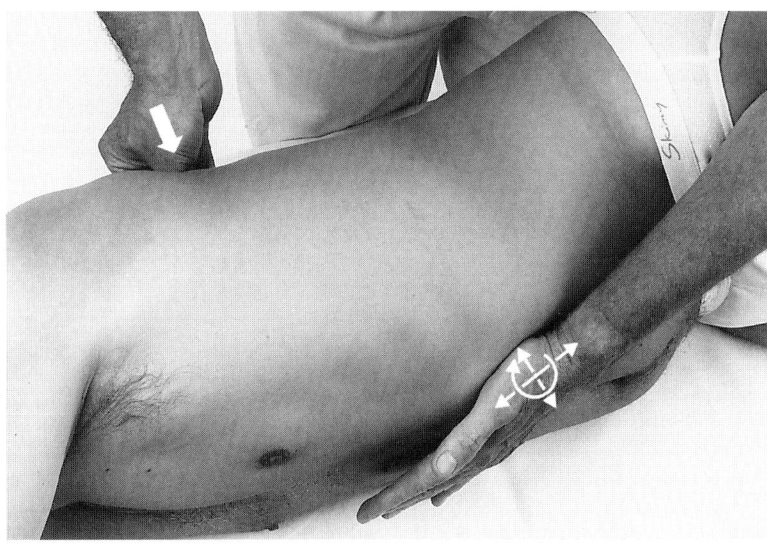

141 Viszerale Osteopathie, Technik zur Entspannung, Schmerzlinderung und Stimulierung der Peristaltik

ADJ

Die Bindegewebszonen liegen in den Abschnitten D 5 bis D 9 und sind am deutlichsten in D 7, D 8. Der linke Brustkorbrand ist häufig eingezogen.

Nach dem Kleinen Aufbau wird vor allem der linke Brustkorbrand behandelt. Anschließend erfolgt der Große Aufbau, wobei immer wieder der linke Rippenrand einbezogen werden sollte.

Erkrankungen der Bauchspeicheldrüse

TLA

Eine doppelte Quaddelreihe wird halbgürtelförmig linksseitig ins Dermatom Th 8 gesetzt.

MM

Eventuelle Begleitblockierungen finden sich in den Abschnitten Th 7 bis Th 10 und sollten chirotherapeutisch gelöst werden *(s. Abschitt »Blockierungsbedingte Dorsalgien«, S. 187).*

ADJ

Die Bindegewebsmassage entspricht weitgehend dem Vorgehen bei Magenbeschwerden.

Nierenbecken- und Harnleiteraffektionen

Im Vordergrund steht hier die adjuvante Behandlung von Koliken beim Steinabgang.

Leitsymptome

Kolikschmerzen mit Ausstrahlung in die Lenden- und Leistenregion.

Therapieschlüssel

- TLA: Quaddelung im Schmerzgebiet (!).
- MM: Bei rezidivierenden Steinleiden können reflektorische Blockierungen im thorakolumbalen Übergang auftreten, die eine entsprechende manuelle Behandlung erforderlich machen. Zusätzlich günstig wirken sich Bindegewebsmassagen aus.
- AP: Lokal- und Fernpunkte.
- ADJ: Spasmolytika, Analgetika (!), Heublumenpackung (2), ansteigendes Sitzbad (1).

TLA

Vom Nierenlager entlang der 11. und 12. Rippe sowie seitlich über die Lendengegend bis zu Unterbauch und Leiste wird eine Quaddelreihe von acht bis zehn Quaddeln gesetzt.

MM

Intensives Durchziehen der Bindegewebszonen auf der befallenen Seite unter besonderer Berücksichtigung eines häufigen Maximalpunktes bei D4 kann zur Krampflösung beitragen.

Restierende Blockierungen im thorakolumbalen Übergang müssen manchmal manualtherapeutisch gelöst werden. Zu den erforderlichen Techniken *vgl. S. 194).*

AP

Zur Behandlung von Akutstörungen hat sich die folgende Kombination bewährt: B23, B28, Di4, N5.

ADJ

Gut spasmolytisch wirkt ein ansteigendes Sitzbad, welches mit einer Temperatur von 30 °C beginnen sollte und innerhalb von 15 Minuten bis auf 42 °C erhitzt wird.

Ähnlich wirksam ist das Auflegen einer heißen Heublumenpackung auf das Nierenlager.

Störungen der Beckenorgane

Chronische Entzündungen der Adnexen, der Prostata und Harnblase sowie deren funktionelle Störungen sind häufig segmentalreflektorisch besonders aktiv und bedingen dann Sekundärstörungen, die differentialdiagnostische Schwierigkeiten bereiten können.

Die vor allem betroffenen Projektionsregionen sind der thorakolumbale Übergang, der M. iliopsoas, die Beckenbodenmuskulatur, Iliosakralgelenke und Steißbein, mithin eine Symptomatik, die prima vista vertebragen imponiert und bei längerem Besehen Autonomisierungstendenz besitzt.

Aus diesem Grund und im Hinblick auf zusätzliche therapeutische Impulse auf das Grundleiden sind reflextherapeutische Aktivitäten angezeigt.

Leitsymptome

Fachbefund und Wirbelsäulenanamnese bzw. Untersuchung.
Typische Bindegewebszonen (Sacrum!)

Therapieschlüssel

- TLA: Quaddelung der Reflexzonen, suprapubische Injektion an die vegetativen Geflechte des Kleinen Beckens (!).
- MM: Chirotherapie des thorakolumbalen Überganges und der iliosakralen Gelenkstörungen.
- AP: Lokal- und Fernpunkte (2).
- ADJ: BGM (2).

TLA

Eine Quaddelreihe wird knapp oberhalb der Symphyse und über beiden Leistenbändern gesetzt.

Zur suprapubischen Injektion an die neuralen Strukturen wählt man nach Blasenentleerung den Einstichpunkt einen Querfinger medial des Femoralispulses am oberen Schambeinrand und führt die Kanüle senkrecht und etwas kaudal gerichtet 5 bis 6 cm ein. Die Seitenwahl bzw. ob ein- oder beidseitiges Vorgehen notwendig ist, ergibt sich aus Anamnese und Fachbefund *(s. Abb. 17).*

MM

Die erforderlichen chirotherapeutischen Techniken sind im Kapitel »Wirbelsäulenstörungen« dargestellt *(S. 175ff.)*

Mittels viszeraler Osteopathie gelingt es, die Mobilität der Beckenorgane zu verbessern. Der Patient liegt dazu in stabiler Seitenlage mit leicht angewinkelten Beinen. Der Behandler steht dorsal und nimmt mit einer Hand Kontakt am Sakrum, die andere liegt mit kranial gerichteten Fingern auf der Bauchdecke über der Symphyse. Bei der Behandlung wird eine Kippbewegung mit abwechselndem Dorsaldruck des Handballens und Kranialkippung der Finger ausgeführt; gleichzeitig wird mit der dorsal liegenden Hand das Sakrum nach ventral und kaudal bewegt *(Abb. 142).*

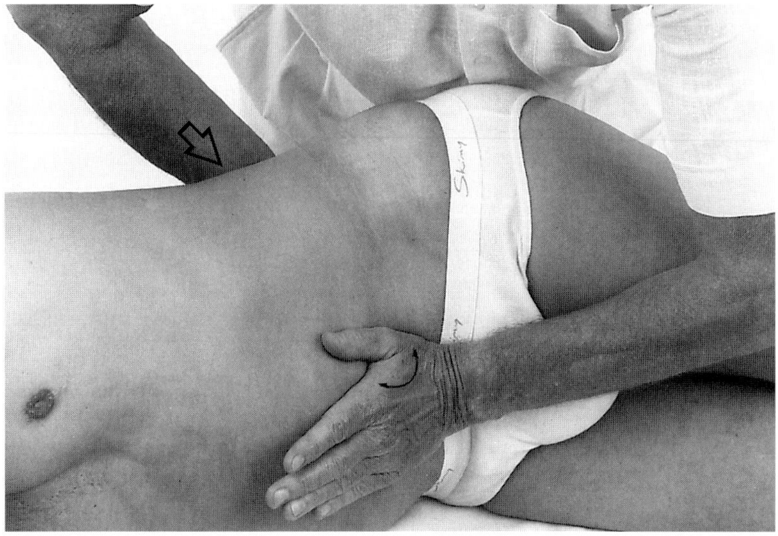

142 Viszerale Osteopathie, Verbesserung der Mobilität der Beckenorgane

AP

KG 3, KG 4, LG 2, LG 4, B 28, B 32, M 29, M 30, M 36, N 3, MP 6, Le 1, Le 5.

ADJ

Auch bei diesen Störungen bilden sich typische Bindegewebszonen aus, wobei vor allem über dem Sakrum starke Verquellungen zu finden sind. Behandelt wird hier mit dem Kleinen Aufbau, der in Rückenlage durch Beckenkammstriche, die bis zur Symphyse führen, ergänzt wird.

Literatur

Auberger, M.: Praktische Lokalanästhesie. Thieme, Stuttgart 1969
Bahn, J.: Laser- und Infrarotstrahlen in der Akupunktur. Handbuch der Akupunktur und Aurikulotherapie. Haug, Heidelberg 1982
Bergsmann, O.: Akupunktur und Bewegungssystem. DZA 25 (1982)
Bergsmann, O., Eder, U.: Funktionelle Pathologie und Klinik der Brustwirbelsäule. Fischer, Stuttgart 1982
Bergsmann, O., Meng, A.: Akupunktur und Bewegungsapparat, Versuch einer Synthese. Haug, Heidelberg 1982
Bergsmann, O., Bergsmann R., Kellner, U. (Hrsg.): Grundsystem und Regulationsstörungen, Gedenkband der Arbeiten von G. Kellner. Haug, Heidelberg 1984
Bischko, J.: Einführung in die Akupunktur. Haug, Heidelberg 1970
Brüggemann, W.: Kneipp-Therapie. Springer, Berlin York 1980
Brügger, A., Rhonheimer, Ch.: Pseudoradiculäre Syndrome des Stammes. Huber, Bern 1967
Curry, M.: Bioklimatik, Ammersee, Riederau. 1946
Dicke, E.: Meine Bindegewebsmassage. Hippokrates, Stuttgart 1953
Dittmar, F.: Die Untersuchung der reflektorischen und algetischen Krankheitszeichen. Haug, Ulm 1949
De La Fuye, R.: Traité de l'Acupuncture. Librairie Le Françoise, Paris 1956
De La Fuye, R., Schmidt, H.: Die moderne Akupunktur. Hippokrates, Stuttgart 1952
Dittmar, F.: Die Untersuchung der reflektorischen und algetischen Krankheitszeichen. Haug, Ulm 1949
Dosch, P.: Lehrbuch der Neuraltherapie. 7. Aufl. Haug, Heidelberg 1977
Dvorák, J., Dvorák, V.: Manuelle Medizin. Thieme, Stuttgart 1983
Dvorák, J., Orelli, F.: Wie gefährlich ist die Manipulation der HWS? Man. Med. 20 (1982) 44–48
Eder, M.: Die Neuraltherapie in der Rehabilitation. Physik. Med. u. Rehab. 20/7 (1979) 353–355
Eder, M.: Grundsätzliches zur Therapie häufiger vertebragener Syndrome. Man. Med. 11/2 (1973) 25–28
Eder, M.: Morbus Bechterew und Rehabilitation. Physik. Med. u. Rehab. 14/3 (1973) 80–82
Eder, M.: Chirotherapie bei vertebragenen Schmerzsyndromen. Prakt. Arzt, Kongreßband (1977) 175–178
Eder, M.: Herdgeschehen – Komplexgeschehen. Haug, Heidelberg 1977
Eder, M., Tilscher, H.: Schmerzsyndrome der Wirbelsäule. 5. Aufl. Hippokrates, Stuttgart 1991
Eder, M., Tilscher, H.: Zur Pathogenese und Klinik pseudoradikulärer Schmerzbilder. Man. Med. 19 (1981) 54
Eder, M., Tilscher, H.: Chirotherapie. Vom Befund zur Behandlung. Hippokrates, Stuttgart 1995
Einhorn, A.: Novocain. Dtsch. med. Wschr. 31 (1905) 1668
Evjenth, O., Hamberg, J.: Muskeldehnung, Teil I u. II. Remed, Zug 1981
Fenz, E.: Behandlung rheumatischer Erkrankungen durch Anästhesie. Steinkopff, Darmstadt 1955
Frisch, H.: Programmierte Untersuchung des Bewegungsapparates. Springer, Berlin 1983
Gauer, O., Kramer, K., Jung, R.: Sensomotorik, Physiologie des Menschen, Bd. 14. Urban & Schwarzenberg, München 1976
Gaymanns, F.: Neue Mobilisationsprinzipien und Techniken an der Wirbelsäule. Man. Med. 11 (1973) 31–34
Gillmann, H.: Physikalische Therapie, 3. Aufl. Thieme, Stuttgart 1972
Glaser, E. M.: Die physiologischen Grundlagen der Gewöhnung. Thieme, Stuttgart 1968

Gläser, O., Dalicho, W.: Segmentmassage. 4. Aufl. Thieme, Leipzig 1972
Grill, F.: Die Behandlung von Schmerzsyndromen in der Orthopädie mit Akupunktur. Handbuch der Akupunktur und Aurikulotherapie. Haug, Heidelberg 1977
Grill, F., Polt, E., Tilscher, H.: Die Anwendung der Schmerzpalpation bei der Akupunktur von Erkrankungen des Bewegungsapparates. Dtsch. Zschr. Akup. 21 (1978) 11
Gross, D.: Multifaktorielle interdisziplinare Diagnose und konservative Therapie chronischer Schmerzzustände. Erfahrungsheilk. 33 (1984) 498
Gross, D.: Therapeutische Lokalanästhesie. 3. Aufl. Hippokrates, Stuttgart 1985
Gross, D.: Therapeutische Lokalanästhesie. Bd. 2: Anwendung in Klinik und Praxis. Hippokrates, Stuttgart 1988
Günther, R.: Thermotherapie einschließlich Hydro- und Kryotherapie. In: Jesserer, H. et al. (Hrsg. Prakt. Rheumatologie. Österr. Rheumaliga, Wien 1979
Günther, R., Jantsch, H.: Physikalische Medizin. Springer, Heidelberg 1982
Gutmann, G.: Verletzungen der A. vertebralis durch manuelle Therapie. Man. Med. 21 (1983) 2–14
Gutzeit, K.: Die Wirbelsäule als Krankheitsfaktor. DMW ed 3 (1951) 44
Halstedt, W. St., Hall, R.S.: Über Cocainanästhesie. Med. J. 60 (1884) 643
Hansen, K.: Therapeutische Technik für die ärztliche Praxis. Thieme, Stuttgart 1952
Haus, W.H., Gerlach, W.: Rheumatismus und Bindegewebe. Steinkopff, Darmstadt 1966
Head, H.: Die Sensibilitatsstörungen der Haut bei Visceralererkrankungen. Hirschwald, Berlin 1896
Heine, H.: Anatomische Struktur der Akupunkturpunkte. DZA 31 (1988)
Helmrich, H.: Bindegewebsmassage. Haug, Ulm 1959
Hohmann, D., Kuegelgen, B., Liebig, K., Schirmer, M. (Hrsg.): Neuroorthopädie I, Neuroorthopädie II. Springer, Berlin 1983, 1984
Huneke, W.: Impletoltherapie, Hippokrates, Stuttgart 1952
Jesserer, H., Siegmeth, W., Steffen, C., Thumb, N. (Hrsg.): Praktische Rheumatologie, 2. Aufl. Österr. Rheumaliga 1984
Kabat, H.: Proprioceptive facilitation in therapeutic exercise. In: Licht, S.: Therapeutic exercise. E. Licht, Hew Haven 1958, S. 301–318
Kellgren, H. H.: On the distribution of pain arising from deep somatic structures with charts of segmental pain areas. Clin. Sci. 4 (1939) 35
Kellner, G.: Nachweismethoden der Herderkrankungen und ihre Grundlagen. Therapiewoche 15 (1965) 24
Kibler, M.: Segmenttherapie bei Gelenkserkrankungen und inneren Krankheiten. Hippokrates, Stuttgart 1955
Killian, H.: Lokalanästhesie und Lokalanästhetika. 2. Aufl. Thieme, Stuttgart 1973
Klima, H.: Unbeachtete Informationssystem des Organismus. Referat im Druck, ÖNR 1981
König, G.: Akupunktur, Abgrenzung der Randgebiete der Therapie. Österr. Ärztezeitung 36/4 (1981) 235–238
König, G., Wancura, I.: Neue chinesische Akupunktur. Maudrich, Wien 1975
König, G., Wancura, I.: Praxis und Theorie der neuen chinesischen Akupunktur, Bd. I. Maudrich, Wien 1979
Kohlrausch, A.: Reflexzonenmassage in Muskulatur und Bindegewebe. Hippokrates, Stuttgart 1959
Korr, J. M.: The Neurobiologic Mechanism in Manipulative Therapy. Plenum Press, New York 1978
Kossmann, B.: Klinische Methoden der Schmerztherapie. Ärztezeitschrift f. Naturheilverfahren 5 (1981) 256–264
Krötlinger, M.: Gelenkserkrankungen in der Allgemeinpraxis unter Berücksichtigung der Akupunktur und Pharmaakupunktur. Prakt. Arzt, Kongreßband (1977) 89–95
Lampert, H.: Die Bedeutung der vegetativen Ausgangslage für die Therapie. Phys.-Diät. Therapie 2 (1965) 29–32
Lampert, W., Schliephake, E.: Kurzgefaßtes Lehrbuch der physikalischen Therapie. Verlag f. Medizin Dr. E. Fischer, Heidelberg 1972
Leuche, R.: Die Chirurgie des Schmerzes. Masson, Paris 1949
Lewit, K.: Manuelle Medizin im Rahmen der ärztlichen Rehabilitation. Urban&-Schwarzenberg, Wien 1977
Lewit, K.: Muskelfazilitations- und Inhibitionstechniken in der Manuellen Medizin. Man. Med. 19 (1981) 12–22 u. 40–43

Lewit, K., Gaymans, F.: Muskelfazilitations-und Inhibitionstechniken in der manuellen Medizin. Man. Med. 18 (1980) 102–110

List, M.: Eisbehandlung in der Krankengymnastik. Zentr. Verb. Krankengymnasten, München 1978

Lüdke, H. J.: Technik der Massage. Enke, Stuttgart 1973

Mackenzie, J.: Krankheitszeichen und ihre Auslegung. Kabitzsch, Würzburg 1917

Melzack, R., Wall, P.D.: Gate Control Theory of Pain. In: Soulairac, A.S. et al. (eds): Pain Proc. Int. Symp. Pain. Academic Press, 1968

Menell, J.M.M.: Joint Play. In: Wolff, H.D. (Hrsg.): Manuelle Medizin und ihre wissenschaftlichen Grundlagen. Fischer, Heidelberg 1970

Menell, J. M. M.: Joint Play. Churchill LTD, London 1964

Machalek, A., Tilscher, H., Friedrich, M., Polt, E.: Der Einfluß des Wetters auf den Verlauf von Lumbalsyndromen. Z. Orthop. 118 (1980) 376–384

Maundl, F.: Blockade und Chirurgie des Sympathikus. Springer, Wien 1953

Mumenthaler, M., Schliack, H.: Läsionen peripherer Nerven. 2. Aufl. Thieme, Stuttgart 1973

Nemec, H.: Elektrostimulierung in endogener Anwendung. Aktionsmechanismus der Interferenztherapie. Phys. Med. u. Rehab. 3 (1968) 73– 75

Neumann, H.-D.: Manuelle Medizin. Springer, Berlin York 1983

Pálos, St.: Die Muskelmeridiane. Haug, Heidelberg 1967

Pischinger, A.: Das System der Grundregulation. 7. Aufl. Haug, Heidelberg 1989

Popp, F.A.: Neue Horizonte in der Medizin. Haug, Heidelberg 1983

Rechio, P.: La methode de Bier. Bull. med. Paris 22 (1901)

Reischauer, F.: Untersuchungen über den lumbalen und zervikalen Bandscheibenvorfall. Thieme, Stuttgart 1940

Schleich, C.L.: Schmerzlose Operationen. Springer, Berlin 1899

Schmidt, H.: Konstitutionelle Akupunktur. 3. Aufl. Hippokrates, Stuttgart 1988

Scherrington, C.S.: The Integrative Action of the Nervous System. Yale Univ. Press, New Haven 1906

Sitzer, G., Matz, D.: Pathophysiologie der Schmerzsyndrome bei Amputierten, ihre Therapie unter besonderer Berücksichtigung der transcutanen Nervenstimulation. Schmerz 3 (1982) 137–144

Sollmann, A. H.: 5000 Jahre manuelle Medizin. Marczell, Puchheim 1974

Stiefvater, E.: Akupunktur als Neuraltherapie. Haug, Saulgau 1953

Stoddard, A.: Lehrbuch der osteopathischen Technik. 3. Aufl. Hippokrates, Stuttgart 1978

Sutter, M.: Wesen, Klinik und Bedeutung spondylogener Reflexsyndrome. Schw. Rdsch. Med. 64 (1975) 42

Teirich-Leube, H.: Grundriß der Bindegewebsmassage. G. Fischer, Stuttgart 1983

Tilscher, H.: Weichteil- und Artikulationstechniken der manuellen Medizin bei der Behandlung von Schmerzsyndromen des Bewegungsapparates. Zeitschr. f. angewandte Bäder- und Klimaheilkunde 4 (1976) 317–320

Tilscher, H.: Zum Ausstrahlungsschmerz. Verlag d. Dtsch. Ges. f. Rheumatologie, S. (1978) 227–228

Tilscher, H.: Salben, Linimente, Gele, Peloide und andere äußerlich anzuwendende Substanzen. In: Jesserer, H. (Hrsg.): Prakt. Rheumatologie. Österr. Rheumaliga 1979

Tilscher, H.: Ursachen für Lumbalsyndrome. Der Rheumatismus. Steinkopff, Darmstadt 1979

Tilscher, H.: Beeinflußbarkeit von Erkrankungen, besonders des Bewegungsapparates mittels segmental applizierter Lokaltherapie. In: Chlud, K. (Hrsg.): Percutane Rheumatherapie. Pharma Medical, Frankfurt 9 (1980) 12

Tilscher, H., Eder, M.: Rehabilitation von Wirbelsäulengestörten. Springer, Berlin 1983

Tilscher, H., Friedrich, M.: Erfahrungsbericht über 11 Jahre Manualmedizin an der Abteilung für konservative Orthopädie und Rehabilitation. Orthop. Pr. 2 (1983) 97–103

Tilscher, H., Steinbrück, K.: Die Behandlung vertebragener Störungen durch die manuelle Medizin. Orthop. Pr. 5 (1979) 370–373

Tilscher, H., Steinbrück, K.: Symptomatik und manualmedizinische Befunde bei der Hypermobilität. Orthop. Praxis 2 (1980) 16

Tilscher, H., Steinbrück, K., Hieke, P. Danielczyk, D.: Neuroorthopädische Probleme des Ausstrahlungsschmerzes. Orthop. Praxis 7 (1981) 531–536

Thurneysen, A.: Akupunktur und muskuläre Störungen. Akupunkturtheorie und Praxis 3 (1981) 131–137
Travell, J.G., Simons, D.G,: Myofascial Pain and Dysfunction. The Trigger Point Manual. Williams&Wilkins, Baltimore/London 1983
Trnavsky, G.: Kryotherapie. Pflaum, München 1979
Umlauf, R.: Beeinflussung des experimentellen Schmerzes beim Tier durch Akupunktur. Handbuch der Akupunktur und Aurikulotherapie. Haug, Heidelberg 1982
Vester, F.: Neuland des Denkens. Deutsche Verlagsanstalt, Stuttgart 1980
Vogler, P.: Physiotherapie. Thieme, Stuttgart 1964
Waller, U.: Pathogenese des spondylogenen Reflexsyndroms. Schw. Rdsch. Med. 42 (1975) 127
Weber, E.: Wie häufig sind Medikamentenschäden? Med. Trib. 79 (1984) 4–12
Widmer, K.: Elektrotherapie mit niederfrequenten Impuls- und wechselweise angewandten Stromformen. Physik. Med. u. Rehab. 8 (1967) 184–188
Wiener, N.: Kybernetik, Rowohlt, Hamburg 1969
Wolff, H.-D.: Manuelle Medizin und ihre wissenschaftlichen Grundlagen. VfM, Kongreßband, Heidelberg 1979
Wischnewsky, A.W.: Der Novocainblock als eine Methode der Einwirkung auf die Gewebetrophik. Zbl. Chir. 13 (1935)
Wolff, H.-D.: Komplikationen bei Manueller Therapie der HWS. Man. Med. 4 (1978) 77–81
Wolff, H.-D.: Neurophysiologische Aspekte der manuellen Medizin. 2. Aufl. Springer, Berlin York 1983
Wolff, H.-D.: Praxis der Elektrodiagnostik und -therapie, Therapie über das Nervensystem. Bd. 1, Grundlagen und Grenzen. Hippokrates, Stuttgart 1964
Zhen Jiu: Akupunktur und Moxibustion. Genehmigte Übersetzung aus dem Verlag f. Volksgesundheit, Peking 1968. Pflaum, Weiler 1974
Zimmermann, M.: Physiologische Mechanismen von Schmerz und Schmerztherapie 20 (1981) 1–2

Sachverzeichnis

A

ABC-Punkte nach Hackett 209
A-Delta-Fasern 19
A-Typ nach Lampert 36
A.-vertebralis-Läsion 152
Achillodynie 249
Adaptionssyndrom 27
ADJ, s. Methoden, adjuvante
Akromioklavikulargelenk, schmerzhaftes 226
Aktualitätsdiagnose 9ff, 34
Akupunktur 42f, 47f, 50, 87, 159, 162, 166, 168, 173, 175, 177, 179f, 183, 198, 200f, 207f, 220, 225, 227, 229ff, 234, 240, 243, 246ff, 250f, 253, 255ff, 260f, 263f, 266, 268
Akupunkturpunkt 89
Alltagsnoxe 8
Anteflexionskopfschmerz 213
AP, s. Akupunktur
Aufbau, kleiner 138, 268

B

B-Punkte nach Hackett 209
B-Typ nach Lambert 36
Balneotherapie 40, 159
Bauchschlafhaltung 127
Bauchspeicheldrüse, Erkrankungen 265
Beckenorgane, Störungen 267
Behandlung der 1. Rippe 198
Behandlungsschlüssel 162
Behandlungstisch 124
Bell-Magendie-Gesetz 27
Bestrahlung 47
Bindegewebe 26, 136
Bindegewebsmassage 39f, 42f, 48, 136f, 143, 180f, 260f, 263, 265
Biokybernetik 4
Black-box-Begriff 6
Blasen-Meridian 98
Blockade
- des N. obturatorius 237
- des N. suprascapularis 221ff
- therapeutische 47, 68, 79f
Blockierung 10f, 46, 182, 204, 209, 214, 257, 260, 266
Böcksteinstollenkur 181
Bradykinin 20f
Brügger 23

C

C-Faser 19, 27
C-Punkte nach Hackett 209
Calcitonin 179
Chirodiagnostik 11
Chiropraktik 144
Chirotherapie 39f, 46, 48, 50
Compliance 8
Curry 36

D

D-Punkt nach Hackett 184
Defizitsymptomatik 23, 201
Degenerationsbegriff 9
Dehnen, postisometrisches 44
De Kleijnscher Hängeversuch 149f
Dermatom 23, 28
Descartes 15
Diagnose, topische 9f
Dickdarm-Meridian 112
Doppelnelson 204
Dornenkranz 253
Dorsalgie 187, 200, 259
Dünndarm-Meridian 96
Durchblutungsstörung, postischialgische 167

E

Ehrenfels-Kriterium 6
Einfluß, biometeorologischer 8, 38
Eiswürfelmassage 228f, 249
Elektrotherapie 42, 61, 159
Endgefühl 146
Endorphin 61f.
Entzündungschemismus 21
Entzündungsfaktoren 8
Epicondylopathia humeri
- radilis 228
- ulnaris 229

F

Faktor, biometeorologischer 39
Fango 54, 235
Fazilitation 147
Fehlstereotypie 155f
Fernpunkte 92
Fersensporn 250
Fingergelenk, schmerzendes 233
Formatio reticularis 20
Frey, von 16
Friktion 130
Frozen shoulder 221
Funktionsstörung 34
Funktionsuntersuchung 10
Fußbad 39
Fußreflexzonenmassage 135

G

Gallenblasen-Meridian 106
Gammasystem 24, 87
Ganglienblockade 48
Ganglion stellare 48, 80
Gate-control-Theorie 17ff, 61f, 89
Gegenhaltetechnik 194
Goldscheider 16
Guß 55
- nach Kneipp 39
Gymnastik 40

H

Halsstütze 124
Halswirbelsäule, Schleudertrauma 214
Haltungsprovisorium 125
Handbad 39
Handgelenk, schmerzhaftes 231
Hautantscher Versuch 149, 151
Head 15f, 22, 28, 30, 89
Heilgymnastik 45
Helium-Neonlaser 120f
Herdsuche 84
Herz-Meridian 94
Heublumenpackung 266
Hinterhorn 19f, 28, 61
Hochvolttherapie 64
Homöostase 5
Horner-Symptomenkomplex 81
Humeroulnargelenk, schmerzhaftes 230
Hydrotherapie 54
Hypermobilität 11, 243
Hyperthermie 53
Hypomobilität 10

I

Iliosakralgelenk 267
- Blockierung 174
Impulsgalvanisation 48
Infiltration 35, 46, 48
- interdigitale 247f
- interspinöse Bänder 178
- periartikuläre 189, 202, 214, 233
- topische 228f, 241, 243, 249f, 257
- zervikale Wirbelbogengelenke 202
Infiltrationstherapie 45, 68
Infrarotbereich 53
Injektion
- Ligamentum iliolumbale 176
- epidurale 80, 165, 182
- Iliosakralgelenk 174
- intraartikuläre 68, 79, 221f, 226, 230f, 235, 242, 244

- intra-periartikuläre 48
- periartikuläre 79, 208, 215, 235
- suprapubische 267
- topische 68, 74
Injektionsmuster Kieferhöhle 254
Insertionstendinopathie 74f, 121, 184
Instabilität 11, 46, 214, 243
Insuffizienz, ligamentäre 176
Interferenzstörung 62
Interferenzstrombehandlung 235
Interferenzstromtherapie 64
Interspinosus-Syndrom 178
Isometrics 147, 205

J

joint play 146
jumping sign 75
Junghannssches Bewegungssegment 30

K

K-Typ 36
- von Curry 37
Kapselmuster 235, 241, 243
Karpaltunnelsyndrom 232
Kellgren 23
Klopfung 131
Kneipp-Guß 39, 57
Kneipp-Methode 55
Knetung 132
Knieguß 56
Kokzygodynie 182
Komplex, segmentalreflektorischer (SRK) 30f, 154
Konstitution 8, 36f, 39
Konzeptionsgefäß 118
Kopfgelenkblockierung 253
Kopfgelenkregion 209
Kopfschmerz
- psychosomatisch bedingter 255
- rhinogener 254
- vaskulär bedingter 253
- vertrebragener 252
Kostotransversalgelenk 196, 259
Kostovertebralgelenk 196
Koxarthrose 235
Krankengymnastik 154, 159
Krawattenverband 201
Kreislauf- und Sexual-Meridian 102
Kretschmer 36
Kryotherapie 42, 47, 51, 53, 166, 201, 221, 225
Kurzwelle 51
Kurzwellenbehandlung 39

L

Lasègue 163
- Zeichen 239
Lasertherapie 120f
Leber-Meridian 108
Leber- und Gallebeschwerden 261
Lehmumschlag 54f
Lenkergefäß 118
Liniment 41f.
Livingstone 17
local twitch response 75
Locus caeruleus 20
Locus-dolendi 90, 92, 121
- Akupunktur 45, 47f, 90, 92, 177, 179, 249
Lokalanästhesie, therapeutische 68
Lumbalgie, blockierungsbedingte 168
Lumboischialgie 163
Lungen-Meridian 110
Lymphdrainage-Massage 39, 135

M

Magenbeschwerden 264
Magen-Meridian 112
Manipulation 35, 145, 148, 152, 169, 172, 175, 190, 194, 196f, 205, 210, 212, 262
- in Traktion 206
Massage 37, 40, 44, 48, 123, 127
- Fußreflexzone 135
- Lymphdrainage 39, 135
- Quermassage 169
- Spezialmassage 123, 134
- Unterwasserdruckstrahlmassage 44
- Unterwassermassage 39
Medikotherapie 157, 159
Mediokarpalgelenk 231
Medizin, manuelle 40, 123, 162, 166, 169, 174, 179, 182, 233, 242, 244, 248, 250, 255
Melzack 17
Meridian 89
- des dreifachen Erwärmers 104
Meridianverlauf 88
Metakarpophalangealgelenk 233
Metatarsalgie 247
Methode, adjuvante 162
Mikrowelle 51
Mikrowellenbehandlung 39
Milz-Pankreas-Meridian 116
Mitnehmertechnik 195
MM, s. Therapie, manuelle
Mobilisation 145f, 169f, 175, 180, 190, 192, 197, 203, 210f, 227f, 230ff, 237, 242, 244f, 248
- des ACG 226
Moor 54
Moorbad 55
Moorpackung 39
Morbus Baastrup 178, 180, 189
Morbus Bechterew 181
Morbus Scheuermann 199
Mortonsyndrom 247
Müller 15
M. biceps femoris 240
M. erector spinae 169
M. glutaeus medius 184f, 238f
M. iliocostalis pars cervicalis 187, 200
M. iliopsoas 238, 267
M. infraspinatus 223, 260
M. levator scapulae 187, 200, 216, 218
M. pectoralis 192, 260
- Major 260
M. piriformis 184ff, 238f
M. scalenus 216ff
M. sternocleidomastoideus 216, 219
M. subscapularis 223
M. supra- et infraspinatur 221
M. supraspinatus 223
M. trapezius 216, 218
Muskelkette 87
Muskelzonenmassage 134
Muskulatur
- ischiokrurale 238
- phasische 155
- posturale 155
Myotendinopathie 24, 224
Myotom 23f

N

Nadelkollaps 73
Nadelwahl 91
Naunyn 16
Nervenpunktmassage 134
Neuralgie 28
Neuraltherapie 67f
Nierenbecken- und Harnleiteraffektion 265
Nieren-Meridian 100
NMT 182, 185, 190, 194, 223, 228, 238
- M. trapezius 217
N. obturatorius 236
Noordenbos 17
Novocain 67
Nozizeptor 19, 29, 121

O

Oberbauchsyndrom 261
Okzipitalneuralgie 22
Osteopathie 143, 257
- viszerale 153f, 257, 262, 264, 267f
Osteoporosediät 180
Osteoporose-Syndrom
- akutes 179
- chronisches 180
Otalgie 256
Oxyhämoglobinbestimmung 83

P

Packung 47
Palpation 74, 128, 189
Para-Aminobenzoesäure-Abkömmling 68, 72
Paraffinpackung 39
Patella 243
Peloid 51, 54
Periarthropathia coxae 235
- humeroscapularis (PHS) 221
Periostmassage 134
Pharaonenhaltung 187ff
Photon 120
PNF 156
Polypragmasie, gezielte 35, 47
Projektionsschmerz 22, 25, 28
Prostaglandin 20
Psoasverkürzung 239
Psychopharmaka 3
Punkte
- außerhalb der Meridiane 118
- neue 118
Punktwahl 91

Q

Quaddel 48
Quaddeltherapie 43f, 68, 73
Quaddelung 42
Quermassage 169

R

Radiokarpalgelenk 231
Raphekern 20
R. Dorsalis 26
Reafferenzprinzip 6
Reaktion, allergische 72
- psychosomatische 8
Reaktionstyp
- A 37
- B 37
referred pain 22, 25, 28, 90
Reflextherapie 33f, 40f, 44, 50, 55, 144
Regelkreisgeschehen 5
Rehabilitation 8
Reizsyndrome, spondylarthrotische 215
Relaxation, postisometrische 35, 45, 217
Rezeptorenschmerz 19, 21, 28
Rippenwirbelgelenk 197
Rückenguß 58

S

Salbe 41f
Schaden, iatrogener 8
Schattenboxen 88
Schaumstoffkrawatte 125
Schenkelguß 56
Schluckstörung 257
Schmerz 14
- pseudoradikulärer 23, 25
- radikulärer 22f, 28
Schmerzgeschehen 15
Schmerzmechanismus 13
Schrägpult 213
Schulkopfschmerz 213
Schulterschmerz 221
Segmentmassage 134
Seitenhorn 20, 23, 25
Sekundenphänomen 67, 83, 85
Senk- und Spreizfußbeschwerden 248
Serotonin 20f, 88
Serumjodometrie 83
Sherrington 17, 87
Skalenusmuskeln 219
Spezialmassage 123, 134
Spinne 207, 212f
Spondylolisthesis 176
Sprunggelenk, schmerzhaftes 243
Statik und Haltung 8
Steißbein 267
Stellatumblockade 80, 201
Stereotypie 155
Stoffwechselfaktoren 8
Streichung 129
Strom
- diadynamischer 62
- nach Bernard 48
- galvanischer 62
Strukturdiagnose 9ff, 34
Stufenlagerung 126, 166
Substanzen
- algetische 21, 28
- amidstrukturierte 68, 71
- lokalanästhetische therapeutische Anwendung 40, 159, 162f, 168, 174, 176, 178ff, 184, 187, 201f, 209, 216, 221, 233, 235, 247, 255f, 259, 265, 266
- P 21
Sympathikusblockade 80, 167
Syndrom
- kardiologisches 260
- pulmologisches 259
- skapulokostales 200
Systemlehre 4

T

Technik
- myofaziale 215
- neuromuskuläre (NMT) 147
- osteopathische 123
Teilpackung 39
TENS 43, 65
Therapie, manuelle 159
- Zwischenbilanz 153
Thermotherapie 159
Tinnitus 256
TLA, s. Substanz, lokalanästhetische, therapeutische Anwendung
Tortikollis, akuter 208
Tractus spinothalamicus 20
Traktion, dreidimensionale 166
Traktionsbehandlung der Brustwirbelsäule 190
Traktionsmobilisation 179
- der HWS 203
Triggerpunkt 25, 74ff, 90, 121, 184, 260
twitch response 90

U

Überwärmungsbad 39, 58ff
Ultrareizstrom nach Träbert 63
Ultraschall 39, 45, 66, 229
Underberger Tretversuch 149, 151
Unterspritzung des Ligamentum carpi transversum 232
Unterwasserdruckstrahlmassage 44
Unterwassermassage 39

V

Vegetativum 25
Veränderungen, irreversible 8
Verfahren, thermisches 41, 51
Verriegelung 148
Vertebron 30
Vertigo, otogener 256
Vibration 133
Vier-Zellen-Bad 39
Vollguß 58
Vorderhorn 24
- motorisches 23

W

W-Typ 36
- von Curry 37
Walkung 133
Wall 17
Wärme 51
Wassertreten 56
Wattepackung 39
Weichteiltechnik 145, 154, 181, 203
Wickel 39
Wildersche Ausgangsregel 32, 38
Wurzelblockade 48, 164, 201
Wurzelkompressionssyndrom, zervikales 201

Z

Zervikobrachialgie 201f
Zirkelung 133
Zweifingerschutztechnik 71, 78
Zwischenfallsbilanz 72